Heinz Fahrner
Fasten als Therapie

Fasten als Therapie

Physiologie und Pathophysiologie,
Methodik, Indikationen und Verläufe,
Psychologische Aspekte

Heinz Fahrner

2., erweiterte und neubearbeitete Auflage

71 Abbildungen, 21 Tabellen

 Hippokrates Verlag Stuttgart

Die Deutsche Bibliothek – CIP-Einheitsaufnahme

Fahrner, Heinz:
Fasten als Therapie : Physiologie und Pathophysiologie ;
Methodik, Indikationen und Verläufe ; psychologische Aspekte
/ Heinz Fahrner. – 2., erw. und neubearb. Aufl. – Stuttgart :
Hippokrates-Verl., 1991
    ISBN 3-7773-1006-9

Anschrift des Verfassers:

Dr. med. Heinz Fahrner
Arzt für innere Medizin – Naturheilverfahren
Ärztlicher Direktor i. R. der
Klinik Buchinger am Bodensee
Kleine Steinstraße 2
7770 Überlingen

1. Auflage 1985

ISBN 3-7773-1006-9

© Hippokrates Verlag GmbH, Stuttgart 1985, 1991

Printed in Germany 1991
Satz und Druck: Druckerei Sommer GmbH, 8805 Feuchtwangen
Grundschrift: 9.5/10.5 Punkt Times

Inhaltsverzeichnis

V. Psychologische Aspekte

Anhang

Literatur

Sachverzeichnis

Vorwort zur zweiten Auflage

Die Trendwende von einer überbetonten oder gar ausschließlichen medikamentösen und operativen Therapie weg und hin zu den prophylaktischen und kurativen Maßnahmen der Naturheilverfahren ist im Bereich der praktischen Allgemeinmedizin in vollem Gang. In den Mittelpunkt des Interesses rückt dabei verdientermaßen die Diätetik und deren strengste Form, das Fasten, und zwar nicht nur in der Ärzteschaft, sondern mehr noch bei einer wachsenden Anzahl gebildeter Laien. Denn die Einsicht in die persönliche Mitverantwortung bei der Entstehung nicht nur der genußgift- und ernährungsabhängigen Erkrankungen wächst und fördert damit die Bereitschaft zur aktiven Mitarbeit bei den Patienten. Speziell die praktisch tätigen Ärzte werden damit herausgefordert, der Beratung und Überwachung der Lebensführung, der Diätetik einschließlich dem Fasten in ihrer Patientenbetreuung mehr Raum zu geben und dieses Feld nicht anderen zu überlassen. Wenn sich bisher keine Ansatzpunkte für diätetische Beratung und ambulante Fastenüberwachung in der Praxis ergeben haben, so ist dies als Lücke in der Ausbildung zu verstehen, die sich allerdings leicht schließen läßt! Es ist mein großes Anliegen, mit der ergänzten und erweiterten Auflage dieses Buches neben dem Standardwerk meines verehrten Lehrers *Otto Buchinger*

sen. »Das Heilfasten« eine auf den neuesten Stand gebrachte Grundlageninformation und zugleich den Anreiz zum Neubeginn mit dem ärztlich geleiteten therapeutischen Fasten zu geben. Am besten beginnt man mit der Selbsterfahrung im Fasten und der Diätetik als Volontär für zwei oder drei Wochen in einer Fastenklinik *Buchinger*scher Prägung.

Denn wer als Therapeut die Vorgänge wirklich verstehen will, der muß selbst fasten, und zwar nicht nur einmal, sondern mehrfach und am besten regelmäßig. Nur in der Selbsterfahrung spürt man, wie einem Faster zumute ist, und merkt, was er braucht, was er vermißt und womit man ihm am besten helfen kann (27).

Daß mit dem Fasten zugleich auch der seelische Hinter- und Untergrund angesprochen, ja aufgerührt wird, erweitert den Gesichtskreis aller Beteiligten in psychologischer, psychosomatischer wie geistiger Hinsicht. Neue Einblicke in größere, nicht nur organpathogenetische Zusammenhänge sind die schönste Belohnung für den Fastenarzt.

Jeder Arzt sollte es sich zur Aufgabe machen, die Methodik des Fastens wie der Vollwerternährung souverän zu beherrschen.

Überlingen, im Mai 1991 *H. A. Fahrner*

Vorwort zur ersten Auflage

Das Fasten als therapeutische Methode gewinnt in unserer Zeit zunehmende Bedeutung. Das ist sicher kein Zufall! Der vordergründige Anlaß dazu ist die immer noch zunehmende Übergewichtigkeit weiter Bevölkerungskreise. Übergewichtigkeit und Fettsucht werden von den meisten Betroffenen primär als kosmetische Störfaktoren empfunden, besonders von den Frauen; erst sekundär als Behinderung. Die daraus folgende gesundheitliche Benachteiligung konnte durch die wissenschaftliche Grundlagenforschung in aller Welt eindeutig nachgewiesen werden; für Deutschland sind hier vor allem die Kollegen *H. Ditschuneit* und *E. F. Pfeiffer*, Ulm, *H. Jungmann*, Hamburg, *H. Krauss*, Berlin und *W. Zimmermann*, München, zu erwähnen.

Die exakt definierbaren Risikofaktoren dringen mehr und mehr in das Bewußtsein einer an Gesundheitsfragen sehr interessierten Öffentlichkeit, wobei die Medien viel Aufklärungsarbeit geleistet haben, wenn auch nicht immer in der glücklichsten Form. Erfreulicherweise wurde damit auch u. a. die gute alte Fastentherapie der Naturheilkunde ins Rampenlicht des allgemeinen Interesses gezogen.

Die bedeutendste Berichterstattung über seine eigenen Fastenerfahrungen sowie über jene der älteren Fastenärzte stammt von *O. Buchinger sen.* In seinem im Mai 1935 im Hippokrates-Verlag erschienenen Buch »Das Heilfasten« hat er ein heute noch gültiges und lesenswertes Grundlagenwerk geschaffen. Obwohl Buchinger seine Erfahrungen bevorzugt an kranken Menschen und an sich selbst gewonnen hat, bestätigen die an Adipösen gesammelten wissenschaftlichen Untersuchungsresultate seine therapeutische Konzeption und ergänzen sie aufs beste.

Eine weitere Bereicherung kam von seiten der Streß-Forschung (durch *J. Palmblad* und *L. Levi*, Stockholm). Die Idee, das Fasten als Streß-Situation im Sinne von *Selye* bei gesunden jungen Männern hormonell und stoffwechselmäßig zu analysieren, hat das Wissen um die Allgemeinwirkung des Fastens beträchtlich erweitert.

Es wurde dabei gezeigt, daß Fastende durchaus auch zu großen körperlichen Leistungen befähigt sein können. Dr. *Alys* Fastenmärsche in Schweden und neuerdings die bundesweiten Langstreckenwanderungen des Fastenpastors *Michel* liefern demonstrativ die Beweise.

So eröffnet sich eine außerordentlich breite Palette von Fastenindikationen auch dem einfachsten Verständnis. Sie reicht von der natürlichen Gesundheitspflege über die Vorbeugung und Beseitigung von Risikofaktoren bis hin zur Heilung chronischer Krankheiten.

Speziell die Therapie der Risikofaktoren und der chronischen Krankheiten steht im Mittelpunkt dieses Buches. Wenn ich zuletzt noch auf die seelisch-geistige Wirkung des Fastens zu sprechen komme, so nicht, weil das ihrer geringeren Bedeutung entspräche. Im Gegenteil, diese Wirkung ist von vornehrein von größter Wichtigkeit. Die wenigsten sind sich dessen aber sogleich bewußt. Die meisten stoßen auf diese seelisch-geistige Wirkung erst nach einem langen Weg äußerer und körperlicher, meist leidvoller Erfahrungen. Fasten für Leib, Seele *und* Geist ist schon eine hohe Sprosse auf der Stufenleiter der menschlichen Reifeentwicklung.

Überlingen, im März 1985   *H. A. Fahrner*

Einleitung

Was versteht man unter *Fasten*? Wenn die Nahrungszufuhr *freiwillig* unter die Bedarfsgrenze oder gar den Grundumsatz herabgesetzt wird, kann von einem Fasten gesprochen werden. Diese Definition läßt einen weiten Spielraum zwischen einem *Vollfasten* (Null-Kalorien-Fasten) bei reichlicher Flüssigkeitszufuhr (2–3 l täglich) und den abgestuften Formen eines *Teilfastens* zu.

Die wichtigste und bekannteste Methode des Teilfastens ist das Heilfasten nach *Otto Buchinger*. Alternative Formen des Teilfastens sind:

1. das Saftfasten, wie es von *Heun* (*123*), später modifiziert von *Breuss* empfohlen wird,
2. die Milch-Semmel-Kur nach *Mayr*,
3. die Semmel-Trockenkost mit interpolierten kleinen und großen Wein-Trinktagen nach *Schroth* und
4. die Eiweiß-Abbau-Diät nach *Wendt* (*297*).

Der Übergang zu den Reduktionskostformen zur Gewichtsabnahme ist fließend (*Hollywood, Atkins, Scarsdale, Pritikin, Lutz* etc.).

Alle Zugaben und »Erleichterungen« dieser Art schränken die Autonomie der selbstheilerischen Kräfte, wie sie im Vollfasten durch die Umschaltung auf die »innere Ernährung und Verdauung« wirksam werden, mehr oder weniger ein. Außerdem wirft die Zusammensetzung dieser Kostformen nach Grundbausteinen und vitalen Zusatzstoffen erhebliche diätetische Probleme auf, die bei Langzeitanwendung sehr gefährlich werden können (s. S. 27).

Fasten ist der stärkste Appell an die natürlichen Selbstheilungskräfte des Menschen, sowohl leiblich wie seelisch gesehen.

In der Übereinstimmung eines bewußten Gesundungswillens mit den unbewußten vegetativen Anpassungsvorgängen wird das Fasten zur Basis jeder Ordnungstherapie.

Fasten verlangt nicht nur den bewußten Verzicht auf das Überflüssige, sondern auch auf das alltäglich Notwendige. Nicht wenigen steht diese Forderung als ein riesiger, unüberwindlicher Berg vor Augen, der Angst einflößt. Andere empfinden sie als eine unerträgliche und unannehmbare Zumutung. Dabei läßt sich zur größten Überraschung aller Anfänger das Fasten mit Leichtigkeit ertragen. Das erste und größte Geschenk an sie ist die Befreiung von dieser irrationalen untergründigen Angst. Hier bestätigt sich das Wort *Martin Heideggers*: »Verzicht nimmt nicht, Verzicht gibt, er gibt die Größe des Einfachen.« Eine solche Erfahrung kann nur das Selbstbewußtsein und die Willenskraft stärken und jene geistige Neuorientierung bewirken, die wir zur Sublimierung unserer Triebstruktur und zur harmonischen Ordnung unseres Lebens benötigen. Im Fasten findet diese Haltung des bewußten Verzichtes aus Verantwortung und höherer Einsicht ihren elementaren Ausdruck.

Fasten ist keine leibfeindliche Askese, Fasten macht den maß- und sinnvollen Genuß erst möglich.

Voraussetzung dazu ist der Mut, sich zu seinen eigenen Fehlern zu bekennen und sich voll nach der höheren Lebensgesetzlichkeit auszurichten. Das ist für uns Mitteleuropäer nicht ganz einfach, hat doch der zivilisatorische Fortschritt eine Erleichterung des Arbeitslebens und eine Üppigkeit der Versorgung mit sich gebracht, die es uns schwer machen, den in lautstarker Werbung angepriesenen Versuchungen zu widerstehen. Wann standen je dem ursprünglichsten aller Triebe, unserem Appetit, so leicht erreichbare und verführerische Genüsse gegenüber wie heutzutage? Dazu fehlt auch noch die Notwendigkeit, sich dafür körperlich anstrengen zu müssen. Offenbar ist es ebenso schwierig, mit dem Überfluß richtig umzugehen, wie mit einem Mangel fertigzuwerden. Es ist deshalb nicht verwunderlich, wenn sich im Bild des Krankheitsgeschehens in den letzten 30 Jahren so vieles geändert hat, hängen doch nahezu 80 % aller Erkrankungen mit Über- und Fehlernährung, Bewegungsmangel, Genußgiften, Arzneimittelmißbrauch, toxischer Gesamtsituation und unbewältigter Lebensproblematik zusammen.

Die Frage, welche Therapie hier als die wirksamste anzusehen sei, ist deshalb von grundsätzlicher Bedeutung. Wenn heutzutage von Therapie die Rede ist, so wird im allgemeinen immer noch zuerst an die Verordnung und Einnahme von Medikamenten gedacht, obwohl sich alle darüber im klaren sind, daß es sich zumeist um rein symptomatisch wirkende Arzneimittel handelt.

An die nächstliegende Möglichkeit, ursächlich in das Krankheitsgeschehen dadurch einzugreifen, daß man pathogene Lebensumstände ändert, die Patienten zur Änderung ihrer Lebensweise motiviert und ihnen dabei hilft, sich von ihrer Abhängigkeit von Essen, Trinken, Genußgiften und Drogen zu befreien, wird leider viel zu wenig gedacht. Wenn die Mehrzahl aller Erkrankungen von einer komplizierten langfristigen Disharmonie des gesamten Verhaltensmusters ausgeht, kann man ihre Heilung nicht von noch so vielen Medikamenten und noch so neuen Diät- und Kochbüchern erwarten (*247, 281*). Hier hilft nur eine ebenso komplexe, in individuelle Details gehende *Umschulung der Lebensgewohnheiten* durch Einsicht und Selbsterfahrung (*19, 131, 185, 250*).

> Therapie heißt: Dienst, der dem Kranken hilft, gesund zu werden!

Der Arzt kann nur Hilfen geben; die Lebensweise ändern und gesund werden wollen muß der Patient selber – medicus curat, natura sanat.

Worin bestehen nun diese ärztlichen Hilfen? Bestimmt nicht nur in der Verordnung von Medikamenten, so wichtig und wertvoll sie auch sind. Wie sich in den letzten 20 Jahren gezeigt hat, sind auch vordergründige intellektuelle Belehrungen über Ernährung und Verhalten durch eine Fülle von Diätbüchern in Millionenauflagen praktisch wirkungslos geblieben. Damit wird klar, daß die Hilfen an den tieferliegenden, meist unbewußten Triebstrukturen angreifen müssen. Dies bedeutet die systematische Umkodierung eines komplizierten Computerprogramms, nämlich der lebensgeschichtlich erworbenen und automatisierten Verhaltensmuster. Daß dies nicht von heute auf morgen geschehen kann, liegt auf der Hand. Auch wird damit die Rückfälligkeit in die eingefahrenen Geleise der alten Verhaltensweisen verständlich.

Es ist keine Entdeckung der Neuzeit, daß das Fasten nicht nur leiblich, sondern auch seelisch in die tiefsten Strukturen einzugreifen vermag. Fasten ist die spezifische Maßnahme, die der Vielzahl der aktuellen Zivilisationskrankheiten und Risikofaktoren kausal begegnet. Sind die ursprünglichsten aller Grundfunktionen, Ernährung und Verdauung, wieder geordnet, so ist der Zugang zu den anderen Grundfunktionen, Bewegung und Atmung, Wärmeregulierung und Durchblutung, Schlaf- und Wachrhythmus, erheblich erleichtert.

So gehören zum Fasten ganz selbstverständlich ein angemessenes Körperschulungs- und Bewegungsprogramm und eine Vielzahl hilfreicher physikalischer Maßnahmen. Intensiviertes Traumerleben fordert im Fasten das vertiefte Gespräch mit dem Arzt und die Aufarbeitung aktueller Lebensprobleme geradezu heraus. Die dadurch freiwerdende psychische Energie führt zusammen mit der funktionellen Entlastung zu einer oft bemerkenswerten Steigerung des Lebensgefühls. Nach dem Fasten gelingt alles viel leichter, die richtige Auswahl der Nahrungsmittel, die notwendige Kalorienbeschränkung; es macht wieder Freude, sich zu bewegen, sich mit künstlerischen Dingen zu beschäftigen, aufnahmebereit zuzuhören, auch seiner inneren Stimme.

So ist es nur allzu verständlich, wenn Fasten seine besten Ergebnisse unter sachkundiger Anleitung, im Abstand vom gewohnten Milieu und der Arbeit, zeigt.

Es klingt paradox, aber es ist so: Durch die Aufgabe eigener Ansprüche im Fasten entsteht kein Verlust, sondern ein Gewinn! Das gilt nicht nur für die Übergewichtigen, bei denen der Verlust des Überflüssigen jedem einsehbar als Gewinn verbucht werden kann. Diese Gesetzmäßigkeit gilt auch für Normal- und Untergewichtige und vor allem für kranke Menschen. Das jedoch leuchtet nicht ohne weiteres ein. Heißt es doch immer: »Essen und Trinken hält Leib und Seele zusammen.« Es bedarf dazu einer genaueren Kenntnis der Anpassungsfähigkeit des menschlichen Körpers an eine über Tage und Wochen anhaltende Nahrungslosigkeit. Ohne diese von der Natur im Lauf von Jahrtausenden programmierte Anpassungsfähigkeit hätte der Mensch als Spezies den geschichtlichen Zeitraum wohl gar nicht erreicht. So aber funktioniert dieses Programm auch jetzt noch, weniger um das Überleben zu garantieren, als um alle den Lebenslauf beeinträchtigenden Krankheiten und Schäden überwinden zu helfen. Bei allen natürlichen Erkrankungen wie Infektionen, Vergiftungen, schweren Verletzungen setzt bekanntlich der Appetit automatisch aus. Das Überleben bei fehlender Nahrungszufuhr ist nur möglich, wenn der Organismus von der »äußeren Ernährung« auf die »innere Ernährung« umgeschaltet wird. Das bedeutet die Mobilisierung deponierter Eiweiß- und Fettreserven und verlangt von den meisten Zellsystemen eine Anpassung an andere Brennstoffe, d. h., auch die »innere Verdauung« wird geändert. Anstelle der von der »äußeren Ernährung« bereitgestellten Glukose werden jetzt Fettsäuren, Glyzerin und Ketone den Zellen zur Verdauung angeboten. Diese Umschaltung ist mit einer erheblichen Energieeinsparung verbunden. Durch die Entlastung von der Stoffwechselarbeit und die mit der »inneren Ernährung« in Gang kommende Befreiung der stoffwechselaktiven, atmenden inneren Oberflächen von Stoffwechselrückständen und Ablagerungen resultiert im Normalfall eine bessere Zell- und Organfunktion, eine Steigerung der Infektabwehr und die Anregung der Zellregeneration.

Der ganze Anpassungs- und Umschaltungsprozeß wird neurohormonal gesteuert (*Abb. 1*). Sowohl das Leerwerden des Magens als auch die absinkenden Blutzucker- und Insulinspiegel regen die Adrenalinausschüttung an. Nicht selten wird diese adrenerge Wirkung noch sympathikoton durch die innerseelische Auseinandersetzung mit dem bevorstehenden Nahrungsverzicht schon vor dem eigentlichen Fastenbeginn verstärkt. Dementsprechend ist die Adrenalinausscheidung im Urin in den ersten sieben Fastentagen erhöht. Gleichsinnig verläuft die anfänglich erhöhte Produktion der Schilddrüsenhormone mit Anstieg von Serum-T_3 und -T_4 und eine leichte Erhöhung des Grundumsatzes bis zum dritten Tag. Konform dazu fällt der Serumwachstumshormonspiegel erst einmal ab. Ähnlich, wenn auch langsamer und weniger intensiv, reagiert die CRF (Cortison Releasing Factor)- und ACTH-Cortisonausschüttung mit Anstieg der Serumwerte und erhöhter 17-Ketosteroidausscheidung im Urin.

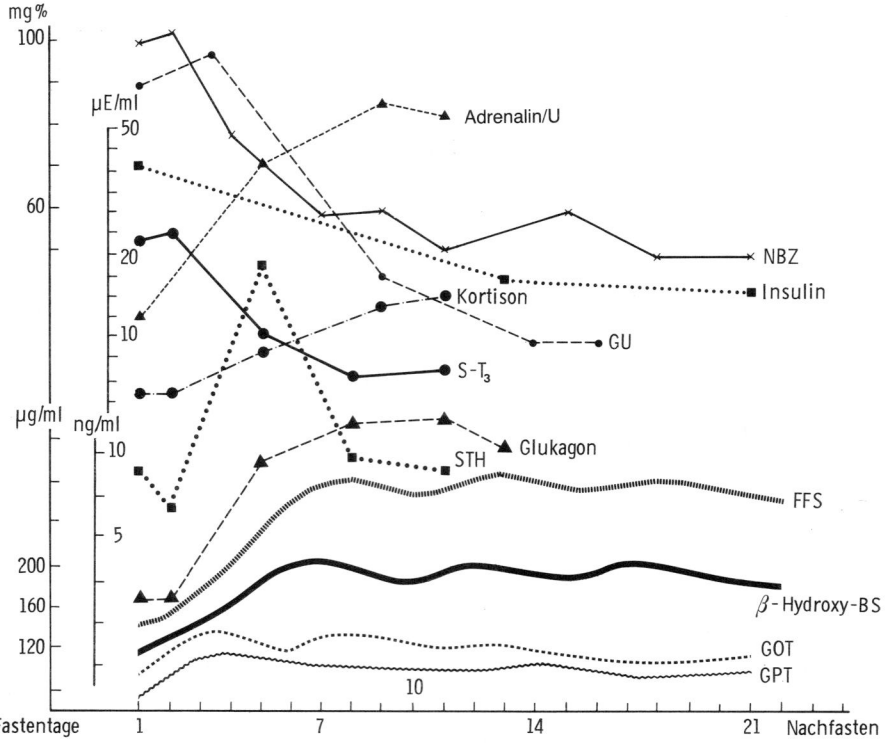

Abb. 1 Synopsis der wesentlichen das Fasten steuernden Stoffwechsel-, Hormon- und Enzym-
parameter
GU = Grundumsatz
FFS = Freie Fettsäuren
STH = Somatotropes Hormon (Wachstumshormon)

Diesem kurzen initialen Anpassungsprozeß folgen die für das längere Fasten typischen Reaktionsmechanismen. Nach kurzem Abfall übernimmt jetzt, ausgelöst durch die Fastenhypoglykämie, das Wachstumshormon (STH) die Führung mit der Rückstellung der Schilddrüsenfunktion, erkennbar am Abfall der ST_3- und ST_4-Werte und dem Umschwung des Grundumsatzes in den katabolen Bereich bis zum Ende der zweiten Fastenwoche. Dem entsprechen zeitlich genau die Zunahme der subjektiven Kälteempfindlichkeit und die Blutdruck- und Pulsfrequenzänderungen im *Cold-Pressure-Test*. (Cold-Pressure-Test nach *Hines* und *Brown*: RR-Kontrolle vor, während und nach Eintauchen einer Hand in Eiswasser von 4–6 °C 1–5 Minuten lang). Sowohl der initiale Blutzuckerabfall wie das Wachstumshormon steigern anhaltend die Inkretion des katabol wirksamen Glukagons. Dadurch kommt die phasenhafte Umschaltung auf »innere Ernährung« erst über Proteolyse und Glukoneogenese und danach vermehrte Lipolyse systematisch in Gang (*Abb. 4*). Beobachtungen im Fastenverlauf Adipöser lassen den Schluß zu, daß im Fettgewebe gespeichertes Insulin wieder freiwerden und den Regelkreis Wachstumshormon-Glukagon bremsen kann. Bei Frauen ist an eine Entspeicherung von im Fettgewebe abgelagerten Östrogenen zu denken, deren Freisetzung ebenfalls den katabolen Prozeß verlangsamt.

Typisch ist der Rückgang anfangs erhöhter oder auch noch normaler Blutdruckwerte in der ersten Fastenwoche in den unteren Grenzbereich der Norm. Danach kann bis etwa zum zehnten Fastentag der Blutdruck wieder etwas, vor allem diastolisch, ansteigen. In diesem Zeitraum zeigt auch der Cold-Pressure-Test seine deutlichen Reaktionen, so daß der Gedanke an eine phasenhafte Gegenregulation, z. B. einen sekundären Hyperaldosteronismus durch Volumenverringerung naheliegt. Danach kann der Blutdruck weiter, aber langsamer absinken zu einer immer sparsameren Einstellung, die sich trotz der thermodynamisch notwendigen peripheren Vasokonstriktion durchsetzt. Offensichtlich ist also auch ein Rückgang der Gefäßwandspannung an diesem Blutdruckverhalten mitbeteiligt.

Gelegentlich wurde daraus auf eine nachlassende Herzleistung geschlossen. Die von *Grote* (*103*) und *Kienle* (*151*) nachgewiesene Verkürzung der Austreibungszeit bei gleichbleibender Pulsfrequenz hat diese jedoch veranlaßt, von einer strophantinähnlichen Wirkung des Fastens auf das Herz zu sprechen. Auch *Gadermann* und *Jungmann* (*93*) diskutieren eine Veränderung der Herzdynamik mit positiv inotroper Wirkung, wie sie von Strophantin und Digitalis bekannt ist. Es ist naheliegend, die generell verbesserte Kreislaufökonomie als Ursache dieser Beobachtungen anzunehmen. In der Tat fühlen sich Faster nach erfolgter Anpassung leistungsfähiger und sind zu besseren sportlichen Leistungen fähig. Auch sportliche Hochleistungen sind möglich, wie jene der Teilnehmer an dem schwedischen Fastenmarsch von Göteborg nach Stockholm.

Röntgenologisch ist eine mehr oder weniger ausgeprägte Verkleinerung der Herzsilhouette mit Zunahme des Tonus zu erkennen. Das EKG bleibt im Regelfall unverändert. Pathologische Veränderungen zeigen Rückbildungstendenzen. Am Augenhintergrund fand *Krauss* (*165*) bei systematischen Kontrollen Änderungen des Kapillartonus und die Besserung pathologischer Gefäßveränderungen an der Netzhaut. Die Verbesserung der Gehleistung wie sonographischer Befunde bei peripherer Durchblutungsstörung durch Fasten beweisen, daß auch andere Gefäßprovinzen bis in den Endstrombahnbereich hinein besser durchblutet und mit O_2 versorgt werden.

Um arteriosklerotische Gefäßveränderungen rückzubilden oder zu vermeiden, ist regelmäßiges Fasten und langfristig die Umstellung auf eine vitalstoffreiche, vorwiegend vegetarische Ernährung am erfolgversprechendsten. Zellstudien und Untersuchungen von *Schettler* (*261*) und *Schlierf* (*264*) haben dies mehrfach bestätigt. Jüngst kam auch der Initiator der Framingham-Studie, *Castelli*, zum gleichen Resultat (*37*): »Sobald der Mensch seinen übermäßigen Konsum an tierischen Fetten und an Fleisch aufgibt, wird der noch ansteigende Trend zur Arteriosklerose gebrochen.«

Die Verringerung des zirkulierenden Blutvolumens entlastet das gesamte venös-lymphatische Gefäßsystem, bevorzugt die abhängigen Partien. Die Fließeigenschaften des Blutes werden besser, die Thromboseneigung geringer und der Stoff- und Gasaustausch in allen Gewebsbereichen, speziell in der Gefäßwand selbst, wird erleichtert. Auch damit ist eine positive Rückwirkung auf das Schlagvolumen und die Förderleistung des Herzens verbunden.

Immer wieder beeindruckend ist die früher oder später auftretende *Leichtigkeit der Bewegung und der Atmung*, welche als so erfrischend und belebend empfunden wird. Dem entspricht die regelmäßige Zunahme der Vitalkapazität der Lungen. Der gesamte Verdauungstraktus wird – oft langwierig – entleert und ruhig gestellt. Die Umschaltung auf »innere Ernährung« und »innere Verdauung« bewirkt primär eine in Abhängigkeit von der Fastendauer mehr oder weniger profunde Selbstreinigung in allen Organbereichen. Alle regenerativen und reparativen Vorgänge in Blut und Geweben werden direkt angesprochen. Je nach Ausgangslage werden dadurch Resistenz und allgemeine Abwehrlage unterschiedlich beeinflußt.

Der Energiehaushalt und die Wärmeregulation werden insgesamt immer *ökonomischer*. Davon wird auch das Verhalten der Gonaden beeinflußt.

Die Gewichtsabnahme hängt von der Strenge und Dauer des Fastens ebenso ab wie von der körperlichen Arbeitsleistung und der Wärmeregulation. Mitbestimmend sind Alter, Geschlecht, Konstitution und seelische Einflüsse. Sie alle können über individuell unterschiedliche Enzymausstattung und die neurohormonalen Regelkreise den Fastenstoffwechsel und damit die Gewichtsabnahme beschleunigen oder verlangsamen.

Die Gewichtsabnahme wirkt sich generell *entlastend* auf die *tragenden Gelenke* und die gesamte *Wirbelsäule* aus. Aber auch vom Stoffwechsel her verbessert sich der Stoff- und Gasaustausch in allen bradytrophen Geweben. Im Zusammenhang damit wird eine langfristige Stabilität des Mineral- und Wasserhaushaltes, d. h. der Osmose und der Homöostase erreicht. Im Regelfall ist also für das lange Fasten von der dritten Woche ab im menschlichen Organismus von Natur aus ein nützliches Adaptations-Syndrom programmiert – um es mit den Worten *Selyes* (*274*) auszudrücken –, das über die Anregung der ACTH- und Kortisonbildung ihre unspezifische und günstige Allgemeinwirkung entfaltet. Die Hoffnung *Selyes*, daß sich die moderne unspezifische Therapie mit ACTH und Kortison als wirksamer erweisen würde als die alten unspezifischen Heilmethoden, hat sich nicht erfüllt. Gerade bei den chronischen rheumatischen, allergischen und immunologischen Krankheiten ist die Kortisontherapie mit zu nachteiligen Nebenwirkungen belastet. Das Fasten dagegen hat sich wiederum als herausragende Alternative bestens bewährt. Durch Fasten wird nicht nur die Achse ACTH/Kortison, sondern es werden alle neurohormonalen Regelkreise angesprochen; damit erklärt sich auch seine große Breitenwirkung.

So gesehen, rückt die Fastenwirkung mehr in den Bereich der von *Ferdinand Hoff* (*134*) beschriebenen *vegetativen Gesamtumschaltung*. Auch er war der Meinung, daß jeder Stoß ins System der vegetativen Regulation nicht nur eine Reaktion der Achse Hypophyse/Nebenniere auslöse, sondern mehr oder weniger alle anderen hormonalen Regelkreise anspreche. Er hat aber ein nur durch Krankheitseinwirkung oder pathogene Manipulationen wie Elektroschock ausgelöstes vegetatives Reaktionsmodell beschrieben. Es spielt sich im Kraftfeld des polaren Antagonismus zwischen Sympathikus und Parasympathikus ab mit einer sympathischen Anfangsreaktion und der parasympathischen Nachschwankung (*Tab. 1*). Dagegen wird im Fasten der polare innere Tropismus sofort auf funktionellen Synergismus geschaltet, d. h. sympathikotone und parasympathikotone Reaktionen laufen gleichzeitig in anfänglich kurzwelligen, später länger werdenden Rhythmen ab. Fastenkrisen könnten mit einem disharmonischen Ablauf dieser synergistischen Anpassungsvorgänge in Richtung auf maximale Ökonomie gedeutet werden. In der Sprache *Selyes* wären sie mit *Adaptationsstörungen* zu vergleichen (*274*). Auf jeden Fall sollten alle Krisen, je nach Dauer und Intensität, Anlaß zur Überprüfung der Fastenindikation und des gesamten therapeutischen Konzepts geben.

Immer ist an die Mitwirkung seelischer Belastungen und Konfliktsituationen zu denken. Im Extremfall der Anorexia nervosa

Tabelle 1 Synergismus der sympathikotonen und parasympathikotonen Tropismen als vorprogrammierte vegetative Steuerung im Fasten

Sympathikoton	+	Parasympathikoton
Adrenalinausschüttung, Vasokonstriktion	+	Volumenverminderung und Blutdruckabfall
Verkürzung der Kontraktion am Herzen + Tonuszunahme	+	Verlangsamung der Pulsfrequenz
Kortisonausschüttung, katabole Stoffwechsellage	+	Aldosteronausschüttung, Na-Retention
Hemmung der Insulin-Inkretion	+	Blutzuckerabfall
Proteolyse durch Adrenalin, Kortison und Glukagon	+	Schonung des Zelleiweißes durch Wachstumshormon
Lipolyse durch Adrenalin und Glukagon	+	Thyroxin- und Thyreoidinabfall, Abnahme der peripheren Körperwärme
Hemmung der gesamten exkretorischen Funktion Mund-Magen-Darm	+	Anregung der Magen-Darm-Peristaltik, des Harndrangs
Verringerung der Eosinophilen	+	Zunahme der Granulozyten

wird psychosomatisch die vagotone Sparschaltung bis an die äußerste Grenze getrieben (*93, 239, 273, 299*). Die Beobachtungen des Schlafverhaltens bringen die engen Beziehungen und die Übereinstimmungen leiblicher und seelischer Funktionsabläufe ganz besonders deutlich zum Ausdruck. In diesem psychosomatischen Reaktionsgeschehen erfolgt die Organauswahl nicht primär erlebnisspezifisch – (Etwa nach Tabelle Liebe – Herz, Aggression – Galle, Ärger – Niere, Geiz – Dickdarm etc.) (*291*). Eher ist eine Rangordnung der Organsysteme nach ihrer vitalen Bedeutung anzunehmen. Das Herz-Kreislaufsystem steht dabei sicher an erster Stelle, und wohl deshalb auch unseren intimsten Empfindungen am nächsten, wenn auch durchaus nicht immer.

Organauswahl hängt hauptsächlich von der persönlichen Bedeutung, Intensität und Werteinschätzung der erlebten Ereignisse ab im Zusammenwirken mit der individuellen Konstitution und der sozial-existentiellen Situation. Das gilt auch und in besonderer Weise für das Fasten als „Geschehnis und Erlebnis" (*124*) in Einem (s. S. 187). Die persönliche innere Einstellung wird zum entscheidenden Faktor für Richtung und Wirkung dieser umfassend angelegten inneren Umstimmung. Fasten ist in erster Linie Therapie, aber gleichzeitig auch Prophylaxe und Rehabilitation. Der freiwillig erbrachte Verzicht bildet die seelisch beste Voraussetzung für den Heilerfolg.

I. Physiologie und Pathophysiologie des Fastens

Verdauungsorgane

Fehlt, wie im Fasten, das Kauen und Aufnehmen von Nahrung, so entfällt der natürliche Anreiz zur Saftsekretion für den gesamten Verdauungstrakt. Von normalerweise 4–8 l/Tag geht die gesamte exkretorische Leistung relativ schnell auf ca. 2–4 l, also um mindestens die Hälfte zurück. Eine typische Folge davon ist die trockene Mundschleimhaut mit der belegten Zunge und dem mühsamen Schlucken des pappigen Speichels. Seltener wird die Trockenheit auch in den Augenbindehäuten, dem Tränen-Nasenkanal oder den Eustachischen Röhren empfunden. Gelegentliches Aufstoßen und peristaltische Kontraktionen im Magen-Darm-Bereich sind Ausdruck des fehlenden Füllungsdrucks auf die Magen-Darm-Wand (277). Außerdem entsprechen sie der natürlichen Tendenz, den Darm von Kotresten zu entleeren.

Die Entleerung des Enddarms hat im Fasten seine besondere Bedeutung, löst doch ein zu langes Verweilen von Kotresten darin Hungergefühle aus. Auf welchem Weg diese Reaktion zustandekommt, ist noch unbekannt. Umgekehrt bestätigt sich bei Patienten, die auch in der zweiten oder dritten Fastenwoche noch über Hungergefühle klagen, der Verdacht, daß der Darm noch nicht völlig leer ist, durch den Erfolg abführender Maßnahmen wie Einläufe, Darmbäder und Gaben von Bittersalz. Welche Mengen sich da oft noch entleeren, ist nicht nur für den betreffenden Faster, sondern auch für den Arzt eine Überraschung. Das längere Verweilen von Kotresten ist auch aus anderen Gründen unerwünscht, erhöht sich dadurch doch das Risiko der Resorption von Darmgiften, die sich in einer unspezifischen Beeinträchtigung des Allgemeinbefindens bemerkbar macht.

Ist der Darm entleert, hört auch die Peristaltik auf, und sein gesamtes Volumen geht erheblich zurück. *Die Exkretion* wird nicht nur quantitativ, sondern auch qualitativ verändert. Bei einer Gruppe von zwölf jungen Schweden ging der Plasma-Gastrinspiegel bis zum 10. Fastentag um mehr als ein Drittel zurück (287, Abb. 2). Dementsprechend wird der Regelkreis Gastrin-HCl-Pepsin auf einen minimalen Schongang eingestellt. Umgekehrt verhält sich das Sekretin (24); es beschleunigt durch seinen Anstieg bis zum 3. Fastentag die völlige Entleerung des Duodenums und unterdrückt gleichzeitig die Magensekretion. Nach zweiwöchigem Fasten wurde dementsprechend von *Ruedi*, Basel, bei normaler Basalsekretion im Magen nach Histaminstimulation eine gegenüber dem Normkollektiv um 50 % verminderte Magensäuresekretion gefunden. Im Pankreassekret wurde von *Buko* nach einem sechstägigen Fasten ein Abfall sowohl der Amylasen wie der Proteasen gefunden (155).

Mit dieser quantitativen und qualitativen Verminderung der gesamten Sekretionsleistung wird der gesamte enterohepatische Kreislauf stark reduziert (157). Normalerweise wird diese Ruhigstellung im ganzen Abdomen als ein angenehmes Gefühl der Leichtigkeit empfunden. *Uvnäs-Wallensten* hat das subjektive Hungergefühl seiner Faster getestet und graduell zur Darstellung gebracht (Abb. 3). Er bestätigt damit die Erfahrung aller Fastenärzte, daß Hungergefühle schon nach dem dritten Tag praktisch keine Rolle mehr spielen, es sei denn, daß, wie schon gesagt, der Darm nicht ge-

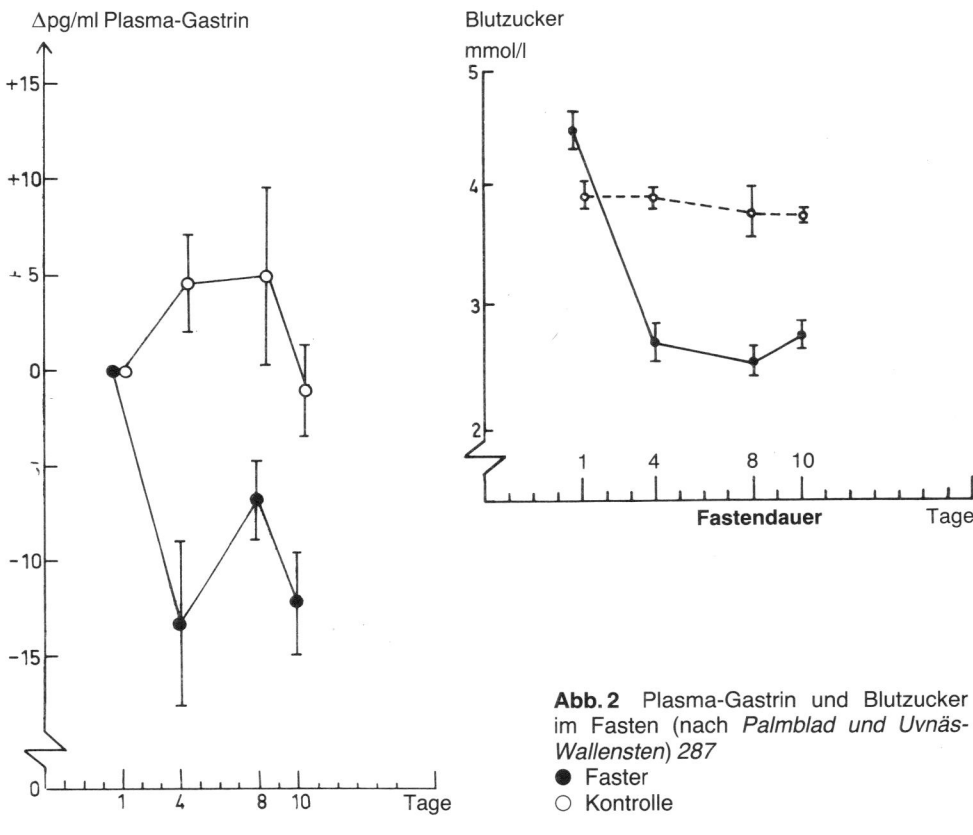

Abb. 2 Plasma-Gastrin und Blutzucker im Fasten (nach *Palmblad und Uvnäs-Wallensten) 287*
● Faster
○ Kontrolle

nügend entleert worden ist. Zu beachten ist außerdem, daß vom seelischen Hintergrund her ebenfalls Hungergefühle unterhalten werden können. Die Verringerung des gesamten intestinalen und mesenchy-

malen Flüssigkeitsvolumens ist die Ursache der bekannten starken Gewichtsabnahme in den ersten drei Fastentagen; diese unterbleibt bei Vorentwässerung, z. B. durch Diuretika.

Bakterienflora

Die Mikroflora des Intestinaltraktes ist jeweils für Mund und Rachen, Dünndarm und Dickdarm charakteristisch. Nach *Rusch* ist der Rachen überwiegend von Streptokokken und Neisserien, das Ileum von Lactobacillus acidophilus, Bacteroides, im unteren Abschnitt auch von Koliformen, das Kolon von Lactobacillus bifi-

dus, Bacteroides, Koryneformen und Koliformen besiedelt. Längere Verweildauer der Ingesta führt durch Einwirkung des Bacillus putrificus zu Gärung und Fäulnis. Dabei entsteht aus Tryptophan Indol und Skatol, aus Tyrosin Kresol und Phenol, aus Ornithin das Putrescin und aus Lysin das Cadaverin. Darüber hinaus wurden schon von

Hunger
Mittelwerte

●-●-●-● Faster
○-○-○-○ Kontrolle

Abb. 3 Blutzuckerabfall und subjektives Hungergefühl (nach *Palmblad und Uvnäs-Wallensten*) *287*

Grote (102) bakterielle Eiweißzersetzungsprodukte aus dem Darm in Form aromatischer Verbindungen mit der Xanthoproteinreaktion im Serum nachgewiesen. Normalerweise verhindert die Darmschranke die Resorption dieser Fäulnis- und Leichengifte. Ihre Entgiftung erfolgt in der Leber durch Bindung an Schwefelsäure und

Ausscheidung im Urin, wobei die Indikanprobe positiv wird. Diese Rückvergiftung aus dem Darm wurde von *Hoff (134) intestinale Autointoxikation* genannt.

Kraus (164) sah bei seinen Fastern unter völliger Eiweißkarenz und regelmäßiger Darmreinigung durch Einläufe einen Anstieg der Xanthoproteinwerte im Serum bei gleichzeitig vermehrter Urinausscheidung. Die Xanthoproteinkonzentration im Serum stieg langsam an, um später auf den Ausgangswert zurückzugehen. Er sieht darin den Nachweis, daß sich differente Stoffwechselprodukte ebenso wie toxische Fremdsubstanzen im ubiquitären aktiven Bindegewebe, dem Mesenchym, speichern und durch den Fastenprozeß wieder ausscheiden lassen. In der Stabilität der Darmschranke und in dem eubiotischen Fließgleichgewicht der Mikroflora ist die Wiege des Immunsystems und der äußerste Vorposten der Infektabwehr zu sehen. Als statistische Norm der Fäkalflora wird von ihm angegeben:

- 90 % obligat anaerobe Hauptflora (Lactobacillus bifidus, Bacteroides),
- ca. 10 % aerobe Begleitflora (Koliforme, Enterokokken, Lactobacillus usw.),
- unter 1 % Restflora (Proteus, Klostridien, Staphylokokken, Hefen usw.).

Bei vier symptomfreien Patienten haben wir während des Fastens ein keimfreies Darmbakterienfiltrat in Tropfenform verabfolgt und vor- und nachher Stuhlkulturen angelegt. Schon zu Beginn war die Bakterienflora uneinheitlich und divergierend und zeigte auch nach dem Fasten keine gerichtete Veränderungstendenz. Symptome, die mit der Bakterienbesiedlung und deren Änderung hätten in Verbindung gebracht werden können, sind nicht aufgetreten.

Schon aus der geringen Zahl der Untersuchungen läßt sich keine verbindliche Aussage ableiten. Nach meinen bisherigen Erfahrungen mit Fastenpatienten habe ich den Eindruck, daß die Zusammensetzung der Bakterienflora im Dickdarm einen sehr breiten Spielraum offen läßt. Dagegen ist der Zustand des Darmepithels und die Zuverlässigkeit der Darmschranke von größter Bedeutung für die Abschirmung intestinaler Autointoxikationen und Allergisierung.

Wir nehmen eine Reduktion des Bakterienrasens schon allein durch Verringerung und gesteigerte Ausscheidung der Ingesta an. Mit den im Fasten gesteigerten Regenerationsvorgängen an der ganzen intestinalen Schleimhautoberfläche, die teilweise in ganzen Fetzen abgeht, vermuten wir auch eine Optimierung der abschirmenden Schleimhautfunktion. Sicher hat das längere Fasten eine selektierende Wirkung auf den Bakterienrasen. Eine Aufforstung in Richtung Eubakterie geschieht hauptsächlich durch die Zusammensetzung der Nachfastendiät. Hier haben sich die laktovegetarische Vollwertdiät nach *Bircher* und deren Modifikation durch *Anemueller, Bruker, Schnitzer* u. a. hervorragend bewährt. Die Zugabe von optimierten Bakterienkulturen und deren Filtraten empfiehlt sich bei allen chronisch-entzündlichen Darmerkrankungen und in hartnäckigen Fällen von Obstipation.

Stoffwechsel

Funktionell läßt sich ein Betriebsstoffwechsel von einem Baustoffwechsel unterscheiden. Alle Grundelemente der Nahrung finden sowohl als Brennstoff wie als Baustoff Verwendung. Doch dienen die Kohlenhydrate und Zucker vorwiegend als Brennstoff, die Eiweiße und Aminosäuren vorwiegend als Baustoff und die Fette vorwiegend zur Energiespeicherung und Wärmekonservierung. Unter normalen Ernährungsbedingungen ist die Glukose der gängige energieliefernde Brennstoff für alle Zellen. Dieser permanente Glukosebedarf läßt sich am leichtesten aus dem Angebot an Saccharosen und leicht resorbierbaren Kohlenhydraten aus der Nahrung decken.

Gerade die Zucker und das Glykogen aber eignen sich von allen Nahrungsgrundbausteinen am wenigsten zur Energiespeicherung. Infolge der hohen Wasserbindungskapazität des Glykogens würde dieselbe Energiemenge als Glykogen sechsmal so schwer sein wie als Fett. Also eignet sich Fett wegen seines hohen Brennwerts und seines niedrigen spezifischen Gewichts am besten zur Energiespeicherung (*38, 44, 220*). Dazu dient nicht nur das überschüssig angebotene Nahrungsfett; auch Kohlenhydrate und Eiweiß können vom Organismus in Fett verwandelt und so deponiert werden. Umgekehrt kann das Fett so gut wie nicht mehr in Kohlenhydrate, Zucker und Eiweiß zurückverwandelt werden, vor allem, weil der Energieaufwand dafür zu hoch wäre.

Am geringsten sind deshalb die reinen Kohlenhydratreserven in Form von Glykogen sowohl in der Muskulatur als auch in der Leber. In der Literatur schwankt die Angabe zwischen 300 und 400 g; jedenfalls reicht diese Energiemenge allenfalls für die Versorgung eines Tages. Die kurzfristig verfügbaren Eiweißreserven betragen danach rund 45 g (*266, 277*).

Von einem – dem Fettdepot vergleichbaren – Eiweißdepot war bisher in der Stoffwechselliteratur nicht die Rede. Zeitweise wurde zwischen einem unentbehrlichen »Wirk-Eiweiß« und einem eben noch »verfügbaren« Eiweiß gesprochen (*99, 165*). Heute wird das gesamte Zelleiweiß als aktives Enzymeiweiß und damit als unentbehrlich verstanden. Besorgte Stimmen werden sofort laut, sobald an der minimalen Eiweißversorgung nach diesen Vorstellungen gerüttelt wird (*155*). Erst die grundlegenden Arbeiten von *Wendt* (*296, 297*) und *Heine* (*117, 118*) brachten neue Aspekte ins Gespräch. Nach diesen Forschungen verfügt der menschliche Körper sowohl in der gesamten Grundsubstanz als auch in den Basalmembranen der Kapillaren mit ihren enormen inneren Oberflächen über bisher

übersehene Speicherorgane für das Eiweiß. Im Bereich der Endstrombahnen bietet sich die Nephrose mit ihren typischen Verdickungen und Verquellungen der Kapillarmembran als pathologisches Modell für diesen Speichervorgang an. Auch das Bindegewebe in seiner Gesamtheit – nicht zuletzt in der Haut und in der Muskulatur – ist dazu befähigt, in seiner Grundsubstanz sowohl Eiweiß wie Kohlenhydrate in Form der leicht löslichen Zucker-Eiweiß-Verbindungen (Proteoglykane, Glukosaminglykane und Galaktosaminglykane) mit einem äquivalenten Wasseranteil aufzunehmen und mit dem Kollagen zu speichern.

Darüber hinaus verfügen Leber, Nieren und Bauchspeicheldrüse als Zentralen der Proteinsynthese über das hochwertigste Eiweißpotential des Organismus.

Das den Stoffwechsel ordnende Lebensprinzip wird im Wirbeltierorganismus repräsentiert durch die Trias Kapillare – Grundsubstanz – Zelle. Der gesamte, über die Kapillaren in die Peripherie gebrachte metabolische Strom muß auf dem Weg zur Zelle eine mehr oder minder breite »Transitstrecke« durch die Grundsubstanz zurücklegen. Bei permanenter Überernährung werden die Transportmedien Blutserum – Grundsubstanz – Zellplasma der Reihe nach überfordert und das zu transportierende Stoffwechselmaterial bleibt auf dieser Transitstrecke liegen: die Fette bevorzugt in den Arterien- und Arteriolenwänden, die hyalinen Eiweiße speziell in den Kapillarendothelien, die Glykoproteide und Proteoglykane besonders in der Grundsubstanz, die Alterspigmente vor allem im Zellplasma. Diese Einlagerungen sind nur in den Anfangsstadien reversibel. Bei weiterer Überfütterung kommt es zu den bekannten atheromatösen Veränderungen der arteriellen Intima und im Bereich der kapillären Basalmembran zur pathologischen Verdickung über 1 000 Ångström hinaus mit der Folge verminderter Permeabilität und Diffusion. Dies ist die

Folge einer Eiweißmast, wobei im Desaminierungsprozeß das Angebot nicht mehr aufgearbeitet werden kann und der Überfluß auf diese Weise zur Ablagerung kommt. Dieser Eiweißspeicher kann bis zu 5 kg und mehr betragen.

Im Fasten sind die Glykogenreserven am raschesten verfügbar, aber ebenso schnell verbraucht. Zwar greift der Körper sofort auch auf seine Fettreserven zurück, doch ist ihre Mobilisation im Fastenstoffwechsel zu Beginn relativ langsam (*Abb. 4*) (*44, 48, 57, 174, 217*).

Eine vermittelnde Zwischenposition nimmt der Eiweißstoffwechsel mit der primären, abgestuften Glykoproteidfreisetzung aus den enteralen und hepatischen Enzymen, der Haut mit ihren Anhangsgebilden, der Grundsubstanz und der Muskulatur ein. Deren hohe Wasserbindungskapazität erklärt – vergleichbar dem Glykogen – die anfänglich rasche Gewichtsabnahme. Eine gewisse Umfangsverminderung speziell der Muskulatur einschließlich des Herzens ohne wesentliche Leistungseinbuße wird mit der Vorstellung einer Entquellung seiner bindegewebigen Strukturen besser verständlich (*83, 160*) (*Abb. 17–24*). Auch an das im Zellkern der Muskelzellen speicherfähige ATP als einer rasch verfügbaren Purinreserve soll hier gedacht werden (*173*).

Als weitere Stufen der fasteninternen Energieversorgung ist eventuell gleichzeitig, wenn auch etwas langsamer, mit dem Rückstrom des disponiblen Hyalin-Eiweißes aus den kapillären Basalmembranen zu rechnen, das dann Leber und Nieren zu der immer dringlicher werdenden *Glukoneogenese* zur Verfügung steht.

Bei individuell richtig dosierter Anwendung besteht also mit dem Fasten keine Gefahr, eine Dystrophie auszulösen (s. S. 27).

Umschaltung auf innere Ernährung

Wenn im Fasten der »Ofen« des Betriebsstoffwechsels nicht mehr mit den Brennstoffen der äußeren Nahrungszufuhr »geheizt« werden kann, so müssen Brennstoffe aus dem Bau- und Umbaustoffwechsel der Organregeneration abgezogen werden. Diese Umstellung der Brennstoffversorgung erfolgt etappenweise und in Abhängigkeit vom Tempo des jeweiligen Organstoffwechsels d. h. seiner Halbwertszeit. Sie beginnt bei den sich am schnellsten umsetzenden Enzymen des Verdauungstraktes, der Leber und der Bauchspeicheldrüse. Da ihre Produktion mit dem Fasten rasch vermindert wird, dürfte diese Eiweißreserve nur wenig über die angegebene Menge an rasch verfügbarem Eiweiß von 45 g hinausgehen. Danach folgen das Blut, das blutbildende Lymphsystem, das Gefäßsystem sowie die Haut mit ihren Anhangsgebilden; zuletzt die Muskulatur sowie das Fett- und Bindegewebe. Die durchschnittliche Halbwertszeit der Mobilisation dieser *Eiweißreserven* beträgt ca. drei Wochen (*118*). Dieser Durchschnittswert unterliegt sicher großen individuellen Schwankungen.

Die Hauptaufgabe dieser Umschaltung auf innere Ernährung ist nach dem raschen Verbrauch der Glykogenreserven der Abruf von Speichereiweiß zur Glukoneogenese und die Fettspaltung zur Bereitstellung von Fettsäuren, Glyzerin und Ketonen (*Abb. 4*). Zentralorgan für diese chemischen Prozeduren sind die *Leber* und, erstaunlicherweise, auch die *Nieren*. Auch diese bilden in wachsendem Umfang aus Aminosäuren, Glyzerin und teilweise aus Propionsäure Glukose (*90*). Der Höhepunkt dieser Glukoneogenesephase wird in

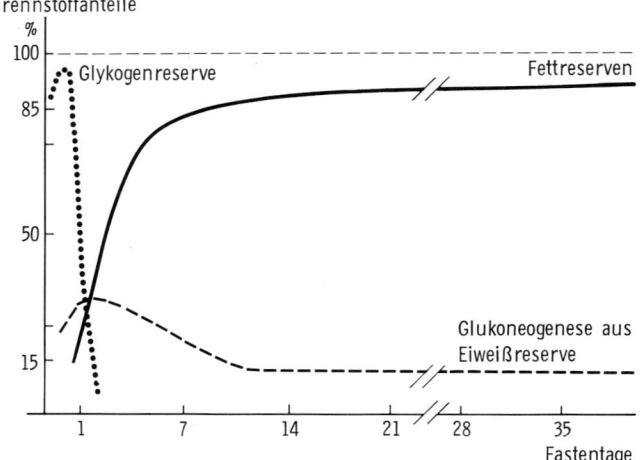

Abb. 4 Umstellung auf »innere Ernährung« und prozentuale Anteile der Brennstofflieferanten im Fastenstoffwechsel (schematisch)

der zweiten Fastenwoche erreicht. Die Nieren decken bis dahin etwa die Hälfte des Glukosebedarfs. Mit dem immer sparsamer werdenden Glukoseangebot müssen sich die Zellen jetzt daran gewöhnen, auch Fettsäuren und Ketone zu verwerten. Die anfängliche Ketonurie geht damit zurück. Diese Stoffwechselumstellung arrangiert sich nicht von allein. Die Mithilfe des neurohormonalen Regulationssystems ist dazu notwendig. Das auslösende Signal an die hypothalamisch-hypophysäre Regulationszentrale gibt der *absinkende Blutzuckerspiegel*. Durch dieses Signal kommt es zur stufenweise gesteuerten Katecholamin-Glukagon-, Glukokortikoid- und Wachstumshormonausschüttung, welche in phasenhaft sich überschneidendem Ablauf die Glykogenolyse, Proteolyse und Lipolyse in Gang bringen (*Abb. 4*).

Wie schon gesagt ist die erste Phase der Glykogenolyse kurz. Die Glykogenspeicher in Leber und Muskulatur sind rasch erschöpft und können bestenfalls für einen Tag den gewohnten Brennstoff Glukose liefern. Schon jetzt macht sich der zweite Regulationsfaktor, der absinkende Insulinspiegel bemerkbar (*Abb. 5*). Er bremst zur

Glukoseeinsparung deren Aufnahme in Muskulatur und Gewebe. Glukose wird zur Mangelware, denn der Randle-Zyklus, in dem Triglyzeride aus Glukose und Glyzerin unter Insulineinwirkung aufgebaut werden, funktioniert nur nach einer Richtung: Glukose → Fettsäure, aber nicht umgekehrt. Jetzt wird das im Serum ansteigende Glukagon zum Steuerungsfaktor einer bedarfsgerechten Proteolyse. Dafür stehen die Eiweißreserven aus dem Blut, dem subkutanen Bindegewebe, der Muskulatur und der Basalmembran der Kapillaren zur Verfügung. Auch aus Leber, Pankreas und Darm sind Reserven verfügbar, wie deren Verkleinerung im Fasten deutlich macht (*44, 48, 277*). Die Bereitstellung von Glukose aus Aminosäuren wird durch Transaminasen bewerkstelligt, in der Leber vermehrt die Glutamat-Pyruvat-Transaminase, in den Nieren mehr die ubiquitäre Glutamat-Oxalacetat-Transaminase. Substrat der Glukoneogenese ist für die Nieren vorwiegend das Glutamin, für die Leber hauptsächlich das Alanin. Alanin entsteht in der arbeitenden Muskulatur durch Aminierung von Pyruvat und wird von der Leber zur Glukoneogenese weitergereicht (*91*). Kör-

Abb. 5 a) Nüchternblutzuckerwerte im Fasten, n = 22 (nach *Jungmann*) (*147*), b) Insulinbestimmung im Fasten, n = 28 (*R. Weiss*, Boehringer Mannheim)

Abb. 5 c) Täglicher Eiweiß-Abbau und renale Stickstoffausscheidung während einer 28tägigen Fastenperiode (nach *Wechsler*) 294

perliche Tätigkeit unterstützt also auch auf diese Weise die Stoffwechselvorgänge im Fasten.

Das bei der Desaminierung entstehende Ammoniak wird über die Nieren ausgeschieden. Dadurch wird erheblich Energie eingespart, entfällt doch die aufwendigere Harnstoffbildung. Gleichzeitig stehen dadurch alkalische Valenzen zur Kompensation saurer Stoffwechselprodukte (Ketone, Milchsäure, Harnsäure) zur Verfügung (*220, 277*).

Aus 100 g Eiweiß lassen sich nur etwas mehr als 50 g Glukose gewinnen. Ohne weitere Sparmaßnahmen wäre der Organismus rasch am Ende seiner Eiweißreserven. Ein Spareffekt besteht im Wiederaufbau von Milchsäure und Glyzerin zu Glukose im Cori-Zyklus (*90*). Deren eiweißsparender Effekt ist aber bei weitem nicht ausreichend. Deshalb muß die *Lipolyse*, deren Energiegewinnung bisher nur der Glukoneogenese dienen mußte, immer mehr in Gang gebracht werden. Statt Glukose werden jetzt vermehrt Fettsäuren und Ketone als Brennstoff angeboten. Glukose steht jetzt in zunehmendem Maße nur noch bestimmten Nervenzentren und dem Blut zur Verfügung.

Muskulatur und Bindegewebe werden komplett auf die Fettverbrennung umgestellt. Die im Tagesablauf immer wieder absinkende Tendenz des Blutzuckers sowie der niedrige Insulinspiegel erleichtern den Ketonen und Fettsäuren die Passage durch das Sarkolemm und damit den Eintritt in die Muskulatur (*229, 232*). Bei länger dauerndem Fasten bzw. Erschöpfung der Eiweißreserven werden auch vom Gehirn in zunehmendem Maße Ketosäuren verbrannt, die aufgrund ihrer Wasserlöslichkeit die Blut-Hirn-Schranke leicht passieren können. Zuletzt werden auch Fettsäuren vom Gehirn mitverwertet (*90, 101, 180*).

Von der dritten Fastenwoche ab deckt der Organismus seinen Energiebedarf fast ausschließlich aus der Fettsäureoxidation. Damit wird die Glukoneogenese aus Eiweiß von anfänglich 100 g Protein täglich auf jetzt 15 g beschränkt (*Abb. 5c*).

Natürlich ist die Stickstoffbilanz im Fasten immer negativ. Beträgt der Stickstoffverlust anfangs unter Umständen mehr als 16 g pro Tag, so liegt er zuletzt in dieser dritten Phase der Stoffwechselumstellung bei ca. 2 g Stickstoff pro Tag und weniger (*Abb. 5c*). Die *Ketosäuren* werden jetzt zum wichtigsten sich selbst steuernden

Brennstoff. Einerseits bremsen sie die Proteolyse aus der Muskulatur und unterbrechen andererseits die Betaoxidation der Fettsäuren auf der Ketostufe. Damit wird die Nachlieferung des Hauptbrennstoffs gesichert und der Eiweißverbrauch stark eingeschränkt. Vor allen Dingen wird die arbeitende Muskulatur dadurch geschont, daß zur Glukosediffusion in die Muskelzelle kein Insulin mehr benötigt wird.

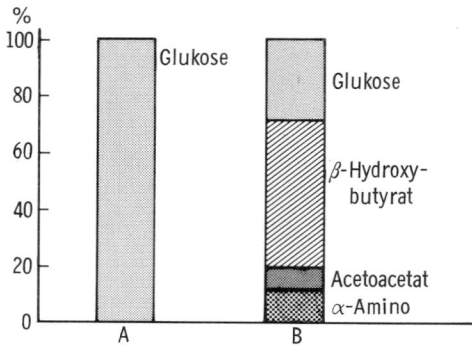

Abb. 5 d) Substrate des Sauerstoffverbrauchs des menschlichen Gehirns nüchtern (A) und 38–41 Tage nach totalem Fasten (B) nach *Cahill* u. Mitarb., *35*

Vitaminhaushalt

Da Vitamin-Serum-Analysen meist sehr aufwendig und nur in Speziallabors durchführbar sind, waren bisher großangelegte Feldstudien über das Verhalten der Vitamine im Körper während eines mindestens dreiwöchigen Fastens nicht möglich. Mit der meßbaren Darstellung der vitaminabhängigen Fermente des Stoffwechsels verhält es sich ähnlich. Die vorliegenden Untersuchungsergebnisse reichen für eine zuverlässige Beurteilung der Vitamin-Stoffwechsel-Bilanz im Fasten nicht aus (*115, 116, 300*).

Bei den bisherigen Fastenverlaufsbeobachtungen waren typische Vitaminmangelzustände – wahrscheinlich wegen der relativen Kürze der Nahrungslosigkeit – nicht aufgefallen. Daraus läßt sich schließen, daß im Regelfall die Vitaminreserven für das durchschnittlich dreiwöchige Buchinger-Fasten ausreichen. Außerdem muß mit in Betracht gezogen werden, daß hierbei – im Gegensatz zum Null-Kalorien-Fasten – mit den Fruchtsäften, hefegewürzten Gemüsebrühen und Honig eine gewisse Vitaminsubstitution erfolgt, auch wenn sie nicht dem geforderten Minimalbedarf bei Vollernährung entspricht. Meine Erfahrungen der letzten zehn Jahre sprechen dafür, daß eine wachsende Anzahl besonders älterer oder sehr erschöpfter Patienten schon mit einem gewissen Vitamindefizit zum Fasten kommt, wobei insbesondere ein Mangel an den Vitaminen B1, B6, B12 und C besteht. Die Zugabe entsprechender Kombinationspräparate, meist in Verbindung mit den Mineralien Kalzium und Magnesium, hatte eine ausgesprochen belebende Wirkung, sowohl oral, als auch noch deutlicher parenteral. Verabreicht wurden beispielsweise Vitamin C mit Magnesium, Kalzium und Kalium i. v., oder ein Vitamin-B-Komplex, eine Ampulle i. m. (Medivitan®, Neurotrat®, Neurobion®), je nach Bedarf ein- bis dreimal wöchentlich. Bei der Verabfolgung der fettlöslichen Vitamine A, D, E, F war eine derartige Sofortwirkung nicht erkennbar. Eine routinemäßige Vitamin-Mineral-Substitution im Fasten ist nie verkehrt, wenn auch häufig ein »Luxusangebot«.

Thermoregulation

Bekanntlich wird die Thermogenese durch Nahrungsaufnahme bis 30 %, im Durchschnitt um 10 % gesteigert und zwar nicht nur durch Eiweiß, sondern in gleicher Weise durch Kohlenhydrate und Fette. Statt von der »spezifisch dynamischen Eiweißwirkung« spricht man jetzt von einer »ernährungsinduzierten Thermogenese«. Diese ist sowohl bei Frauen wie bei Adipösen reduziert, bei Adipösen um mehr als die Hälfte. Entsprechend ist bei diesen der Wirkungsgrad der aufgenommenen Nahrung größer (49). Im Fasten kommt es – als Ausdruck der fortschreitenden Stoffwechselökonomie und unter Rückgang des Sauerstoffverbrauchs – zu einer mit der Fastendauer zunehmenden Drosselung der Wärmeproduktion. Dementsprechend geht der respiratorische Quotient (GU) zurück und die Kälteempfindlichkeit nimmt zu (*Abb. 6*). Umgekehrt steigert Kälteeinwirkung jetzt über die Thermoregulation vermehrt die Lipolyse (*144, 146, 229, 242*). Bemerkenswert erscheint mir in diesem Zusammenhang, daß Faster nach einem Spaziergang in der kalten Jahreszeit nicht nur allgemein fröstelten, sondern gelegentlich auch über Schmerzen zwischen den Schulterblättern klagten. Ich hatte dafür keine Erklärung, bis ich jetzt einen Bericht des Neurobiologen *Levin* über die Bedeutung des braunen Fettgewebes, speziell zwischen den Schulterblättern, für die Thermoregulation zu lesen bekam. Dabei soll diesem Organ die Funktion der »Energie-Verbrennung« bei Überernährung durch erhöhte Thermogenese unter Kontrolle durch die hypothalamischen Sättigungs- bzw. Hungerzentren zukommen. Ich halte es für möglich, daß diese Zone des braunen Fettgewebes beim Fasten unter Kälteeinwirkung entgegengesetzt und sogar schmerzhaft reagiert.

Die Deckung des Energiebedarfs zur Erhaltung der allgemeinen Leistungsfähigkeit wird im Fasten durch stufenweise sich überlappende Umschaltungsprozesse auf eine äußerst sparsame innere Ernährung vollzogen. Die damit intensivierte innere Verdauung ist ein Teil jener regulären Regenerationsprozesse, die sich auch sonst in allen Zellen und Geweben jedoch mit unterschiedlicher Geschwindigkeit abspielen.

Innere Verdauung und Regeneration

Der menschliche Organismus ist im Ablauf der Lebensprozesse in all seinen Gewebs-, Zell- und Molekularstrukturen anhaltenden Abnutzungs- und Alterserscheinungen unterworfen. Nur durch fortlaufende Reparatur und Erneuerungsvor-

Abb. 6   a) Kälteempfindlichkeit und
b) Grundumsatz im Fasten (Cold-Pressure-Test) (nach *Jungmann*) (*290*),
c) Subjektive Kälteempfindlichkeit (nach
Palmblad) (*233*)
P_S = systolischer Blutdruck
P_d = diastolischer Blutdruck
Fr = Pulsfrequenz

gänge kann er seine Struktur und Funktion aufrecht erhalten. Jedoch bleibt die Fähigkeit zur Zellneubildung nach der Geburt nicht für alle Zellpopulationen in gleicher Weise bestehen. Man unterscheidet *Ruhegewebe, stabiles Gewebe und Erneuerungsgewebe.* Die Zellen des Ruhegewebes haben ihre Teilungsfähigkeit verloren. Zwar sind sie noch zur DNS-Synthese befähigt, nicht aber zur Mitose. Zu diesem Ruhegewebe gehören die Ganglienzellen des ZNS sowie die Herzmuskelzellen. Die stabilen Gewebe enthalten langlebige Zellen bei physiologisch geringem Zellverlust. Die Mitoserate ist dementsprechend gering. Dazu gehören Hepatozyten, die Tubuluszellen der Nieren-, Bindegewebs-, Knorpel- und Knochenzellen sowie die Zellen der exogenen und endogenen Drüsen. Die spezielle Differenzierung dieser Zellen schließt das Zellteilungsvermögen nicht aus, macht aber eine spezielle Stimulation erforderlich, z.B. durch Verletzungen, eventuell auch durch längeres Fasten.

Zu den Erneuerungsgeweben gehören die Epithelzellen der Schleimhäute und die gesamte Epidermis, das lymphatische System und große Teile des blutbildenden Systems. Bei diesen wird durch die hohe Zellneubildungsrate (Zellmauserung) der erforderliche Zellnachschub gewährleistet. Es ist zu vermuten, daß das Fasten primär im Bereich *abbauwürdiger und degenerierter Zellsysteme* und vorwiegend bei der Zellmauserung ansetzt. Zum Ausgleich wird der Mitosezyklus, wie am Beispiel Ileum nach-

gewiesen, im Fasten zuerst verlangsamt. Auf diese Weise wird das voll funktionsfähige und vitale Gewebe so lange wie irgend möglich geschont.

Wie schon beschrieben, bezieht der Organismus im Fasten seinen Brennstoffbedarf hauptsächlich aus dem mesenchymalen Baustoffwechsel in Form glukoplastischer, meist aliphatischer Aminosäuren und des Neutralfetts. Ein kleinerer Teil wird aus dem Zellabbauprozeß bezogen. Aus diesem Grund steigen im Fasten die Harnsäure und die Kreatininwerte im Serum etwas an. Erst nach Erschöpfung aller deponierten Fett- und Eiweißreserven wird die Zellmauserung beschleunigt bis hin zum prämortalen Eiweißzerfall. Bei der Autopsie wird das zentrale Nervensystem unversehrt gefunden (*Abb. 7 und 8*).

Weitestgehend verschont bleiben auch alle endokrinen Drüsen, speziell die Nebennieren und bis zu einem gewissen Grad auch die Herzmuskulatur.

Die Überlebenszeit eines gesunden, nicht übergewichtigen Menschen beträgt bei Nahrungslosigkeit – jedoch ausreichender Flüssigkeitszufuhr – ca. 60 bis 80 Tage. *Irreparable* Schäden im Sinne der Hungerdystrophie treten meist erst jenseits der biblischen 40 Fastentage auf. Im Einzelfall wird diese Grenze bestimmt durch die individuellen Fett- und Eiweißreserven, das Lebensalter, sowie den Funktionszustand des Gesamtorganismus (s. auch Abschnitt Fastendauer).

Hungerdystrophie durch falsche Diät

Zur Hungerdystrophie mit unter Umständen tödlichen Folgen kommt es nicht nur in den Gefangenenlagern aller Völker und Zeiten, sondern auch bei monatelanger unterkalorischer Fehlernährung zur Gewichtsabnahme, wie ein klassisches Beispiel aus den USA zeigt. In den Jahren

1977/78 sind 16 weiße Frauen zwischen 23 und 51 Jahren und ein weißer Mann mit 43 Jahren nach zwei- bis achtmonatigem »Protein sparing modified fast« mit einem biologisch minderwertigen Eiweiß-Hydrolysat aus Kollagen bzw. Gelatine von 300 bis 500 Kalorien täglich an Herzmuskeldystrophie und Arrhythmie gestorben. Weitere 41 von insgesamt ca. 37 000 Teilnehmern dieser oder einer ähnlichen Diät starben an diabetischen Stoffwechselentgleisungen oder koronarer Herzerkrankung (288). Bemerkenswert an dieser Untersuchung ist die Feststellung, daß nicht die Dicksten, sondern jene mit geringerem Übergewicht zu den Todesopfern dieser »Diät« gehörten. Daraus wurde der Schluß gezogen, daß die Schwerstgewichtigen auch über mehr »Lean body mass« verfügen und damit auch eine längere »unbiologische Hunger-Diät« besser überstehen können. Die Dunkelziffer an latent Geschädigten ist sicher nicht gering. An diesem Beispiel wird der Unterschied zwischen einer laienhaften, gefährlichen Diätempfehlung unter ungünstigen Lebens- und Arbeitsbedingungen ohne ärztliche Überwachung und einer fastenärztlich geleiteten stationären Fastentherapie klar (s. S. 21).

Entschlackung und Entgiftung

Der therapeutische innere Verdauungsprozeß setzt im Fasten schneller ein als bei jeder – auch unterkalorischen – Diät. Verständlicherweise werden die mit dem Blut zirkulierenden Nahrungsüberschüsse an Zucker, Eiweiß und Fetten sowie deren Primärablagerungen an den Netzstrukturen der Gefäß- und Kapillarwände wie der Grundsubstanz zuerst abgeholt. So kommt es schon relativ früh – nämlich in der ersten und zweiten Fastenwoche – zur Normalisierung der überhöhten Blutzucker-, Blutfett- bzw. Cholesterin- und Globulinwerte. Mit der Umkehr des Konzentrationsgefälles entsteht bei fortgesetztem Fasten ein zunehmender Sog in Richtung Blutbahn, der nicht nur Flüssigkeit und Minerale (S. 32), sondern auch vieles andere, was auf der Transitstrecke liegengeblieben war (s. oben) sowie ältere Ablagerungen mit sich zieht, sofern diese nicht schon zu sehr verhärtet oder verkalkt sind. Auch im Bereich verödeter Kapillaren bleibt der Rückweg verschlossen (82, 196, 243). Es gibt leider noch keine Methode, den Prozeß der Herauslösung und weiteren Verdauung solcher Ablagerungen meßbar darzustellen. Indirekt zeigt die Xanthoproteinprobe nach Becher Substanzen wie Tyrosin, Tryptophan, Phenylalanin, Phenol, Kresol und Indikan an. Wie schon beschrieben, steigen diese Substanzen im Fastenurin an und begründen damit die Annahme, daß sich mit der langfristigen Umkehr der Stoffwechselrichtung im Fasten der gesamte mesenchymale Großraum öffnet und Ablagerungen dem Abbau durch innere Verdauung bzw. der Ausscheidung zugänglich gemacht werden. Vergleichbar signalisiert der Anstieg der Serum-Harnsäure im Fasten nicht nur den Abbau körpereigener Kernsubstanzen, sondern ebenso den Rückstrom exogener Harnsäure aus dem Bindegewebe (Abb. 7). Es steht zu befürchten, daß die gesamttoxische Umweltsituation (Eichholz 55) sich auch auf unsere Innenwelt ausgedehnt hat. Im Fettgewebe Verstorbener lassen sich eine Fülle chlorierter Kohlenwasserstoffe nachweisen, unter anderem das DDT (Maie-Bothe) oder das PCB sowie Schwermetalle wie Blei, Kadmium, Jod, Quecksilber usw. (128). Wahrscheinlich sind diese Ablagerungen durch die vorangehende Leberpassage bereits chemisch entschärft worden und damit nicht mehr allgemein wirksam (z. B. durch Bindung an Mineral- bzw. Aminosäuren oder durch Veresterung, Methylierung etc.). In diesem Fall ist mit einer Rückführung dieser Relikte zur Ausscheidung durch den Stoffwechsel auch im Fasten kaum mehr zu rechnen, und wenn, dann in entgifteter Form.

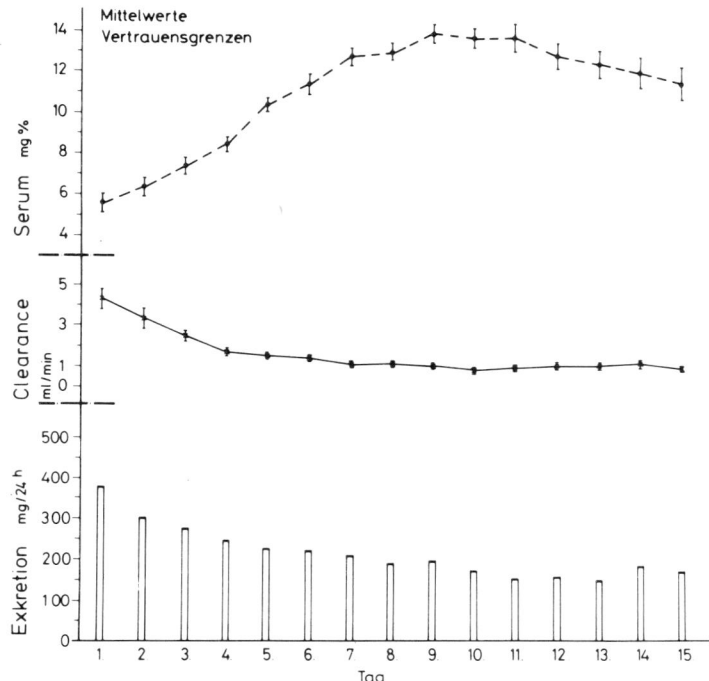

Abb. 7 Änderung der Serumkonzentration (– – –), Clearance (——) und Exkretion für Harnsäure im Fasten, n = 12 (aus: *Schräpler, P., E. Schulz* [271])

Erst durch Probeexzisionen aus dem Fettgewebe vor und nach dem Fasten ließe sich das Ausmaß der Fremdintoxikation und die Möglichkeit von deren Beeinflussung durch Fasten nachweisen (*181*). So ist man auf subjektive Angaben der Faster angewiesen, die von bitterem oder salzigem Geschmack auf der Zunge, von übelriechenden Ausscheidungen in Stuhl und Urin und von »Ekeldüften« in der Atemluft berichten. Jeder Faster ist in seine ganz individuelle Duftwolke eingehüllt. Beim strengen Null-Kalorien-Fasten riecht man vor allem die Azetonämie. Sie verschwindet schon bei kleinen Zugaben von Obstsäften und Gemüsebrühen wie z. B. im Buchinger-Fasten.

Ohne Übertreibung kann man von einer großangelegten *Entsalzung, Entquellung* und *Entschlackung* sprechen. Die Fibrillen, Fasern und Zellen des Interstitiums werden auf Normalmaß reduziert und einem idealen ökonomischen Funktionszustand angenähert. Die subtilen Lipoproteidstrukturen, Gefäßendothelien, Kapillarmembranen und Zellwände werden stoffwechselaktiver und die Poren durchlässiger. Damit gelingt die Zellversorgung und -entsorgung leichter, das ganze System atmet im wahrsten Sinne des Wortes wieder tief auf. Von dieser Verbesserung der zellinternen Lebensbedingungen profitieren auch alle Zellenzyme, speziell die DNA-Polymerase. Im Zellteilungsprozeß sind weniger Fehler bei der *Transkription* und *Translation* und damit weniger karzinogene Defektmoleküle zu erwarten.

Es ist schon lange bekannt, daß Substanzen aus einem Gewebszerfall ihre Umgebung zur verstärkten Zellteilung und Gewebs-

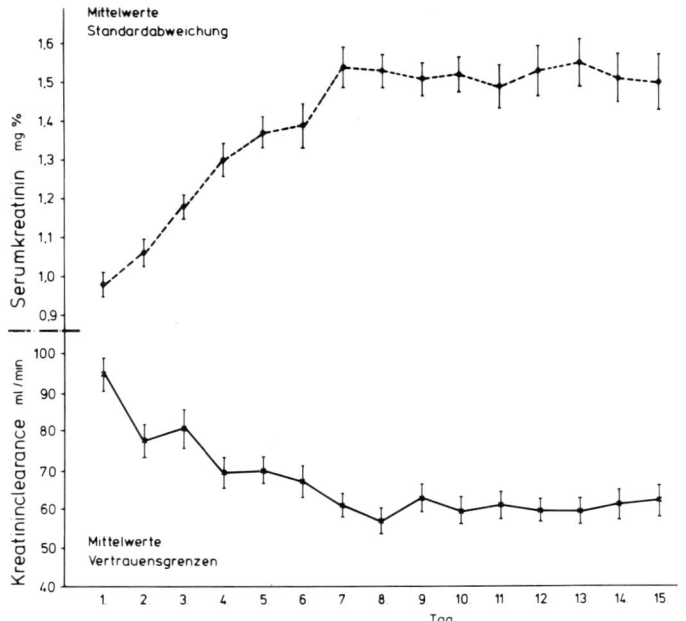

Abb. 8   Änderung der Serumkreatininkonzentration (‒ ‒ ‒) und der Kreatininclearance (‒‒‒) im Fasten, n = 28 (aus: *Schräpler, P., E. Schulz* [*271*])

neubildung anregen, z. B. bei der Wundheilung. *Bier* hat diese Substanzen als Nekrohormone bezeichnet. Auch im Fasten kann nach dem bisher Gesagten mit einer Anregung der regenerativen Kräfte durch Nekrohormone gerechnet werden. Ein individuell modifiziertes Kurzfasten, drei Tage vor Operationsbeginn, hat sich wohl auch aus diesem Grunde als sinnvoll erwiesen. Vor operativen Eingriffen im Abdomen ist die dreitägige Fastenzeit zur Darmentleerung, bei gleichzeitig ausreichender Versorgung mit Flüssigkeit, Vitaminen und Mineralen, sicher besonders nützlich. Etwaige Gegenindikationen müssen natürlich in jedem Fall mit berücksichtigt werden.

Bei Adipösen ist die Gewichtsreduktion vor der Operation auch durch Fasten in jedem Falle wünschenswert, jedoch müssen zwischen Fastenende und Operationstermin mindestens drei bis vier Wochen einer optimierten Vollwerternährung liegen (*77, 220*).

Diese tiefgreifende Selbstreinigung und lebensverlängernde Anregung der Regeneration durch die innere Verdauung ist in der Regel erst nach längerem – ca. drei- und mehrwöchigem Fasten – zu erwarten. Regelmäßig wiederholtes Fasten hat Abhärtungscharakter durch Einübung von Notfallfunktionen und sinnvolle Ökonomie der Lebenskräfte.

Immunologische Abwehrlage

Richtig angewandt und dosiert ist mit dem Fasten eine positive Beeinflussung der gesamten Immunitätslage verbunden. Jedoch sind die bisher vorliegenden Ergebnisse zur Klärung der allgemeinen Abwehrlage im Fasten sehr unterschiedlich und zum Teil widersprechend ausgefallen. Die Beurteilung wird weiter dadurch erschwert, daß unterschiedliche Untersuchungsmethoden bei ungleicher Fastendauer bei sehr variablen Patientengruppen zur Durchführung kamen (27, 60, 124, 136).

Schnorbusch (260) fand im Blut seines Fastenkollegen Schenk in den ersten zehn Tagen eine Abnahme der Fähigkeit, Kolibakterien zu vernichten, wogegen die Bakterizidie gegen Streptokokken zugenommen hatte. In den folgenden drei Fastenwochen stieg jedoch die Bakterizidie sowohl gegen Koli wie gegen Streptokokken. Schenk selbst hat bei einem Patienten in einem zehntägigen Teefasten einen sofortigen und kontinuierlichen Anstieg der Opsonine im Serum und der Koli-Phagozytose beobachtet. Bei einer 14tägigen Trockenkostkur mit ca. 900 kcal pro Tag ($\triangleq$ ca. 3 766 kJ) nach Schroth ergab sich ein initialer Abfall mit nachfolgendem Wiederanstieg dieser Werte.

Druschky fand bei 28 von 46 Fastern eine Zunahme der Bakterizidie gegen Milzbrandbakterien, gleichbleibende Werte bei sieben und abfallende Werte bei neun Patienten.

Von 14 jungen freiwillig fastenden Soldaten erhielt Palmblad (229, 231) folgende Resultate: Die Bakterizidie der polymorphkernigen Leukozyten gegen Staphylococcus aureus läßt nach, deren färberisch meßbare Aktivität an alkalischer Phosphatase geht zurück. Unverändert geblieben waren Differentialblutbild und Opsoningehalt. Das Serum-Eisen war wie das Serum-Transferrin zurückgegangen, ihre Relation zueinander hatte sich nicht verändert. Signifikant abgefallen waren im Serum dieser Faster auch die Titer von Komplement S III, Haptoglobin und Orosomucoid.

Untersuchungen an 20 fastenden übergewichtigen Frauen durch Kling (155) ergaben ähnliche Resultate. Nach 21 Fastentagen zeigten Haptoglobin, Transferrin und Komplement (β_1-Globulin) einen ausgeprägten kontinuierlichen Abfall. Bei beiden Untersuchungen blieben die Messungen des α_2-Globulins, Caeruloplasmins, IgA, IgM, IgG und IgE im Normbereich. Dieselbe Konstanz fand Palmblad auch bei den Meßwerten für α_1-Antitrypsin, Komplement F IV, die Zahl der zirkulierenden B- und T-Lymphozyten und Monozyten. Auch die Interferon produzierende Kapazität der Blutlymphozyten hatte sich nicht verändert. Schenk interpretierte seine Ergebnisse im Sinn einer Intensivierung der immunologischen Abwehrlage durch Fasten, Palmblad und Levi die ihren als Schwächung (182).

Beide Autoren hatten die Bedeutung der intestinalen Bakterienflora und einer intakten Blut-Darm-Schranke nicht in ihre Überlegungen miteinbezogen. Dabei wissen wir, daß größenordnungsmäßig der Hauptanteil des Immunsystems sich im Darm befindet (Peyer-Plaques). Leider ist es bis jetzt nicht gelungen, die Beeinflussung des intestinalen Immunsystems durch Fasten – weder nach Buchinger (s. S. 19) noch nach F. X. Mayr (R. Friebe) – überzeugend darzustellen (92).

Chronisch entzündliche und nekrotisierende Prozesse können bei größerem Ausmaß vom Fastenkreislauf und -stoffwechsel nicht mehr ausreichend erreicht und aufgearbeitet werden, ist doch die Umstellung auf den Null-Kalorien-Fastenstoffwechsel für jede einzelne Zelle ein enzymatischer Kraftakt, der in dieser Intensität speziell von angeschlagenen Organen nicht immer oder nicht mehr ganz bewältigt werden kann. Unter solchen Umständen muß sogar mit einer Abschwächung statt einer Stärkung der Abwehr und Regenerationskraft gerechnet werden.

So bleiben wir bei der Beurteilung der allgemeinen Abwehrlage und ihrer Beeinflussung durch Fasten und Ernährungsumstellung auf die pauschalen Erfahrungswerte einer mehr oder weniger deutlichen Besserung sowie auf imposante Einzelfälle angewiesen (*81*).

Wasser- und Mineralhaushalt

Entquellung und Entsalzung

Über Darm und Nieren werden zu Beginn des Fastens beachtliche Mengen an Körperflüssigkeit ausgeschieden. Dadurch verliert die extrazelluläre Flüssigkeit etwa 20 % ihres Normalvolumens, und der Hämatokrit steigt etwas an. Gleich in den ersten Fastentagen ist wohl auch unter dem Einfluß des

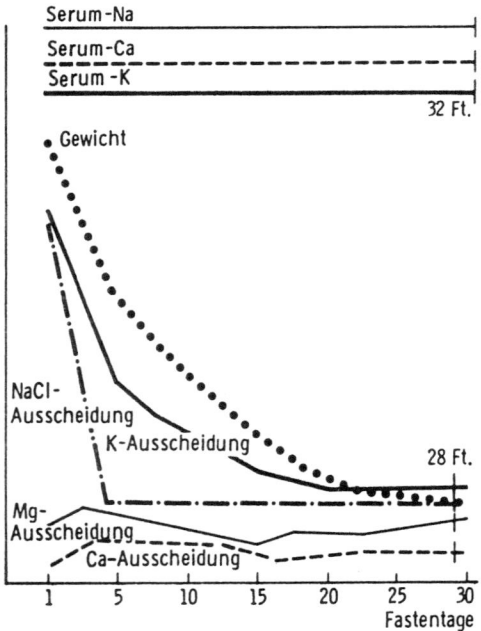

Abb. 9 (Schematisch) Urinausscheidung der Minerale (Na, K, Mg, Ca, Cl) im Fasten im Vergleich zur Gewichtsabnahme. Die Serumwerte von Na, Ca und K bleiben im Normbereich (nach *Ditschuneit*) (*44*)
Ft. = Fastentage

Glukagons die Kochsalzausschwemmung am größten, auch Kalium wird vermehrt abgegeben. Einer anfänglich sehr langsam ansteigenden Kalziumausscheidung mit dem Urin stehen vermehrte Magnesium- und Phosphatausscheidungen gegenüber, die dann ebenfalls langsam abfallen. Diese Gegenbewegung macht wahrscheinlich, daß die Mineralausscheidung aus dem Knochensystem rasch nachläßt, die vermehrte Kalziumausscheidung besonders bei Adipösen aus den *Muskelzellen der Gefäßwände* stammt und damit den Muskel- und Gefäßtonus verringert. Die vermehrte Kalziumausscheidung wirkt im Fasten also gleichsinnig mit der erhöhten Kochsalzausschwemmung antisympathikoton und blutdrucksenkend.

Das von der Mehrzahl unserer Patienten im Überschuß aufgenommene Kochsalz kann von den Nieren nicht sogleich wieder ausgeschieden werden. Wahrscheinlich wird es in dissoziierter Form im Organismus gespeichert (*124, 217*). Das leicht diffundierende Chlor wird von *Sturm* in den Erythrozyten und im Haut- und Unterhautfettgewebe vermutet. Der Natriumanteil verschwindet im Alkalipool bzw. durch Umverteilung in den sogenannten Widerstandsgefäßen. Der erhöhte intrazelluläre Natriumgehalt führt dort bei vermindertem transzellulärem Gradienten der Gefäßwand zu einer gesteigerten muskulären Erregbarkeit auf Katecholamine und damit zur Hypertonie. Eine solche dissoziierte Kochsalzeinlagerung ist die plausible Erklärung für jenen Teil der

Hypertoniker, der auf die Entwässerung und Entsalzung im Fasten und auf Diuretika gut anspricht (*129*). Es findet die fastentypische Entquellung und Entsalzung (NaCl) statt. Neueren Untersuchungen zufolge (*94*) soll das Chlor-Ion die Natriumrückresorption in der Henleschen Schleife so stark begünstigen, daß diesem Chloranteil jetzt die entscheidende blutdrucksteigernde Wirkung im Kochsalzmolekül zugesprochen wird.

Über die vermehrte Kalziumausscheidung wirkt das Fasten außerdem wie ein natürlicher Kalziumantagonist (*48, 56, 63, 79*). Die Menge der ausgeschiedenen Flüssigkeit und Elektrolyte hängt von der individuellen Ausgangssituation zu Beginn des Fastens ab. Der Übergewichtige verfügt über mehr Körperflüssigkeit und Minerale und kann deshalb auch mehr davon abgeben. Im Blutserum bleiben die Elektrolytkonzentrationen bemerkenswert konstant und rücken mit der Dauer des Fastens an die untere Grenze der Norm (*Abb. 9*). In der neurohormonalen Gegenregulation ist ein zuverlässiger Schutz gegen zuviel Verlust an Natrium, Magnesium und Kalzium zu sehen (*44*). Darin *nicht* einbezogen ist das *Kalium*, weshalb die Kaliumverlustsituation generell am häufigsten vorkommt (*150, 172*). Das Verhalten der Minerale im Fasten verdient besondere Aufmerksamkeit. Sie müssen nach Bedarf ergänzt werden.

Mit dieser Flüssigkeits- und Mineralausscheidung ist eine generelle Entspannung verbunden, die sich am Blutdruck, im Kreislauf wie am Gewebsturgor bemerkbar macht. Das wird von den einen als angenehme Lösung, von den anderen als bleierne Müdigkeit und Antriebslosigkeit empfunden. Bei längerem Fasten wird der Turgorverlust besonders an der Haut bemerkbar, weil der Abbau des subkutanen Fettgewebes noch dazukommt. Der Faster wird faltiger und bekommt sein typisches geschrumpftes Fastengesicht. Andererseits aber erholen sich dabei die elastischen Elemente der Haut und machen den Turgorverlust wieder wett.

Im Zusammenhang mit dieser Entwässerung der ersten drei Tage treten öfter leichte Kopfschmerzen auf.

Säure-Basen-Haushalt

Eine der wichtigsten Stoffwechselaufgaben des lebenden Organismus ist die Aufrechterhaltung einer konstanten Wasserstoffionenkonzentration aller Körpersäfte, vor allem des Blutes (*252*). Die Blut-pH-Werte bewegen sich normalerweise zwischen 7,35 und 7,45, sind also fast neutral. Das Ionengleichgewicht ist direkt abhängig von der Art der Nahrungszufuhr, von einer intakten Atmung und intakten Ausfuhr der Schlacken durch Darm und Nieren. So wird z. B. bei reiner oder überwiegender Pflanzenkost der Urin alkalisch, bei überwiegender Fleischernährung sauer. Gravierende Verschiebungen des Blut-pH-Wertes lassen sich weder durch die *Ernährung* noch durch das *Fasten* auslösen. Die tödliche Azidose beginnt ab pH 6,8, die tödliche Alkalose ab pH 7,6. Der Spielraum ist relativ eng, die Konstanz der Ionenkonzentration deshalb besonders bedeutsam. Wichtig ist die Kenntnis der Beziehung zur neuromuskulären Erregbarkeit, wie sie in der Formel von *György* (*134, 277*) zum Ausdruck kommt:

$$K = \frac{(K^+) (HCO_3)L^- (HPO_4)^{--}}{(Ca^{++}) (Mg^{++}) (H^+)}$$

Dabei bedeutet Zunahme der Zählerwerte gesteigerte neuromuskuläre Erregbarkeit und Anstieg der Lymphozyten im Serum,

Zunahme der Nennerwerte verminderte Erregbarkeit, Abfall der Lymphozyten und Anstieg der Leukozyten. Das Verhältnis von Kalium: Kalzium = 2 : 1 spielt dabei die Hauptrolle. Außerordentlich wichtig für die Konstanterhaltung des pH-Wertes ist die intakte Funktion der Nieren und der Lungen. Diese Beziehung stellt sich nach der Henderson-Hasselbalchschen Gleichung wie folgt dar:

$$pH = pK' + \log \frac{HCO_3^- \text{ (bzw. Salz = Nierenfunktion)}}{H_2CO_3 \text{ (bzw. Säure = Lungenfunktion)}}$$

Dabei bedeutet K' die Dissoziations-Konstante in H^+ und Säurewert$^-$ und

$$pK' = \log \frac{1}{K'}.$$

Mehrarbeit entsteht für die Nieren durch die Umschaltung auf innere Ernährung, d. h. eine reine Fett-Eiweiß-Verbrennung. Dadurch nimmt die Stickstoffbilanz zu, und der Anteil an freien Fettsäuren und Ketonen im Serum wird größer. Während der Harnstoff ohne Mühe zur Ausscheidung gelangt, stoßen Harnsäure und Kreatinin bei der Passage der Nierentubuli auf Schwierigkeiten. Wahrscheinlich kann die Niere nicht gleichzeitig Ketone und Harnsäure ausscheiden, so daß deshalb die *Harnsäure* zurückgehalten wird.

Die gleichzeitig im Serum ansteigenden Fettsäuren und Milchsäuren verschärfen nun die Konkurrenz um den Ausgleich durch die Alkalireserve. Da die Bikarbonate dafür nicht ausreichen und die Phosphatreserven schon bald geschont werden müssen, produzieren die Nieren aus Aminosäuren Ammoniak, das saure Valenzen binden und als Ammoniumhydroxid zur Ausscheidung bringen kann. Das ist schon zum Schutz der Tubulusepithelien vor der Aggressivität der Säuren erforderlich. So entpuppt sich die Niere als bedeutendes *Stoffwechselorgan* im Fasten, nicht nur zur Glukoneogenese, sondern auch zur Kompensation der Azidose.

Diese sogenannte Fastenazidose wurde früher für ebenso gefährlich gehalten wie etwa eine diabetische Azidose. Warum dies nicht der Fall ist, hat *Conradi* in seinen Untersuchungen über den Zitronensäurespiegel im Fasten erarbeitet (*39*). Solange genügend Oxalessigsäure für die Inganghaltung des Zitronensäurezyklus vorhanden ist, entsteht keine bedrohliche Azidose. Die im Buchinger-Fasten hinzugegebenen Obst- und Gemüsesäfte stellen dies sicher. Sie erleichtern das Recycling all dieser sauren Zwischenprodukte, Ketone, Fettsäuren, Milchsäure, und schonen dadurch außerdem die Alkalireserve. Das Säure-Basen-Gleichgewicht kann längerfristig stabil gehalten werden, die Belastung der Nieren wird dadurch geringer und die azidotischen Fastenkrisen werden seltener (*44, 48, 277, 290*).

Es liegt in der Natur der Sache, daß diese rein metabolische Azidose vorwiegend renal und weniger pulmonal kompensiert werden kann. Dennoch kommt auch der Entsäuerung durch die Atmung keine geringe Bedeutung zu, wie sich an der Henderson-Hasselbalchschen Gleichung ablesen läßt. Nicht selten fällt dem Faster eine vermehrte Atemtätigkeit auch ohne körperliche Anstrengung auf. Die dadurch vermehrte Abatmung der Kohlensäure macht sich auch subjektiv angenehm bemerkbar. Sie läßt sich durch gewisse Atemübungen, wie sie z. B. im Yoga praktiziert werden (Bastrika), noch steigern. Solche Übungen sollten jedoch nur unter fachkundiger Führung stattfinden.

Durch *körperliche Bewegung* in frischer Luft wird auf einfachste Weise die Kohlensäureabgabe begünstigt und lästige Begleiterscheinungen wie Kopfschmerzen, Übelsein, Herzklopfen verschwinden dabei oder danach meist spontan. Entlastend wirkt auch das aktive und passive Schwitzen durch Wandern, Gymnastik und Saunieren. Die reichliche Flüssigkeitszufuhr ist dabei eine wichtige Voraussetzung.

Die intakten Lungen- und Nierenfunktionen sind auch im Fasten die Garanten für die Aufrechterhaltung von Iso-Ionie, Iso-

Osmie und Iso-Tonie. Reichliche Zufuhr von »leerem« Quellwasser (ca. 21 täglich) sowie atemanregende Bewegung an der frischen Luft sind deshalb mit die wichtigsten Voraussetzungen für einen optimalen Fastenverlauf. Auf diese Weise wird der fastende Organismus gut mit seiner Fastenazidose fertig, im therapeutischen Grenzbereich jedoch muß sie stets gut im Auge behalten werden.

Abb. 10 Adrenalin- und Noradrenalinausscheidung im Urin und Blutzuckerverhalten im Fasten (nach *Palmblad u. Uvnäs-Wallensten*) (*287*)

● Faster
○ Kontrolle

Hormonale und neurovegetative Steuerung

Sowohl die Leere des Magens als auch der Blutzuckerabfall lösen schon nach wenigen Stunden im Hypothalamus eine sofortige sympathikotone Stimulation aus; die daraus folgende Adrenalinausschüttung regt die Beschaffung von Glukose durch Glykogenolyse in Leber und Muskulatur an (*Abb. 10*). Unterbleibt wie in längerem Fasten der Nachschub aus dem Verdauungstrakt, so provoziert der konstant niedrige Blutzuckerspiegel eine rasch ansteigende Glukagonabgabe ins Blut. Glukagon hat die Aufgabe der Energiebeschaffung aus den eigenen Reserven. So steigert es nicht nur die Glykogenolyse, sondern bringt gleichzeitig – denn die Glykogenreserven sind ja nach spätestens einem Tag erschöpft – auch die Lipolyse in Gang. Da diese Lipolyse sehr langsam anläuft, wird unter steigendem Kortisoneinfluß die Glukoneogenese aus rasch verfügbaren Eiweißreserven intensiv unterhalten. Die *Glukoneogenese* beherrscht in den ersten zehn Fastentagen das Stoffwechselgeschehen. Der damit verbundene verstärkte Eiweißabbau ruft in zunehmendem Maß das somatotrop wirksame Wachstumshormon auf den Plan. Es bremst den Luxuskonsum der Proteolyse und wirkt außerdem stark lipolytisch (*173, Abb. 11*).

Sowohl Adrenalin wie Glukagon und STH senken die Insulinsekretion auf ein Minimum herab. Der weitere Fastenverlauf steht von der zweiten Woche an unter dem beherrschenden Einfluß des somatotropen Hormons (STH). Es setzt den Verbrauch von Glukose in der Muskulatur herab und bietet dafür in zunehmendem Maße freie Fettsäuren zur Verbrennung an, so daß die verbleibende Glukose recht lange dem Nervengewebe und dem Gehirn zur Verfügung steht. Gleichzeitig wird das Eiweiß geschont. Auf diese Weise ist auch bei längerem Fasten eine stabile *Homöostase* gewährleistet.

Als Vollzugsgehilfe des STH setzt das Glukagon gleichsinnig seine lipolytische Aktivität fort. Darüber hinaus steigert Glukagon die Kontraktionskraft des Herzens, entfaltet eine ausgesprochen antiarrhythmische Wirkung und erhöht die Koronarperfusion durch Herabsetzung des Gefäßwiderstandes. Wenn unter Einfluß der Katecholamine zu Fastenbeginn vermehrt Kochsalz, Kalium und Wasser ausgeschieden wurden, so setzt jetzt durch das STH eine Gegenregulation ein. Kochsalz und Wasser werden zurückgehalten, dagegen vermehrt Kalzium im Urin ausgeschieden. Dem entspricht das Sistieren der Gewichtsabnahme und ein leichter Wiederanstieg des Blutdrucks zwischen dem siebten und 14. Fastentag.

Auch die Schilddrüse ist am Fastengeschehen beteiligt (*155, 233*). Ihre Hauptaufgabe ist die Wärmeregulation des Körpers in Abhängigkeit von der Außentemperatur. Wie der steile Abfall des STH gleich in den ersten Fastentagen anzeigt, wird ihre Funktion unter zentraler hypothalamisch-hypophysärer Regie stark eingeschränkt. Das Serum-T_3 und -T_4 sowie der Grundumsatz nehmen ab und die Kälteempfindlichkeit nimmt zu. *Jungmann* hat dies im Cold-Pressure-Test, erkennbar am Anstieg des diastolischen und im Abfall des systolischen Blutdrucks bei Verlangsamung der Pulsfrequenz, objektiv nachgewiesen (*146*). Von *Palmblad* wurde die Kälteempfindlichkeit auch subjektiv getestet. Er fand, daß sie im Fasten nicht nur zunimmt, sondern hinterher auch noch ca. vier Tage gesteigert bleibt (*Abb. 6 u. 12*).

Normalerweise werden von dem täglichen Energieverbrauch von ca. 2 600 kcal (1 kcal = 4,187 J) ca. 1 800 kcal = 70 % als Wärme abgestrahlt, ca. 200 kcal = 7,5 % durch Wärmekonvektion abgegeben und ca. 600 kcal = 22,5 % für den täglichen Liter Schweiß benötigt (*277*). Im Fasten läßt, von

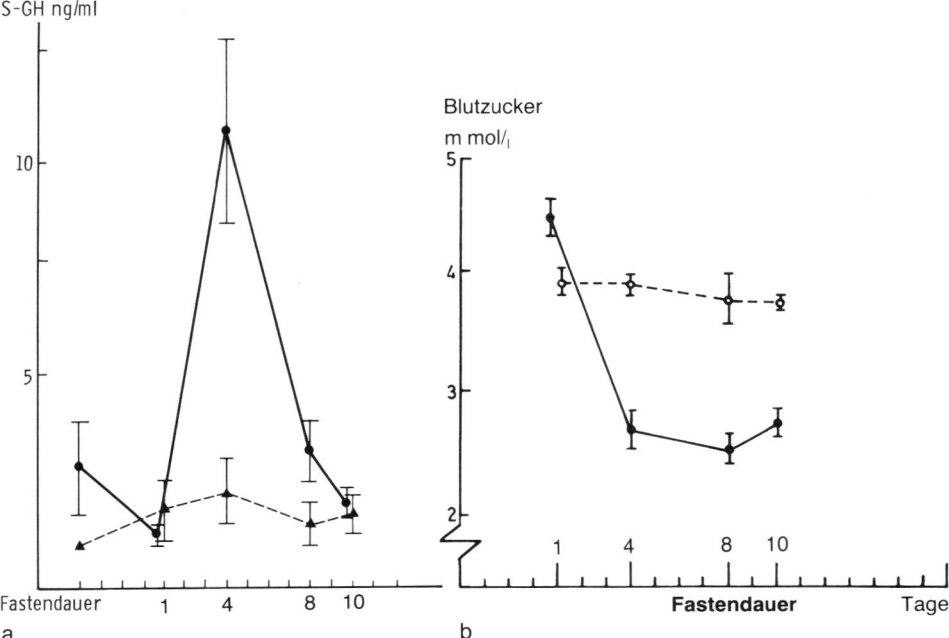

S-GH ng/ml

Blutzucker
m mol/₁

Fastendauer   1   4   8   10

a   b

Fastendauer   Tage

Abb. 11   Wachstumshormon- und Blutzuckerspiegel im Fasten (nach *Uvnäs-Wallensten, Palmblad, Levi et al.*) (*287*)
● Faster
○ Kontrolle
S-GH = Serum Growth Hormone = Somatotropes Hormon (STH)

der Schilddrüse gesteuert, die Wärmeproduktion im Körperkern nach, und die Wärmeabgabe über die Körperoberfläche geht zurück. Deshalb kühlen im Fasten speziell die Akren rasch ab. Wie *Aly* berichtet, haben auch die Teilnehmer an den zehntägigen großen Fastenmärschen von Göteborg nach Stockholm darunter sehr gelitten (*1*). Die Wärmeregulation hängt auch von der Dicke des subkutanen Fettpannus ab. Magere Personen verlieren mehr und schneller Wärme als Normalgewichtige oder gar Adipöse. Hier kann die *Unterkühlung* zur Erkältung führen.
Die anfängliche Flüssigkeits- und Kochsalzausschwemmung im Fasten provoziert

nicht nur die schon zitierte Gegenregulation durch das Wachstumshormon. Ein größerer Volumenverlust der extrazellulären Flüssigkeit und entsprechende Kochsalzabgabe führen über die Verminderung der Nierendurchblutung zur Auslösung des *Renin-Angiotensin-II-Aldosteronmechanismus* (*218*). Dieser verhindert den weiteren Kochsalz- und Flüssigkeitsverlust über die Nieren durch Rückresorption und führt damit vorübergehend zu einem hochkonzentrierten Urin und Sistieren der Gewichtsabnahme. Die reichliche Zufuhr reiner Quellwässer oder Kräutertee ist deshalb beim Fasten zweckmäßig und notwendig.

Abb. 12   Serumspiegel von T_3, T_4 und rT_3 sowie Blutzucker im Fasten (nach *Palmblad, Levi et al.*)
(*233*)
$rT_3 = $ RIA T_3
● Faster
○ Kontrolle

Fasten und Sexualität

Im Gegensatz zu langfristigen Hungerzuständen mit Fehl- und Unterernährung sind beim therapeutischen Fasten normalerweise keine Beeinträchtigungen der Gonadenfunktion zu erwarten. Bei den Frauen stellt die Monatsblutung die am leichtesten erfaßbare Sexualfunktion dar. Da diese an sich schon durch Einflüsse wie Reisen, Arbeitsbelastung und vor allem seelisches Erleben sehr variabel ist, muß man bei der Beurteilung einer spezifischen Fastenwirkung äußerst vorsichtig sein. *O. Buchinger sen.* stellt einheitlich eine Verzögerung der Menstruationsblutung fest (*27*). Mir ist eine solche überwiegend bei älteren, präklimakterischen Frauen aufgefallen, aber auch bei sehr adipösen. Bei normalgewichtigen Frauen ist eher mit einem frühen Eintritt der Periode, wahrscheinlich durch Verkürzung der Progesteronphase, zu rechnen.

Auch kann eine Periode einmal, ohne sonstige Begleitsymptome, ganz einfach ausfallen. Bei längerem Fasten, von der dritten Woche an, kann die Periode kürzer und schwächer werden. Als mögliche Ursache wird eine mit dem Fettabbau in Gang kommende Entspeicherung von Östrogenen diskutiert.

Offenbar kommt es aber nach einem Fasten relativ oft zu einer auffälligen Stabilisierung des Menstruationszyklus und der generativen Funktion. So hat sich bei einer ganzen Reihe von Frauen ein bisher unerfüllt gebliebener Kinderwunsch durch Normalisierung des Östrus nach Fasten doch noch verwirklichen lassen (s. S. 151/152).

Beim gesunden Mann ergeben sich innerhalb einer Fastenzeit von bis zu drei Wochen keine Hinweise für eine Beeinträchtigung der Potenz. Auch ist die Samenneubildung bei Männern jüngeren und mittleren Alters nicht meßbar beeinträchtigt, bei älteren kann sie dagegen etwas nachlassen. Die Größe eines Prostata-Adenoms läßt

sich durch Fasten nicht wesentlich beeinflussen. Dennoch lassen sich Miktionsbeschwerden durch Fasten bessern. Bei überwiegender Vagotonie kann es ganz selten einmal durch verringerten Blasentonus zur Harnverhaltung kommen, die katheterisiert werden muß.

Im Fasten geht das Bedürfnis nach sexueller Aktivität und libidinöser Befriedigung bei beiden Geschlechtern umso deutlicher zurück, je länger es dauert. Auch hier entscheiden wie immer Unterschiede des Alters und der allgemeinen individuellen Ausgangslage über diese spezielle Fastenwirkung. Das sexuelle Erleben erfährt jedenfalls durch das Fasten eine schöpferische Pause, die im nachhinein die partnerschaftliche Beziehung zu beleben, zu vertiefen und zu verinnerlichen vermag. Unter diesem Aspekt ist es für die Beteiligten meist günstiger, räumlich und eventuell auch zeitlich getrennt voneinander zu fasten; vor allem, wenn in dieser Hinsicht Probleme bestanden haben.

Blut

Bei der Darstellung meßbarer Veränderungen im fastenden Organismus sind wir weitgehend auf Blutuntersuchungen angewiesen. So wurde eine Fülle von Stoffwechselvorgängen im Fasten durch systematische Untersuchungen der Neutralfette, freien Fettsäuren, Cholesterinfraktionen und Glukose als Nahrungsbausteine, des weiteren der Stoffwechselzwischenprodukte (Ketone, Glyzerin) und Stoffwechselschlacken (Harnstoffe, Harnsäure, Kreatinin) aufgeklärt (44, 72, 76, 147, 155, 192, 209, 232). Die Bestimmung der Minerale im Serum ergab Hinweise für die osmotische Regulation der *Homöostase im Fasten.* Durch die Verlaufskontrollen der Serum-Eiweißkörper wurden wesentliche Hinweise über Immunologie und Abwehrlage gewonnen (*Abb. 13*). Durch Hormonanaly-

sen im Blut konnte das Verständnis der vegetativen Regulationen im Fasten vertieft werden, durch Enzymmessungen die Stoffwechselvorgänge in der Leber.

Darüber hinaus sind weitere Untersuchungsergebnisse für den Fastenverlauf charakteristisch. Die Werte der Leukozyten, Erythrozyten, des Hämoglobins und Hämatokrits können gering abfallen, bleiben aber normalerweise bis zur vierten Fastenwoche im Normbereich (*Abb. 14*). Die Abnahme der Eosinophilen wurde schon als Katecholaminwirkung berichtet.

Mit dem Grade der Übergewichtigkeit ist häufig und bei Männern deutlicher als bei Frauen eine mehr oder weniger ausgeprägte Erhöhung der Hämoglobin- und Hämatokritwerte im Blut verbunden. Während einer durchschnittlich 17tägigen Fa-

Abb. 13 Verhalten der Bluteiweiß-körper im Fasten (nach *Jungmann*) (*146*)
——— Wiederholung

stenzeit ließ sich eine signifikante Normali-sierungstendenz dieser Werte – ohne Un-terschreitung der Normgrenze – feststellen (*61, 133*). Dementsprechend kann das Ser-umbilirubin schon in den ersten Fastenta-gen oder auch später mehr oder weniger deutlich ansteigen (*67, 176*). Gelegentlich erreicht es seinen Höchstwert erst nach 14 Tagen und kann dabei bis auf 2 mg anstei-gen. Es besteht dabei ein Zusammenhang mit der Höhe des Hämoglobinspiegels zu Fastenbeginn: je höher der Ausgangswert, desto deutlicher der Subikterus. Als Be-gleiterscheinungen lassen sich Lustlosig-keit, Müdigkeit und Schläfrigkeit beobach-ten.

Mit dem obligaten Harnsäureanstieg im Fa-sten ist auch ein Anstieg der Vollblutvisko-

sität verbunden, wie *Schindler* feststellte. Die Abnahme der Blutfette führt zu einem Anstieg der Plasmaviskosität. Der Blutzuk-kerspiegel bleibt nach anfänglichem Abfall konstant im unteren Grenzbereich der Norm. Normalerweise ist auch bei größe-ren körperlichen Anstrengungen wie den Fastenmärschen der Schweden keine Un-terzuckerung zu beobachten. Der leichte Anstieg der SGOT und der SGPT ist der Ausdruck der *vermehrten Glukoneogenese*, vor allem in den ersten beiden Wochen. Auch die im Fasten von *Krauss, Kling, Jungmann* untersuchten Serum-Eiweißkör-per blieben im Bereich der Norm (*147, 155, 165*). Die Blutsenkungsgeschwindigkeit zeigt, soweit sie erhöht war, deutliche Nor-malisierungstendenz. Diese Befunde von

Lützner (*190*) wurden immer wieder bestätigt, unter anderem auch von *Kling* (*155*) dessen Mittelwerte sich von 20/38 mm auf 12/18 mm reduzierten. Der Anstieg der freien Fettsäuren wurde schon erwähnt, Neutralfette und Lipoproteine gehen an die untere Grenze der Norm zurück. Dabei wird der Anteil der HDL-Fraktion gegenüber der LDL-Fraktion größer. Auch das Gesamt-Cholesterin geht in Abhängigkeit

vom Ausgangswert und der Fastendauer mehr oder weniger deutlich zurück.

Mit der Abnahme der Gesamtkörperflüssigkeit nehmen die oberflächlichen Kohäsionskräfte des Blutes zu, es wird dunkler und wirkt insgesamt gummiartig. Nicht selten ist dies ein Hinweis auf ungenügende Flüssigkeitszufuhr.

Die *Gerinnungsfähigkeit* nimmt im Fasten *ab* und die *Blutungsneigung* zu. Deren Ur-

Abb. 14 Mittelwerte und Gesamtstreuung von Erythrozyten, Hämoglobin, Hämatokrit und Retikulozyten während der Nahrungskarenz, n = Anzahl der Probanden (aus: *Blümel, P. M., H. Jungmann*) (*14*)

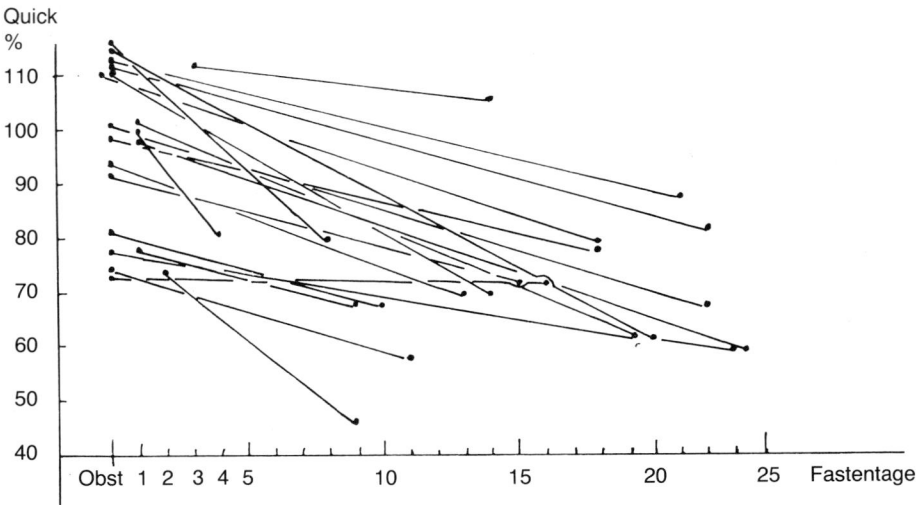

Abb. 15   Verhalten des Prothrombinspiegels im Serum bei 20 Fastenpatienten. Kontrollmessungen erfolgten zwischen dem vierten und 24. Fastentag. Senkung des Quickwertes zwischen 1 % und 53 %, im Mittel 25 % (aus: *Fahrner, H.*) (*68*)

sache ist komplexer Natur und betrifft mehrere Gerinnungsfaktoren: die Vitamine C und K, das Kalzium und das Serum-Albumin, speziell das Protein C. Eine bestehende Blutungsneigung bedarf also beim Fasten einer besonderen Aufmerksamkeit. Andererseits kann ein kurzfristiges Fasten der Thromboseprophylaxe vor Geburten und Operationen dienen (*54, 62, 67, Abb. 15 u. 16*).
Als *Transportmedium* ist das Blut durch

Überernährung schnell überfordert. Sehr bald muß das zuviel Aufgeladene an den Ufern des Blutstromes, den Gefäßendothelien und dem umgebenden Mesenchym, abgeladen werden. Dadurch wird der Stoff- und Gasaustausch behindert und die Thromboseneigung nimmt zu. Erst durch längeres Fasten werden im Blut wieder Transportkapazitäten frei, wovon zuerst einmal das Blut selbst profitiert.

Herz und Kreislauf

Die Verringerung des abdominellen, zirkulierenden und extrazellulären Flüssigkeitsvolumens im Fasten entlastet den Kreislauf unmittelbar, Pulsfrequenz und Blutdruck gehen deutlich zurück. Dadurch wird primär das Herz entlastet, seine Leistungsfähigkeit nimmt bei Fastenzeiten zwischen elf und 51 Tagen im allgemeinen zu, resümiert *Ritter* seine Untersuchungen an 22 Frauen und 20 Männern im Alter von 15 bis 61 Jah-

ren (*252*). Daß Schwankungen der allgemeinen Leistungsfähigkeit sowohl nach oben wie nach unten möglich sind, bewiesen die Untersuchungen von *Jungmann*. Bei elf Patienten wurden in 14 Fastentagen der Sauerstoffpuls (Sauerstoffverbrauch pro Minute dividiert durch die Pulsfrequenz), die Erholungspulssumme (alle Pulsschläge der ersten drei Minuten nach Beendigung der Belastung) und die maxi-

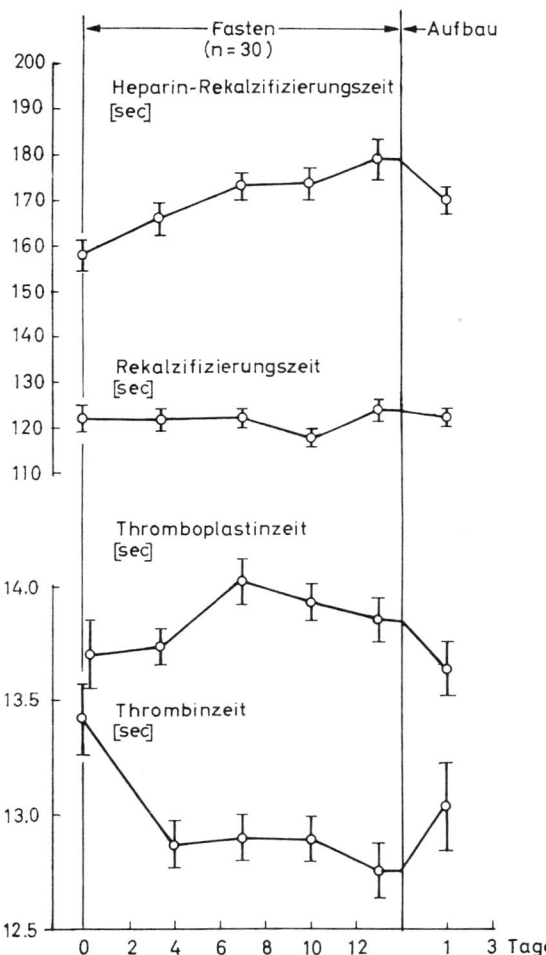

Abb. 16 Mittelwerte und Mittelwertstreuung der Heparin-Rekalzifizierungszeit, der Rekalzifizierungszeit nach *Howell*, der Thromboplastinzeit und der Thrombinzeit von 30 Patienten im Verlauf der Nahrungskarenz (aus: *Blümel, P. M., H. Jungmann*) (*14*)

male Sauerstoffaufnahme bei Ergometerarbeit bestimmt. Dabei war bis zum zehnten Fastentag ein geringer Rückgang, anschließend bis zum 14. Tag ein deutlicher Anstieg der körperlichen und kardialen Belastbarkeit ermittelt worden (*147*).

Daß man im Fasten auch beachtlich große Leistungen vollbringen kann, wurde von *Aly* und seinen zehn schwedischen Freunden bewiesen. Sie marschierten fastenderweise in zehn Tagen die 500 km lange Strecke von Göteborg nach Stockholm und nahmen dabei nur kalorisch leere Flüssig

keit wie Wasser zu sich (*1*). 1964 waren es 19 Männer aller Altersgruppen – übrigens alle Vegetarier –, die die gleiche Marschleistung ebenfalls in zehn Tagen erbrachten. Diesmal bekamen sie 0,41 Fruchtsaft täglich und wurden von *Carlsson* aus Stockholm wissenschaftlich überwacht (*36*). Alle Teilnehmer haben die Märsche gut und ohne Nachteile überstanden, obwohl sie keine routinierten Wanderer oder trainierte Sportler waren. Alle dabei erhobenen Stoffwechselanalysen waren im Normbereich geblieben, EKG und Kreislauffun tersuchungen waren nicht durchgeführt worden.

> Normalerweise muß der Faster seines Herzens wegen *nicht* geschont werden. Sportliche Hochleistungen sind jedoch die Ausnahme und sollen vom Untrainierten nicht erzwungen werden.

Die körperliche Belastbarkeit und kardiale Leistungsfähigkeit sind individuelle Größen, die jedem sein bestimmtes Maß zuschreiben. Wie ist es möglich, daß das Herz auch im Fasten zu solchen Leistungen fähig ist? Schon normalerweise vermag es bei Arbeitsbelastung in entsprechend ansteigendem Umfang Milchsäure mitzuverwerten. Die im Fasten zunehmende Verbrennung von Ketonen, aber auch von Fettsäuren anstelle der Glukose bereitet keinerlei Schwierigkeiten. Der Wirkungsgrad dieser neuen Brennmaterialien ist sogar noch günstiger. Das perikardiale Fettpolster hat nämlich unabhängig von anderen Fettgeweben die eigengesetzliche Funktion der unmittelbaren *Energie-Notfallversorgung* mit seinen für das Herz leichter brennbaren Fett- und Ketonsäuren (*75, 77, 173, 252, 277*).

Die im Fasten gelegentlich zu beobachtende Hyperventilation schon in Ruhe, aber auch bei Anstrengung, ist die Folge des zunehmenden O_2-Bedarfs bei steigender Fettverbrennung und der Kompensation des sauren Fastenmilieus durch vermehrte CO_2-Abatmung. Sie hat also nichts mit nachlassender Herzleistung zu tun. Unabhängig voneinander haben *Grote* (*102*) und *Jungmann* (*147*) eine Verkürzung der Systolendauer am Ende einer 14tägigen Fastenperiode gefunden und sie als positiv inotropen Effekt, vergleichbar der Digitalis- bzw. Strophantinwirkung gedeutet. Umgekehrt fanden *Mark* und *Flemming* bei sieben von neun übergewichtigen Frauen im Alter zwischen 16 und 50 Jahren bei längerem Fasten eine über die Frequenzabhängigkeit hinausgehende Verlängerung der Anspannungszeit (*209*). Als Ursache dieser unterschiedlichen Befunde sind, abgesehen von der Verschiedenheit des Patientengutes, auch die Begleitumstände des Fastens von Bedeutung. Die erste Gruppe fastete mit reichlich Flüssigkeits- und Mineralzufuhr bei aktiver Körperschulung, die zweite bei überwiegender Bettruhe und null Kalorien.

Die Verteilung des zirkulierenden Blutvolumens ändert sich während des Fastens in typischer Weise. Der Blutbedarf im Splanchnikusbereich geht auf ein Minimum zurück, und auch die Haut wird im Interesse verminderter Wärmeabstrahlung so sparsam wie möglich durchströmt. Wechselnde Größe der Durchblutung gibt es in Abhängigkeit von der hormonalen Steuerung und der individuellen Ausgangslage in den Nieren, gleichbleibend optimal versorgt werden im Fasten Gehirn, Herz, Lungen und Leber. Die Durchblutungsgröße der Muskulatur hängt auch im Fasten von der geforderten Arbeitsleistung ab.

Durch die Verringerung des zirkulierenden Blutvolumens kommt es auch zu einer Verkleinerung der Herzsilhouette im Fasten, die vor dem Röntgenschirm nachgewiesen werden kann (*160*). Bei angemessenem Konditionstraining läßt sich nicht nur eine Verkleinerung, sondern auch eine bessere Tonisierung vorher vergrößerter Herzsilhouetten finden wie bei den Patienten von *Kofler* (*Abb. 17–24*). Schon früher hat *Kienle* (*151*) mit phonographischen Untersuchungen bei herzinsuffizienten Patienten die Entleerung überfüllter venöser Blutdepots durch das Fasten mit steigendem Schlagvolumen und verbesserter Herzleistung nachgewiesen.

Die Verkleinerung der röntgenologischen Herzsilhouette im Fasten läßt sich aus drei Ursachen klären:

1. Mit der Verringerung des peripheren Gefäßwiderstandes und des zirkulierenden

Abb. 17 62jähriger Patient, Herzinsuffizienz und Beinödem bei essentieller Hypertonie; nach 21 Fastentagen Normalisierung des Blutdrucks, der Leistungsfähigkeit und Ausschwemmung der Ödeme, Wohlbefinden (aus: *Kofler, B.*) (*160*)

Abb. 18 70jähriger Patient, Untergewicht, Stenokardien, akzidentelle Herzrhythmusstörungen. Normokalorische vegetarische Vollwertdiät brachte eine wesentliche objektive Besserung der Leistung und subjektiv besseres Befinden. Die Gewichtsabnahme spielte hier keine Rolle, denn das Gewicht war konstant geblieben (aus: *Kofler, B.*) (*160*)

Blutvolumens verringert sich auch das Volumen der Herzkammern vor allem in den Bereichen, die vorher schon überdehnt, vergrößert, erweitert waren.

2. Der bedarfsgerechte Abbau perikardialer Fettsubstanz zur unmittelbaren Energie-Notfallversorgung des fastenden Herzens trägt dementsprechend zur Verkleinerung der röntgenologisch sichtbaren Herzsilhouette bei.

3. Auch die Verschmälerung – besonders der überdehnten und hypertrophierten Herzmuskelzellen trägt zum wohl geringsten Teil zu diesem röntgenologischen Effekt bei.

Darin findet die Verbesserung der kardialen Leistungsbreite durch therapeutisches Fasten eine weitere fundierte Begründung. *Elektrokardiographische Verlaufsbeobach-tungen* zeigen auch bei längerem Fasten bis über die vierte Woche hinaus keine pathologischen Abweichungen. Ganz selten sind einmal T-Inversionen (*284*) über der linken Brustwand ohne begleitende klinische Symptome zu beobachten. Ihre Ursache ist noch ungeklärt, meist bilden sie sich innerhalb von Tagen wieder zurück. Besserungstendenzen entsprechend dem klinischen Befund zeigen Senkungen der ST-Strecke und Rhythmusstörungen aller Art; offenbar wirkt sich die verbesserte O_2-Utilisation des Herzmuskels im Fasten auf Hypertrophieschäden und koronare Durchblutungsstörungen günstig aus. Von dem positiven Glukagon-Effekt auf das Herz war schon die Rede (*64, 259*).

Mit der Verkleinerung des Blutvolumens verringert sich der hydrostatische Druck

Abb. 19 68jährige herzgesunde Patientin mit schwerer Migräne fastete 18 Tage und wurde dabei beschwerdefrei. In der Herzsilhouette hat sich mit der Verkleinerung eine deutlich bessere Tonisierung ergeben (aus: *Kofler, B.*) (*160*)

Abb. 20 59jähriger Patient, schwere Angina pectoris nach Herzinfarkt, entsprechende EKG-Veränderungen. Nach vierwöchiger Behandlung mit 21 Fastentagen und Gewichtsabnahme von 9,5 kg konnte der Patient wieder zwei Stunden beschwerdefrei bergauf steigen. Evidente Tonussteigerung des linken Ventrikels mit Verringerung der Dilatation (aus: *Kofler, B.*) (*160*)

Abb. 21 50jährige Patientin wollte Gewicht abnehmen und entgiften ohne sonstige Beschwerden. Die Erweiterung der Silhouette in den Grenzbereich der Norm bildet sich nach 21 Fastentagen zurück, der Muskeltonus hat sich gebessert (aus: *Kofler, B.*) (*160*)

Abb. 22 56jähriger leptosomer Patient, periphere Durchblutungsstörung (Claudicatio intermittens), keine Herzsymptome. Nach 16 Fastentagen verminderte Herzmaße mit Rundung der Kammerbögen. Subjektiv guter Leistungszustand. Deutlicher Abbau des Fettbürzels an der Herzspitze (aus: *Kofler, B.*) (*160*)

Abb. 23 50jährige asthenische Patientin, chronische Obstipation, Schlafstörung, kein Übergewicht. Nach 21 Tagen Teefasten Herzschatten schlanker, taillierter, besser tonisiert. Allgemeine Leistungsfähigkeit wesentlich gesteigert (aus: *Kofler, B.*) (*160*)

Abb. 24 56jähriger Patient chronische Hypertonie. Nach 21 Fastentagen hat sich die Herzsilhouette durch Tiefertreten des Zwerchfells und Abbau des epi- und perikardialen Fettgewebes verkleinert, die aortale Konfiguration fast normalisiert und der Tonus gebessert (aus: *Kofler, B.*) (*160*)

vor allem im venösen Anteil der Gefäße und im Bereich der unteren Körperhälfte. Gleichzeitig vermindert sich dadurch der Strömungswiderstand in der Endstrombahn. Die damit verbundene Entquellung fördert generell den transkapillaren Stoff- und Gasaustausch. In den abhängigen Körperpartien verringert sich mit dem hydrostatischen Druck auch die Wandspannung. Damit können sich die elastischen Elemente erholen. Das betrifft vor allem den Bereich der Venae saphenae magnae et parvae, der Vena cava caudalis mit ihren Nebenästen im ganzen kleinen Becken sowie der Plexus venosi vertebrales interni lumbales et sacrales. Oft werden dabei auch latente Ödeme mit ausgeschwemmt. Die entstauende Wirkung des Fastens ist gerade in diesem Bereich so intensiv, daß in den ersten Tagen häufig ein starkes Unruhegefühl in den Beinen, verbunden mit schmerzhaftem Ziehen bis in den Beckenbereich, in die Hüft-Kreuzbein-Fugen und die untere Lendenwirbelsäule auftritt. Die Erleichterung des venös-lymphatischen Rückstroms beseitigt die venöse Hypostase mit der Tendenz zur hypotonen Regulationsstörung und erhöht gleichzeitig das kardiale Schlagvolumen und damit die Herzleistung.

Atmung

Auch die Atemvorgänge bleiben nicht unbeeinflußt, wenn die Nahrungsaufnahme für Tage oder Wochen unterbrochen wird. Darmfüllung, Verdauungssekret, sowie zirkulierendes Blut im Splanchnikusbereich und der Fettpannus der Bauchdecke summieren sich zu einem Gesamtvolumen von ca. 8 l, bei Übergewichtigen auch schon mehr als doppelt soviel. Das Gewicht dieser 8 l, also ca. 8 kg, hängt infolge des abdominellen Unterdrucks hauptsächlich am Zwerchfell. Bei jedem Atemzug muß nicht nur der Strömungswiderstand in den Luftwegen und der Deformationswiderstand des Brustkorbs überwunden, sondern auch das Gewicht des Bauches mitgeschleppt werden.

Mit der Entleerung des Darmtraktes und des gesamten Splanchnikusbereichs wird das *Zwerchfell direkt entlastet.* Schon wenn man nur ein paar Stunden lang nichts gegessen hat, wird der freiere Atem spürbar, noch viel deutlicher bei einem längeren Fasten. Die Vitalkapazität nimmt dementsprechend nach längerem Fasten meßbar zu. Pro Kilogramm Gewichtsabnahme erhöht sich die Vitalkapazität bei Männern um 52 cm³, bei Frauen um 50 cm³, pro Fastentag beträgt die Erhöhung der Vitalkapazität bei Männern 24 cm³, bei Frauen 20 cm³(*Tab. 2*).

Die Begünstigung der Atmung durch Fasten hängt direkt von der *Gewichtsabnahme* ab. Da die Gewichtsabnahme bei Männern pro Fastentag größer ist als bei Frauen, steigt der Zuwachs an Atemvolumen bei ihnen entsprechend schneller an. Sowohl bei der Adipositas wie beim Pickwick-Syndrom sind diese günstigen Auswirkungen einer Gewichtsabnahme am Abdomen auf die Atemtätigkeit besonders eindrucksvoll. Auch bei nicht übergewichtigen, schlanken Fastern nimmt die Vitalkapazität, wenn auch nicht so deutlich, zu. Neben der abdominellen Entlastung ist ursächlich auch an eine Abnahme der muskulären Wandspannung in Bronchiolen und Alveolen zu denken.

Aktives und passives Dehnen der Gelenkkapseln führt bekanntlich allein schon über bestimmte nervale Rezeptoren zur Steigerung der Atemtätigkeit. Wie schon gesagt, steigern der erhöhte Sauerstoffbedarf und die Notwendigkeit, die vermehrt anfallende Kohlensäure abzugeben, im Fasten die Atemtätigkeit. Jedwede Art der Bewegung, vor allem das Wandern in frischer Luft, erleichtert und intensiviert dieses Geschehen. Damit wird eine physiologische Zuordnung körperlicher Übung und Bewegung zum Fasten aufgezeigt. Ja, diese ist zur optimalen Sauerstoffversorgung noch weniger entbehrlich als sonst. Die Vorstellung, den Faster durch ausschließliche oder überwiegende Bettruhe schonen zu müssen, ist fehl am Platz. Dazu kommt, daß der Faster das Wandern, Schwimmen, gymnastische Übungen usw. als wohltuend und

Tabelle 2   Zunahme der Vitalkapazität (VK) nach Fasten bei 30 Frauen und 30 Männern

	Männer	Frauen	insgesamt (n = 60)
Mittlere Größe	174,5 cm	164,5 cm	169,5 cm
Mittleres Gewicht	90,4 kg	71,8 kg	81,1 kg
Übergewicht nach *Broca*	+ 20 %	+11 %	15,5 %
Fastendauer	16 Tage	15,4 Tage	15,7 Tage
Gewichtsabnahme insgesamt	7,6 kg	6,1 kg	6,8 kg
Gewichtsabnahme täglich	495 g	380 g	435 g
VK vor dem Fasten	3395 cm³	2700 cm³	3045 cm³
VK nach dem Fasten	3775 cm³	3020 cm³	3400 cm³
Zunahme der VK pro kg Gewichtsabnahme	53 cm³	50 cm³	51 cm³
Zunahme der VK pro Fastentag	24 cm³	20 cm³	22 cm³

belebend empfindet. Mit großer Wahrscheinlichkeit spielt die Ausscheidung bisher noch nicht meßbar gemachter gasförmiger Schlacken zusätzlich eine nicht unbedeutende Rolle.

Nicht nur in der Mundhöhle und dem Verdauungstrakt, auch im Nasen-Rachen-Raum und an der Bronchialschleimhaut entwickelt das Fasten die schon beschriebene schleimhautabschwellende sekretionsmindernde Wirkung. Das beschriebene *Trockenheitsgefühl* kann sich bis tief in die Luftröhre hinunter ausdehnen. An die reichliche *Flüssigkeitszufuhr* ist deshalb immer wieder zu erinnern.

Gewichtsabnahme

Über nichts wird heutzutage in Kreisen diätbeflissener Laien und Ärzte so ausdauernd und leidenschaftlich diskutiert wie über dieses Thema; also soll es auch ausführlich besprochen werden. Um es gleich vorwegzunehmen:

> Die Gewichtsabnahme unterliegt den physikalisch-chemischen Gesetzmäßigkeiten von der Erhaltung der Energie.

Die Gewichtsabnahme hängt direkt von der Strenge der Kostbeschränkung, der Dauer des Fastens, der körperlichen Arbeitsleistung und der dabei abgegebenen Wärmemenge ab. Sie ist im allgemeinen größer bei Jugendlichen in der anabolen Wachstumsphase, aber auch in der überwiegenden Katabolie hohen und höchsten Alters.

Konstitutionelle Unterschiede lassen sich zwischen schlankwüchsigen Leptosomen und rundwüchsigen Pyknikern erkennen, auch im Fasten (*Tab. 3*).

Das Verhältnis der Körpergröße – genauer gesagt der Körperoberfläche – zur gesamten Körpermasse spielt in der *Ökonomie des Wärmehaushaltes* eine bedeutende Rolle. Danach verliert ein Schlankwüchsiger vergleichsweise mehr Wärmeenergie als ein Rundwüchsiger. Der muskelkräftige Athletiker verfügt über ein größeres Kräftepotential als der Muskelschwache und Untrainierte. Durch den höheren Energieverbrauch der Muskulatur gegenüber dem Fettgewebe verbraucht der Muskulöse a priori mehr Brennstoff, ganz abgesehen von seiner größeren Beweglichkeit, Leistungsfähigkeit und Bewegungsfreude. Dagegen sind die Rundwüchsigen, vor allen

Tabelle 3 Energieverbrauch (Kalorienbedarf 1 kcal = 4,184 J) Männer (♂) haben einen höheren Energieverbrauch als Frauen (♀), die Gewichtsabnahme ist deshalb sowohl in Ruhe als auch bei der Arbeit bei den Männern höher als bei den Frauen (nach Geigy Tabellen 1977 (*302*))

Konstitution	Energieumsatz pro Minute	Energieumsatz pro Tag Ruhe	Arbeit leicht	mittel	schwer
schlank/groß	♂ 1,4 kcal	2016 kcal	2688 kcal	3360 kcal	4032 kcal
	♂♀ 1,2 kcal	1968 kcal	2624 kcal	3280 kcal	3936 kcal
normal/mittel	♂♀ 1,0 kcal	1440 kcal	1920 kcal	2400 kcal	2880 kcal
	♂♀ 0,8 kcal	1152 kcal	1536 kcal	1920 kcal	2304 kcal
dick/klein	♀ 0,4 kcal	864 kcal	1152 kcal	1440 kcal	1728 kcal

Dingen Übergewichtige, meist Ruhetypen und wenig beweglich. Frauen tendieren mehr zum rundwüchsigen Typ, Männer mehr zum muskelkräftigen Typ. Das gehört zu den grundsätzlichen geschlechtlichen Struktureigentümlichkeiten.

Testosteron, das männliche Sexualhormon, regt die Muskelbildung und Tonisierung an, wogegen das weibliche Sexualhormon, das Östrogen, die Fettbildung fördert. Auch die typische Fettverteilung ist hormonell bedingt: Bei Frauen findet sich der Ansatz im Becken-Oberschenkelbereich, beim Mann im Schulter-Nackenbereich und am Bauch. Überschneidungen kommen vor, d. h. Frauen mit virilem Fettansatz und Männer mit femininer Fettverteilung. Diese hormongesteuerten Fettdepots werden durch Nahrungskarenz weniger schnell angegriffen als die hormonneutralen an anderen Körperstellen. Frauen sind besonders oft unglücklich darüber, daß sie bei aller Kasteiung gerade da nicht abnehmen, wo sie es am dringendsten wünschen, am Reithosenspeck und am zu großen Busen. Noch ärgerlicher wird die Lage, wenn statt dessen Gesicht und Hals schrumpfen und Falten werfen. Darüber hinaus gibt es »Strukturfett«, das selbst bei extrem dystropher Katabolie und gar im Hungertod nicht abgebaut wird. Die Gewichtsabnahme ist eben nicht nur ein einfaches Bilanzproblem (s. S. 12, *Abb. 1*).

Ein weiterer Faktor in der Energiebilanzierung unseres Körpers wird gerne übersehen. Es gibt neben dem Depotfett noch energiereichere Speichersubstanzen, näm-

lich die Adenosinphosphate. Diese Superkraftstoffe, zu denen das ATP gehört, werden in den Muskelzellen, besonders in den Zellkernen gehortet. Offenbar setzt diese zusätzliche Speicherkapazität ein erweitertes Enzympotential voraus, womit bevorzugt Pykniker ausgestattet sind (*277, 282*).

Allen Fastenärzten ist die Erfahrung geläufig, daß mit der Dauer des Fastens die durchschnittliche tägliche Gewichtsabnahme in Korrelation mit dem immer sparsamer werdenden Grundumsatz ebenfalls kleiner wird (*Tab. 4*).

Auch bei der Unterfunktion der Schilddrüse wird die Gewichtsabnahme geringer (*159*). Mit der Substitutionstherapie durch Schilddrüsenhormone sollte man äußerst zurückhaltend sein und der Anregung der Eigenfunktion durch das Fasten, eventuell unter Zugabe therapeutischer Joddosen, eine Chance geben. Schilddrüsenhormone zur Steigerung der Gewichtsabnahme werden immer wieder empfohlen und verordnet (*23*). Um eine Wirkung zu sehen, müßte man bis in den thyreotoxischen Bereich hinein therapieren und unangenehme Begleiterscheinungen in Kauf nehmen. Das läßt sich ärztlich nicht vertreten (*174*).

Auch mit der Zugabe von Wachstumshormonen ist die Gewichtsabnahme nicht wesentlich zu steigern oder zu beschleunigen. Dasselbe gilt für die Plazenta-Extrakte. Letztere haben gegebenenfalls eine gute Wirkung auf das Allgemeinbefinden.

Die beste Zusatztherapie ist immer noch die individuell angemessene körperliche Bewegung durch Wandern, Sport und

Tabelle 4　Im Verlauf des Fastens absinkende Wärmeproduktion in kcal/kg Körpergewicht (nach *Grafe, E.* (*99*))

Fasten-Tag	1	2	3	4	5	6	7–8	9–10	15–16	18–19	22–23	25	30–31	42
kcal/kg Körpergewicht	30,2	31,5	30,0	29,0	28,2	27,2	25,2	25,7	23,6	23,2	20,5	22,3	19,6	17,0

Spiel. Kneippsche Anwendung und Saunen eignen sich hervorragend zur Anregung und Schulung der Wärmeregulation, können jedoch auch bei häufiger Wiederholung weder die Lipolyse noch die Gewichtsabnahme beschleunigen. Ihre Bedeutung liegt außerdem in der Anregung der Ausscheidung über Schweiß und Talgdrüsen sowie der Verbesserung der Hautdurchblutung (263).

Immer wieder hört man Patienten empört melden: Strenge ich mich an und bewege mich viel, bleibt mein Gewicht stehen, bleibe ich faul im Bett, nehme ich ab, was soll ich nun eigentlich tun? Solche Fälle gibt es wirklich. Die dahinterstehenden sich gleichsinnig potenzierenden Ursachen sollen kurz erläutert werden. Bei jeder Muskelarbeit treten unter Energiefreisetzung Kaliumionen aus dem Zellinnern in den Extrazellulärraum über, um vorübergehend durch Natrium- und Wasserstoffionen ersetzt zu werden nach folgender Gleichung:

$$\text{extrazellulär } Na^+ \, Na^+ \, H^+ \rightleftharpoons K^+ \, K^+ \, K^+ \text{ intrazellulär}$$

semipermeable Membran

Da Natrium eine größere Wasserbindungskapazität hat, wird das Zellinnere wasserreicher, also schwerer. Der Rückaustausch dieser Ionen ist ein energiebedürftiger Stoffwechselprozeß. Er kann sich aus verschiedenen Gründen verzögern.

● Vorbestehender Kaliummangel, z. B. durch Laxanzien, Diuretika, Diarrhö.

● Verstärkte Ausschüttung von Wachstumshormonen in der zweiten Fastenhälfte mit verstärkter intrazellulärer Natriumretention.

● Der sekundäre, durch ungenügend ersetzten Flüssigkeitsverlust ausgelöste Aldosteronismus steigert die Kaliumausfuhr renal und begünstigt die Natriumretention intrazellulär.

● Östrogenbedingte Steigerung der Kaliumausfuhr renal, meist prämenstruell oder präklimakterisch.

● Semipermeable Potenzschwäche der Muskelzellwand, z. B. bei Hyalinose.

● Die allgemeine Fastenazidose erleichtert den Kaliumverlust renal, ungenügende Kaliumsubstitution.

● Ungenügende Sauerstoff- und Brennstoffversorgung der Muskelzelle verzögert den energiebedürftigen Kaliumrücktransport in die Zelle (bei Gefäßsklerose, Kapillarhyalinose, mangelhaftem Trainingszustand).

Es liegt also eine gestörte Natrium-Kalium-Bilanz vor. Die Frage heißt also nicht: »körperlich aktiv sein oder ruhen?« Beides ist in angemessener Weise richtig. Wichtig ist die notwendige Kaliumsubstitution, auch wenn sie nicht sofort, von heute auf morgen, die Bilanzstörung auszugleichen vermag.

Bei allen Unterschieden des Patientengutes und der Fastenmethoden kommen wir zu folgenden Resultaten (Tab. 5, 6 und 7): Männer nehmen im Durchschnitt mehr ab als Frauen, Arbeitende mehr als Ruhende. Die Zugabe von Kohlenhydraten in Form von Obst- und Gemüsesäften bzw. -brühen sowie einer kleinen Menge Honig in der Größenordnung von ca. 200 kcal täglich (nach Buchinger) hat bei Frauen die Verringerung der Gewichtsabnahme von ca. 40 g täglich, bei Männern von ca. 50 g täglich bei durchschnittlich 21 Fastentagen zur Folge. Bei den schwer arbeitenden Fastenmarschierern in Schweden reduzierte die Zugabe von 0,4 l Obstsaft täglich die Gewichtsabnahme um 100 g täglich bei insgesamt zehn Fastentagen.

Tabelle 5   Durchschnittliche tägliche Gewichtsabnahme im Fasten (Ft. = Fastentage)

Autor	kcal/Tag	Frauen adipös	Männer adipös	Männer normal	Männer i. Marsch	Gesamt durch- schnitt	Patienten- zahl
Mark 1955	250/21					440 g	68
Fahrner 1963	200/21	448 g 6 Pat.	495 g 9 Pat.			476 g	15
Lützner 1969	200/14	350 g 55 Pat.	450 g 61 Pat.			402 g	116
Ritter 1981 (11–51 Ft.)	200/21	358 g 20 Pat.	560 g 22 Pat.			464 g	42
Ditschuneit 1970 (32–42 Ft.)	0/39	385 g 66 Pat.	460 g 22 Pat.			403 g	88
Laube 1972 (11–85 Ft.)	0/30	395 g 117 Pat.	575 g 50 Pat.			448 g	167
Petzold 1975 (11–109 Ft.)	0/30	394 g 34 Pat.	448 g 16 Pat.			407 g	50
Kling 1978 (13–22 Ft.)	0/20	471 g 20 Pat.					20
Aly 1954	0/10				900 g		10
Aly 1964	200/10				690 g		19
Palmblad 1976	0/11			582 g			12

Tabelle 6   Im Gesamtdurchschnitt nehmen Frauen weniger ab als Männer; mit 200 kcal täglich geht die Gewichtsabnahme gegenüber einem Null-Kalorien-Fasten bei Frauen um ca. 40 g täglich, bei Männern um ca. 50 g täglich zurück (Ft. = Fastentage)

kcal.	Frauen adipös	n	Ft.	Männer adipös	n	Ft.	Männer normal	n	Ft.	Männer i. Marsch	n	Ft.
0	397 g	237	24	522 g	88	24	580 g	12	11	900 g	11	10
200	359 g	81	18	469 g	92	18				690 g	19	10

Statistische Vergleiche zwischen dem Null-Kalorien-Fasten und dem kombinierten Eiweiß-Kohlenhydrat-Fett-Fasten mit ca. 240 kcal verringern in jeweils 28 Fastentagen die Gewichtsabnahme bei Frauen um 1,7 kg, bei Männern um 2,0 kg. Auf den Tagesdurchschnitt umgerechnet bedeutet dies eine Verringerung um 60 g täglich bei Frauen und um 70 g täglich bei Männern. Schon auf kleine Kalorienzugaben reagiert der fastende Organismus also empfindlich mit einer abgestuften Verringerung der Gewichtsabnahme. Subjektiv wird das Fasten jedoch dadurch erleichtert und die Leistungsfähigkeit und Bewegungsfreudigkeit erhöht (*26, 27, 48, 49*).

Sowohl Eiweiß- wie Kohlenhydratkalorien bremsen die Glukoneogenese und schonen damit die körpereigenen Eiweißreserven. Den Vorzug verdient die Eiweißzugabe dann, wenn mit einem Hyperinsulinismus gerechnet werden muß, der auch durch

Tabelle 7   Mittlere tägliche Gewichtsabnahme und Fastendauer, a) nach *Hartmann* u. *Schmid* (*114*), b) nach *Lindner* (*185*)

Tage	a) Gramm/Tag	n	b) Gramm/Tag	n
3– 7	850	7	600	3
8–14	570	32	360	11
15–21	580	18	400	35
22–28	500	7	340	30
29–35	435	2	320	6
36–42	470	2	330	3
42	370	3		

kleine Glukosegaben wieder stimuliert werden kann. Das hochwertige Milcheiweiß liefert dem fastenden Organismus die wichtigen essentiellen Aminosäuren, die er für den regenerierenden Umbaustoffwechsel braucht, der mehrfach größer ist, als es in der N-Bilanz zum Ausdruck kommt. Es dient also selbst im Fasten, durch Austausch alter durch neue Substanzen, auch der Organerneuerung (*48, 49*).

Deshalb ist generell bei älteren und ganz jungen Menschen, bei Organgeschädigten, Infektanfälligen und seelisch Belasteten eine *Eiweiß- und Kohlenhydratkombination* in flüssiger Form von ca. 200–500 kcal dem reinen KH-Fasten vorzuziehen. Ich gebe der Buttermilch, den Getreideschleimen, Obst- und Gemüsesäften bzw. -Brühen gegenüber konserviertem Mischpulver den Vorzug.

Diese Zugaben erweitern den Aktionsradius wie die Übungsfähigkeit, gestatten – wenn erforderlich – eine längere Fastenzeit und erleichtern den Fastenverlauf sowohl leiblich wie seelisch (*85*).

Schlaf

Auch wer Schwierigkeiten mit dem Schlaf nicht kennt, wird bemerken, daß sich meist nicht sofort, sondern erst im Laufe des Fastens etwas ändert. Ein verzögertes Einschlafen oder früheres morgendliches Erwachen ist typisch, aber durchaus nicht jede Nacht gleich. Nach zwei oder drei kurzen und unruhigen Nächten kann ein längerer und tieferer Schlaf folgen, nach dem man wie neugeboren erwacht. Auch ein Zweierrhythmus kann sich einstellen: die eine Nacht schlechter, die andere besser.

Bei älteren Menschen ist das Erwachen nach Mitternacht für ein bis zwei Stunden an sich schon keine Seltenheit; das kann jetzt im Fasten öfter und länger auftreten.

Diese Änderung des Schlafverhaltens ist stoffwechselbedingt (*170*). Der physiologische nächtliche Blutzuckerabfall stellt mit dem Anstieg saurer Elemente im Blut, der Fettsäuren, der Brenztraubensäure, der Ketosäuren und vor allen Dingen der Harnsäure die Hauptursache der Änderung des Schlafverhaltens dar. Besonders der Blutzuckerabfall und der Brenztraubensäureanstieg haben eine sympathikomimetische Allgemeinwirkung (*280*). Diese hat einen Anstieg von Noradrenalin und einen Abfall von Serotonin im Serum zur Folge. Sinkende Serotoninkonzentrationen im Serum bremsen bzw. verhindern das Absinken in tiefere trophotrope Schlafphasen, Noradrenalin regt das Traumdenken an (*233*). Dennoch leidet die Erholung nicht darunter, bedeutet doch die Umschaltung auf die innere Ernährung im Fasten an sich schon eine enorme Energieeinsparung (*Abbildung a und b*).

Das Problem liegt in der *psychologischen Bewältigung* ungewohnter Wachphasen und lebhafter oder gar stürmischer Träume. Die meisten können aus der Not eine Tugend machen und benützen die Gelegenheit, anderen als Alltagsgedanken und ihrer Fantasie freien Lauf zu lassen. Nicht selten melden sich so aus der Verdrängung wichtige Erkenntnisse zu Wort oder tauchen ganz neue Ideen auf und bringen Problemlösungen, nach denen man vorher lange vergeblich gesucht hatte. Natürlich läßt sich eine solche Zeitspanne des Wachseins auch mit Lesen etwa heiterer Kurzgeschichten (*W. Busch, E. Roth, E.*

Kishon) bis zum Wiedereinschlafen überbrücken.

Noch immer, und vielleicht mehr denn je, ist der Rat des *Matthias Claudius* aktuell: »und wer nicht schlafen kann, der bete«, einen Psalm, ein Christuswort, Verse von *Paul Gerhardt* oder *Tersteegen*, aus der Bhagawadgita oder dem Koran. Die Aufnahmebereitschaft ist jetzt besonders groß. Auch mit einem *kurzen autogenen Training* von fünf bis sieben Minuten bietet sich die Möglichkeit, den Anschluß an die nächste Schlafphase schneller zu finden.

Nicht wenige aber vertragen dieses Ausgeliefertsein an eine untätige Stille, an die eigenen bohrenden Gedanken und Probleme schlecht. Ihnen strömen keine beglückenden Ideen zu, sie werden im Gegenteil immer unmutiger, gereizter und ängstlicher. Man sehnt sich geradezu nach der Bewußtlosigkeit tiefen Schlafes. Hier würde das au-

Abb. 25a   Normale Tag-Nacht-Rhythmik

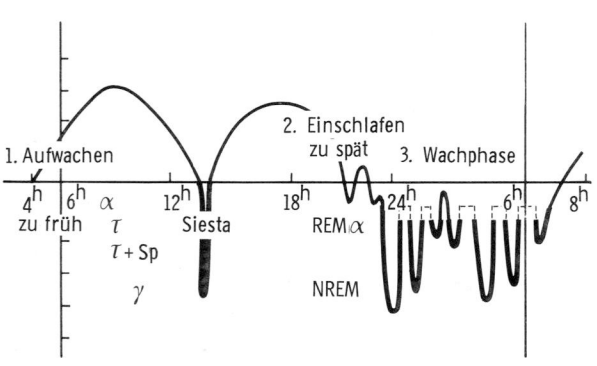

Abb. 25b   Störanfälligkeit des Schlafes im Fasten;
a früheres Erwachen,
b späteres Einschlafen,
c Wachphasen
Sp = Spikes

togene Training oder Lesen die Spannung eher erhöhen.

Also müssen andere Mittel herhalten: ein Schluck kalten Mineralwassers oder heißen Kräutertees; die kalte Waschung oder der kalte Guß der Beine vor dem Schlafengehen oder während der Nacht. Bevor man zu Medikamenten greift, sollte man ein Glas warme Magermilch oder kühle Buttermilch, ungeachtet ihrer Kalorien, verordnen, ein altes Hausmittel. Wie bekannt, wird der *Tryptophangehalt* der Milch für den Serotoninaufbau benötigt.

Nicht wenige Patienten sind an die regelmäßige Einnahme von Sedativa, Psychopharmaka und Narkotika gewöhnt, die im Laufe der Zeit zu einer regelrechten Gemütsstarre führen können. Der Nachteil der Nebenwirkungen überwiegt oft den angestrebten Nutzen bei weitem. Als besonders nachteilig wird die Unterdrückung der Traumphasen durch diese Medikamente beschrieben. Die Schwierigkeit, davon loszukommen, ist nicht gering. Doch bietet sich im Fasten immer noch die beste Gelegenheit dazu. Dann kommen wir mit den einfachen beschriebenen Schlafhilfen nicht mehr aus, und die Verordnung von Pflanzenextrakten (Valeriana, Eschholtzia, Humulus lupulus) und Homöopathika (Coffea, Ambra, Zincum valerianicum) bietet sich als nächster Schritt an.

Macht man den Patienten klar, daß die Entwöhnung von Schlafmitteln die Stoffwechselarbeit begünstigen, so sind sie meistens genügend motiviert, darauf zu verzichten und auch anfängliche Schwierigkeiten in Kauf zu nehmen. Meist hat sich nach zwei bis drei Tagen ein ausreichender Schlafrhythmus wieder eingependelt.

Die Bedeutung allnächtlich wiederholten Träumens für die seelische Erholung während der Nachtruhe ist erst in den letzten beiden Jahrzehnten genauer erkannt worden. *Sigmund Freud* nannte den Traum den Hüter des Schlafes, *Paul Bjerre* bezeichnete ihn als den Heilungsweg der Seele.

Die beiden wichtigsten Aufgaben des allnächtlichen Träumens sind das *Vergessen unbedeutender Tageseindrücke* und die *Auflösung emotionaler Spannungen*. Unser Gedächtnis und unser Selbstbewußtsein brauchen diesen Ausgleich wie das tägliche Brot, sie werden dadurch immer wieder aufgefrischt und aufgerichtet.

Die häufigen, meist eindrucksvollen Träume im Fasten sprechen eine Sprache für sich. Wie im Leiblichen Aufräumungsarbeiten geleistet werden, so geschieht es auch im Seelisch-Geistigen. Hier eröffnet das Fasten dem Traumgedanken den Zugang zu einem erweiterten, intellektuell nicht reflektierten Bewußtsein in der tiefsten Tiefe unserer Seele. Ganz neue Kategorien von Traumgedanken aus anderen transzendenten Bereichen können einströmen und uns bewußt werden. Dieser Zugang öffnet sich nur ausnahmsweise, wie z. B. im Fasten, oder wenn wir in großer seelischer Not innerlich um Hilfe rufen, mit ganzer Kraft um die Lösung eines existentiellen oder wissenschaftlichen Problems ringen.

Von dem deutschen Chemiker *Kekule* wird berichtet, daß ihm die langgesuchte Formel des Benzols im Schlaf eingefallen sei. Ihm träumte von einer Schlange, die sich in den Schwanz biß, und dabei kam ihm die Erleuchtung: die Ringstruktur des Benzols.

Hier sind die Grenzen zur Hellsichtigkeit über Zeit und Raum fließend. Alle Weisheitsbücher der Menschheit, vor allem die Bibel, berichten eine Fülle prophetischer Träume. Gewiß hat jedermann die Anlage, aber die Begabung ist, wie auf allen Gebieten, unterschiedlich groß. Wie alle Anlagen läßt sie sich durch Üben steigern, und das Fasten bietet die beste Gelegenheit dazu.

All dies trägt mit zu einer gehobenen, fast euphorischen Stimmung, dem Gefühl der Leichtigkeit und des Getragenseins bei, das jedes längere Fasten begleitet. Die Distanz von den alltäglichen Pflichten und Sorgen, vom gewohnten Milieu und vor allem die

Möglichkeit, ganz für sich allein zu sein, sind wichtige Voraussetzungen dafür. Ein Argument mehr, zum Fasten weg von allen Verpflichtungen in die Abgeschiedenheit zu gehen, um innere Einkehr zu halten. Was wir im Getriebe des Alltags so oft aus den Augen verlieren, die Bestimmung unseres Lebens, sie kann dem Geöffneten als beglückende Einsicht wieder zuteil werden. Nicht jedem und nicht gleich beim ersten Mal wird sich das Fasten zu solch einem Erlebnis steigern lassen. Aber von Mal zu Mal gestaltet es sich neu und wird immer bewußter als unentbehrlicher Ordnungsprozeß für Leib und Seele erlebt. Was an Kraft und Hilfen daraus empfangen wird, wirkt sich aus und wird weitergegeben an die Umgebung, die Familie, die Mitarbeiter, die Kollegen.

Somato-psychische Wirkung des Fastens

Die Forschungsergebnisse der modernen Psychopharmakologie (*Harrer, Kielholz* und *Pöldinger, Selbach* u. a.) haben neue Einblicke in den Zusammenhang unserer seelischen Befindlichkeit mit neurohormonalen Steuerungsvorgängen ermöglicht. Den biogenen Aminen Adrenalin, Noradrenalin und Serotonin kommt dabei die größte Bedeutung zu. Die wichtigsten Psychopharmaka haben ihren Angriffspunkt an einem dieser biogenen Amine.

Das die akute Notfallsituation beherrschende Adrenalin bewirkt nervöse Unruhe, gespannte Erwartung bis hin zur ängstlichen Verkrampfung und aggressiven Hyperdynamik. Umgekehrt bewirkt der Abbau des Serum-Adrenalins eine allgemeine Reizabschirmung, Entspannung und Beruhigung.

Dagegen ist Noradrenalin für die Bewältigung der alltäglichen kleineren und mittleren Anforderungen zuständig. Der Noradrenalinspiegel im Serum ist nicht so großen Schwankungen unterworfen wie der des Adrenalins. Sein Anstieg im Serum hat eine zentral stimulierende stimmungsaufhellende Wirkung, der Abfall das Gegenteil.

Über die Wirkung des Serotonins ist vergleichsweise viel weniger bekannt. Die Anreicherung des Serotonins im Gehirn während der Nacht ist die Voraussetzung für die Tiefschlafphasen. Es wurde deshalb auch als Somnotonin bezeichnet. Traumphasen werden jeweils vom Noradrenalin ausgelöst.

Übertragen wir diese Erkenntnisse auf die Fastensituation, so wird doch manches klarer. Die ängstliche Erwartung, nervöse Spannung oder aggressive Unruhe bei der Anreise oder in den ersten Fastentagen hängt mit einer vermehrten Adrenalinausschüttung zusammen, die danach mehr oder weniger schnell in den unteren Bereich der Norm absinkt.

Durch den Blutzuckerabfall in den unteren Grenzbereich der Norm und den Anstieg der Brenztraubensäure und Harnsäure im Serum während des Fastens wird die Serotoninbildung und Anreicherung im Gehirn behindert. Dadurch werden die Tiefschlafphasen abgekürzt. Durch die gleichen Stoffwechselvorgänge wird nachts vermehrt Noradrenalin ausgeschieden und dadurch die Traumtätigkeit in der bekannten Weise sehr belebt. Wie schon beschrieben, kommt es im Fasten gelegentlich zu Durchschlafstörungen, wobei die Stimmung aber eher euphorisch und gehoben bleibt. Auch das ist wiederum als eine Wirkung des Noradrenalins inzwischen bekannt geworden.

Vom Fasten ist ja immer schon eine stimmungsaufhellende, allgemein entspannende, aggressions- und krampflösende, beruhigende Wirkung bekannt gewesen. Jetzt wird ersichtlich, daß die neurohormonale Umschaltung im Fasten genau an denselben Punkten ansetzt wie die moderne Psychopharmakotherapie.

So erweist sich zuletzt das Fasten auch als ein natürliches *Breitbandpsychotherapeutikum*, es ist nämlich angst- und spannungslösend und stimmungsaufhellend zugleich.

Störungen und Krisen im Fasten

Schwankungen in unserem allgemeinen Befinden, z. B. tageszeitlich, jahreszeitlich, meteorologisch oder milieubedingt sind die Regel, und sie werden von den meisten gar nicht registriert. Das Fasten prononciert solche Schwankungen, wodurch sie stärker ins Bewußtsein rücken. Seelische Faktoren spielen hierbei eine nicht geringe Rolle, was bei einem zu Beginn noch unsicheren und manchmal auch ängstlichen Erstfaster eine erhöhte Selbstbeobachtung auslöst.

Davon heben sich deutlich jene Funktionsstörungen des Fastenverlaufs ab, die mit der Umstellung auf innere Ernährung und innere Verdauung zusammenhängen. Ihre Kenntnis ist notwendig, weil der Faster Aufklärung über deren Ursache erwarten darf und Zuspruch braucht.

Darüber hinaus sind kritische Ereignisse im Fastenverlauf zu unterscheiden, die auf vorbestehenden Funktionsstörungen, Organveränderungen, Alterserscheinungen oder Krankheiten beruhen.

Die Beurteilung der Symptome ist durch ihre unterschiedliche Genese und Wertigkeit erschwert. Funktionsstörungen können sich, wenn sie unbeachtet bleiben, zur Krise entwickeln; sie erfordern deshalb die sofortige korrektive Maßnahme.

> Jede Krise sollte Anlaß zu erneuter Überprüfung und Erweiterung der Diagnostik und etwaiger Korrektur der therapeutischen Gesamtkonzeption sein.

Fastenstörungen

Kopfschmerzen

Bei etwa 30 % unserer Faster treten schon am Abend des einleitenden Obsttages, spätestens am anderen Morgen oder aber nach Einnahme des Glaubersalzes Kopfschmerzen auf, auch bei Menschen, die sonst nie daran leiden. Deren Qualität und Lokalisation ist sehr variabel und meist nur ungenau definierbar. Sie klingen meist nach einigen Stunden wieder ab und brauchen dann keine Behandlung. Im Bedarfsfall helfen Medikamente wie Gelsemium D4, Spigelia D6 oder Belladonna D4 (*27, 29, 74, 75*).

Schwindelgefühle

Speziell in den ersten drei bis vier Tagen können durch die Umstellung der Kreislaufregulationsvorgänge auch bisher unbekannte Schwindelgefühle auftreten, besonders beim raschen Aufrichten oder beim Hinlegen. Dabei sind die Blutdruckwerte meist normal, lediglich die Geschwindigkeit der Anpassungsvorgänge ist verzögert. Hilfreich sind deshalb kalte Gesichtsgüsse und Trockenbürstungen morgens und mittags gleich nach dem Aufstehen (*27, 75, 124*).

Hungergefühle

Im gleichen Zeitraum der ersten drei Fastentage werden von den meisten Patienten Hungergefühle, bevorzugt nachmittags oder abends vor dem Einschlafen, angegeben. Sie halten meist nicht lange an, lassen sich durch das Trinken von Kräutertees oder Wasser überbrücken oder durch eine ablenkende Tätigkeit vergessen. Mit Abschluß der vegetativen Umschaltung und der Darmentleerung treten sie im weiteren Fastenverlauf so gut wie gar nicht mehr auf. Persistierende Hungergefühle sind verdächtig auf einen ungenügend entleerten Enddarm und daher Anlaß zu entsprechenden Reinigungsmaßnahmen (27, 75, 195).

Unruhige Beine (Restless legs)
Gleich zu Fastenbeginn oder erst am Ende der ersten Woche werden etwa 10 % der Faster durch ein lästiges Unruhegefühl in den Beinen heimgesucht, das nachts und im Liegen auftritt. Die probaten Gegenmaßnahmen sind wechselwarme oder kalte Schenkelgüsse bzw. Waschungen vor den Ruhezeiten sowie reichliche Flüssigkeitszufuhr. Auch diese Erscheinungen klingen meist nach zwei bis drei Tagen ab (75, 189).

Wadenkrämpfe
Nicht selten sind mit unruhigen Beinen Wadenkrämpfe verbunden; diese treten aber auch isoliert auf. Sie hängen mit den Mineralverschiebungen der ersten Tage zusammen und klingen meist rasch ab, doch sollten sie immer Anlaß zur Überprüfung des Mineralhaushaltes geben. Dabei äußert sich der Mangel an Natrium, Kalium, Magnesium, Kalzium und Kupfer in etwa der gleichen Weise (75, 124, 189).

Herzklopfen
Am Ende der ersten und zu Beginn der zweiten Woche erwartet eine neue Überraschung etwa 20 % der Faster; sie spüren das klopfende Herz meist nachts und beim Linksliegen. Dabei ist die Frequenz in der Regel nicht beschleunigt, die Intensität jedoch stark, so daß dadurch Angstgefühle ausgelöst werden. Seltener ist gleichzeitig auch die Frequenz beschleunigt, etwa bei vegetativ-nervösen Patienten. Bei älteren Patienten können auch gelegentlich Extrasystolien dazukommen. Soweit sie sich erfassen lassen, sind sie überwiegend vom Sinus her ausgelöst. Auslösende Ursache sind die sauren Stoffwechselprodukte, die in

dieser Zeit im Blut vermehrt auftreten, vor allen Dingen die Harnsäure. Im weiteren Fastenverlauf verschwinden diese Symptome dann meist spontan; sie sprechen gut auf Gaben von Crataegusextrakten und Magnesium und Kalium an (28, 63, 71, 74, 79).

Schluckschmerzen und trockener Mund
Diese sind die Folgen der Flüssigkeits- und Mineralausscheidung. Die Speichelsekretion kann so stark eingeschränkt werden, daß ein sekundärer Schwellungs- und Reizzustand der Speicheldrüsen, speziell der Parotis als homöostatische Parotitis, seltener auch der Submandibularis- und Sublingualisdrüsen auftreten kann. Dafür hat *Flusser* (89) eine plausible Erklärung gefunden. Der Kaliumgehalt des Mundspeichels beträgt 20 mval/l und ist damit fünfmal höher als der des Blutserums mit ca. 4 mval/l. Darin unterscheidet sich der Speichel von allen anderen Drüsensekreten und Körperflüssigkeiten; sein Kaliumgehalt kommt an jenen der Zellflüssigkeit heran. Deshalb enthalten 1 000 ml Mundspeichel, die minimale Tagesproduktion, mehr Kalium als die gesamte Plasmamenge (3 500 ml). Die Unterbrechung der Speichelproduktion kann also in 24 Stunden etwa ein Drittel der zirkulierenden Blutflüssigkeit und mehr Kalium, als im gesamten Blutplasma enthalten ist, einsparen. Im Versiegen des Speichelflusses ist daher ein *Sparmechanismus* nicht nur für den Wasserhaushalt, sondern ebensosehr für den Kaliumhaushalt zu sehen (27, 75).

Schweißfriesel
Die Trockenlegung der Schleimhäute betrifft auch die Schweißdrüsen und ihre Ausführungskanäle. Die davon am meisten betroffenen Hautregionen zeigen einen roten Hof um die Schweißdrüsenausgänge durch vermehrte Kapillarfüllung. Der Hof läßt sich mit Glasspatel wegdrücken. Es entstehen dabei weder Schmerz noch Juckreiz.

Die befallenen Hautregionen sind individuell sehr verschieden. Sie können die Schweißrinnen der Brust und des Rückens betreffen, aber auch die Nabelgegend, die Oberschenkel und den Rückenbereich. Sobald das Fasten unterbrochen wird, klingen die Erscheinungen wieder ab. Meistens wird zuwenig Flüssigkeit aufgenommen. Reichliche Flüssigkeitszufuhr ist sinnvoll, eine weitere Behandlung nicht erforderlich (75).

Haarausfall

Verstärkter Haarausfall wird in seltenen Fällen zwei bis drei Wochen nach einer Fastenzeit beobachtet und betrifft bevorzugt Frauen jenseits des 40. Lebensjahres. Durch Zugabe von Kalzium, Magnesium, B-Vitaminen und Cysteinkonzentraten läßt er sich abschwächen oder ganz verhindern. Die Haare wachsen nach einigen Wochen, spätestens Monaten wieder vollständig nach (75, 105).

Akkommodationsschwäche der Augen

Im Verlauf der dritten Woche fällt vielen Fastern auf, daß ihre Sehleistung beim Lesen nachläßt. Nicht selten verlangen sie eine Überweisung zum Augenarzt, um sich eine neue Lesebrille verschreiben zu lassen. Das wäre allerdings ein Fehler, denn die Sehleistung bildet sich in kurzer Zeit nach dem Fasten wieder voll zurück, ja wird sogar besser, als sie vorher war. Die nachlassende Akkommodation beim Fasten hängt mit der Verringerung des Augeninnendrucks im Fasten und einer damit verbundenen Änderung des Krümmungsradius der Linse zusammen. Wahrscheinlich ist auch der Tonus des Musculus ciliaris reduziert und dadurch die Akkommodationsleistung verringert. Im Nachfasten holt der gesamte Gewebsturgor wieder auf und der Muskeltonus nimmt zu. Bessere Sehleistung spricht dafür, daß sich auch das optische System während des Fastens erholt hat (75).

Ikterische Verfärbung der Skleren

Im Fasten ist ein Anstieg des Serum-Bilirubins und damit eine mehr oder weniger deutliche ikterische Verfärbung der Skleren physiologisch. Sie hängt mit dem gesteigerten Hämoglobinumsatz zusammen und erreicht ihren Höhepunkt meistens am Ende der zweiten Woche. Gelegentlich ist damit eine gewisse allgemeine Müdigkeit, Lustlosigkeit und Antriebslosigkeit verbunden, die in zwei bis drei Tagen wieder abgeklungen ist. Eine besondere Behandlung ist nicht erforderlich (75, 176, 192, 193).

Schlafstörungen

Während des ganzen Fastenverlaufes können in individueller Weise Einschlaf- oder Durchschlafstörungen auftreten. Sie sind in dem Abschnitt »Der Schlaf« eingehend beschrieben worden (27, 75, 189).

Erhöhte Atemfrequenz und spontanes Tiefatmen

Bei Übergewichtigen ist häufig eine mehr oder weniger ausgeprägte respiratorische Insuffizienz bei Belastung – seltener auch in Ruhe – zu beobachten, die schon vor dem Fasten bestanden hat und zumeist mit einem Zwerchfellhochstand und/oder einer beginnenden Linksherzinsuffizienz zusammenhängt. Diese Art der Kurzatmigkeit ist hier *nicht* gemeint.
Es gibt eine fastenspezifische, stoffwechselabhängige Intensivierung der Atmung, die den Betroffenen als ungewohnt auffällt und nach dem Fasten schon im Aufbau wieder verschwindet (s. S. 47–49). Sie wird subjektiv als vermehrte Atmung auch bei kleineren Anstrengungen sowie einem ausgesprochenen Frischluftbedürfnis erlebt. Auch kommt es öfters zu einem spontanen tieferen Atemzug oder auch Seufzeratmen.
Da sich diese Symptome häufig durch Zugabe von Mineral-Kombinationen (Kalium, Kalzium, Magnesium) bessern lassen, liegt die Annahme einer respiratorischen

Kompensation der Fastenazidose nahe. Ein vorweg bestehender Mangel an solchen Alkali-Mineralien ist wohl die Grundursache dieser Phänomene, auch wenn sich in der Serumanalyse noch normale Werte ergeben hatten (s. Abschnitt Medikamentöse Therapie, S. 77–79).

Muskuläres Schwächegefühl, Adynamie
Daß unter Adipösen häufig der homöopathische »Graphit-Typ« auftritt, ist bekannt. Hier ist, wie bei den meisten Adipösen, die körperliche Trägheit entweder angeboren oder die Folge langjähriger, meist beruflich bedingter körperlicher Inaktivität. In diesem Abschnitt soll jedoch die vorher nicht bemerkbare Muskelschwäche bei Leistungsanforderung besprochen werden. Ursächlich ist hier an die Allgemeinwirkung der vagotonen Sparschaltung zu denken, besonders, wenn noch eine generelle Bewegungsunlust dazu kommt.
Nicht wenige sportlich Geübte aber möchten gerne aktiv sein und sind durch die ungewohnte Leistungsschwäche beunruhigt. Sie läßt sich am ehesten mit einem rascheren Verbrauch der muskulären ATP-Reserven erklären. Hier erweist sich die Zugabe von Buttermilch (zweimal 1/8 bis 1/4 l täglich) und/oder Hefeextrakten zur Gemüsebrühe als hilfreich.

Fastenkrisen

Migräneanfall
Mit an Sicherheit grenzender Wahrscheinlichkeit tritt beim Migränepatienten entweder schon am einleitenden Obsttag oder spätestens nach ein bis zwei Fastentagen der Migränekopfschmerz auf. Wir zögern deshalb nicht, so früh wie möglich die von dem Patienten als wirksam erlebten Medikamente noch einmal einzusetzen, um die Schmerzen zu mildern und abzukürzen. Das kann dann für Wochen und Monate oder länger auch der letzte Anfall gewesen sein, oder aber die wiederkehrenden Attacken werden immer seltener und schwä-cher. Ganz ähnlich verhalten sich Patienten mit chronischer, nicht vasomotorisch ausgelöster Zephalgie (*27, 75, 124*).

Trigeminusneuralgie
Diese hat ihre Eigengesetzlichkeit und wird durch das Fasten weder ausgelöst noch wesentlich beeinflußt. Hier bringt die Neuraltherapie langfristig gute Resultate (*75*).

Vertebragene Neuralgien und Myalgien
Bei den meist älteren Patienten haben sich diese Schmerzsymptome im Laufe von Jahren zu einer gewissen Chronizität entwickelt. Ihre Ursachen sind, vielschichtig und lebensgeschichtlich bedingt, berufliche Haltungsschäden und Überlastungen, Unfallfolgen, degenerative Veränderungen, statische Überlastungen bei Übergewicht. Eine große Rolle spielt die Übertragung seelischer Spannungen auf die gesamte Rückenmuskulatur, die zu schmerzhaften Gelosen, Myotendinosen und Kompressionserscheinungen an den kleinen Gelenken wie den Bandscheiben führen. Die damit vielfältig kombinierten Okzipital-, Zervikal- und Thorakalneuralgien bessern sich oft allein schon durch die Entspannung im Fasten oder die zusätzliche physikalische Lokaltherapie. Kritische Reaktionen in diesem Bereich treten eigentlich nur auf, wenn das System durch ungewohnte gymnastische oder sportliche Belastung überfordert wird.

Lumbales Entquellungssyndrom
Anders verhält es sich mit den Lumbalgien und Ischialgien. Zwar haben auch sie meist eine lange Vorgeschichte, jedoch werden sie im Fasten nicht nur durch ungewohnte Belastung, falsche Bewegungen und Unterkühlung ausgelöst. Hauptursache ist hier die venös-lymphatische Entstauung und Entquellung, die sich den hydrostatischen Gesetzen entsprechend besonders in der unteren Körperhälfte auswirkt. Die statisch am meisten belastete und fehlgestellte Lendenwirbelsäule mit Hüft-Kreuzbein-Fugen

ist am stärksten und häufigsten betroffen. Seltener kann es auch im Bereich der oberen LWS und unteren BWS zu solchen akut auftretenden Schmerzattacken kommen. Immer sind zugleich die Halteelemente der Umgebung betroffen, und es finden sich flächenhafte Schmerzzonen an den Beckenkämmen, den Querfortsätzen der LWS und der 12. Rippe, am Trochanter major und minor, am Sitzbein und am femoralen Teil des Schambeins.

Ausgeprägte neuralgiforme Ausstrahlungsschmerzen als Wurzelreizsymptome im Bereich der Nervi ischiadici, femorales und sacrales kommen vor. Der Volumenverlust der Plexus venosi vertebrales interni ist wohl die Hauptursache. Degenerative Veränderungen mit Sekundärentzündung und rheumatische Entzündungsherde werden dadurch aktualisiert (75).

Asthma bronchiale

Wenn bei Asthmatikern im Fasten Krisen auftreten, dann meistens gleich in den ersten Fastentagen. Die Trockenlegung der Schleimhäute der oberen Luftwege, gerade zu Fastenbeginn, dürfte der auslösende Faktor sein. Mit anfeuchtenden Inhalationen, z. B. Meersalz, schon bei den frühesten Symptomen, lassen sie sich verhindern (74). Oft kann die gewohnte Medikation nur zum Teil und schrittweise abgebaut bzw. durch Homöopathika ersetzt werden.

Hypotone Kreislaufregulationsstörung

Der Blutdruckabfall in der ersten Fastenwoche kann bei älteren vasolabilen und labil hypertonen Patienten gelegentlich länger anhaltende Schwindelerscheinungen und Gleichgewichtsstörungen auslösen, die sich in der horizontalen Ruhelage rasch bessern. Bei vorbelasteten Patienten sollte der Einstieg in das Fasten deshalb stufenweise über eine kalorisch absteigende Diät erfolgen, um dem Kreislauf die Anpassung zu erleichtern. Liegen Zeichen der zerebrovaskulären Insuffizienz vor, so darf ein bestimmter individueller Erfordernisdruck nicht unterschritten werden (28, 57, 146). Im Grenzfall ist eine angemessene Diät dem Fasten vorzuziehen. Zerebral durchblutungsfördernde Maßnahmen (z. B. kalter Gesichtsguß), Körperhaltungen (z. B. Beinhochlagerung) und Medikamente sollten dabei in sinnvoller Kombination eingesetzt werden.

Kritische Nüchternreaktionen des Magen-Duodenal-Bereichs

Bei 60 % aller Patienten mit Gastritis-, Ulcus duodeni- oder Ulcus ventriculi-Anamnese ist der Nüchternzustand oft schon nach ein bis zwei Tagen Anlaß zu Übelkeit, Brechreiz, Erbrechen und typischen im Oberbauch lokalisierten Schmerzen. Zusätzliche auslösende Wirkung haben auch süße Säfte und gesüßte Tees, die außerdem zu heftigem Sodbrennen führen können. Meist sind diese Beschwerden nur kurzdauernd und werden von den Patienten überspielt. In der zweiten Fastenwoche steigern sie sich dann zu kritischen Krampfzuständen. Manchmal kommt es auch zu einem unstillbaren Erbrechen, das jede Flüssigkeitszufuhr verhindert. Auch wenn diese Beschwerden nur bland und passager sind, dürfen sie keinesfalls übersehen werden; sie erfordern sofortige Variation der Fastengetränke und bei Erbrechen den Flüssigkeitsersatz durch Infusion. Die Perforation einer alten Ulkusnarbe aus heiterem Himmel droht sonst als böse Überraschung. Weniger gravierend sind ähnliche Reaktionen der Magenschleimhaut bei Patienten mit chronischem Alkohol-, Nikotin- bzw. Koffeinmißbrauch (66, 75).

Gallenkolik

Bei chronischen Choledyskinesien, Gallenstauungen und Steingallenblasen bringt die initiale Glaubersalzgabe zumeist mit gewaltigen Stuhl- und Schleimentleerungen eine sofortige Entlastung, die mit leichteren, rasch vorübergehenden Krampfbeschwerden verbunden sein kann. Sind aber ruhende Gallensteine in Bewegung gebracht worden, so ist eine richtige Gallenkolik die Folge. Nicht selten bringt sie einen erlösenden Steinabgang, ebenso oft aber gelingt es nicht mehr, die Steine loszuwerden, so daß medikamentöse Hilfe vonnöten ist. Bei solchen Gallenkranken kann sich auch einmal das Erbrechen nach dem Glaubersalz so steigern, daß der Flüssigkeitsersatz per Infusion erforderlich wird. Es erfordert also Fingerspitzengefühl, beim Einstieg in das Fasten die Mittel der Darmreinigung richtig zu wählen und zu dosieren. Auch krampfartige Spätreaktionen im Leber-Gallen-Bereich nach unauffälligem Beginn, d. h. erst in der zweiten oder dritten Fastenwoche, kommen vor. Kommt anfänglich die dunkle Blasengalle mit dem Stuhl zum Vorschein, so wird später die aufgestaute hellere Lebergalle mit dem Stuhl und nach Einläufen entleert. Je nachdem ist die weitere Anregung der Cholerese durch entsprechende Kräutertees sinnvoll (27, 75, 192, 193).

Nierenkolik
Nierenkoliken sind mit die schmerzhaftesten. Sie kommen im Fasten glücklicherweise sehr selten vor. Bei meinen Patienten wurden sie immer durch Nierensteine ausgelöst, die auch, bis auf einen einzigen Fall, alle spontan abgingen. Es sind zumeist Oxalate und Urate oder deren Mischung. Nur wenige Patienten wußten von ihren Nierensteinen. Auch Nierengrieß kann unter weniger dramatischen Schmerzen zur Ausscheidung gebracht werden. Reichliche Flüssigkeitszufuhr und medikamentöse Hilfen sind hier unentbehrlich (27, 75, 188, 193, 268).

Darmkolik
Daß die Entleerung alter Kotreste im Fasten manchmal wehenartige, rasch vergehende Beschwerden auslöst, ist nicht ungewöhnlich. Richtige Darmkoliken, vor allem nach Einläufen, haben einen ernsteren Hintergrund. Meist ist eine nach chronisch-

entzündlichen Prozessen in großen Fetzen sich ablösende Schleimhaut die auslösende Ursache. Auch kann einmal eine entzündliche Divertikulitis dahinterstecken, die sich dann im weiteren Fasten schnell beruhigt. Krampfschmerzen am Enddarm hängen so gut wie immer mit Hämorrhoiden zusammen.
Alle kolikartigen Beschwerden im Abdomen müssen natürlich immer differentialdiagnostisch abgeklärt werden (27, 75).

Erhöhte Blutungsneigung
Im Verlauf eines längeren Fastens kommt es nicht selten zu Zahnfleischbluten, seltener zu Nasenbluten, zu blutenden Hämorrhoiden, zu verstärkter Menstrualblutung. So gut wie immer fehlt dabei einer oder mehrere der essentiellen Gerinnungsfaktoren, vor allem Vitamin C, Vitamin K, Kalzium. Durch entsprechende Substitution läßt sich die Blutung meist schon nach ein bis zwei Tagen beheben. Bei Blutungen am Zahnfleisch ist immer eine Parodontose mitbeteiligt. Blutungen aus dem Hämorrhoidalbereich gehen nicht selten mit dem angenehmen Gefühl der Entlastung von einer venösen Hypostase im Kleinbeckenbereich einher. Hormonale Schwankungen spielen bei Verstärkung der Regelblutung natürlich auch mit, vor allem in der Progesteronphase. In jedem Verdachtsfall muß die gynäkologische Routineuntersuchung erfolgen (51, 75).

Rheumatische Schübe
Rheumatische Arthritiden reagieren wochenlang immer wieder mit schmerzhaften entzündlichen Schüben, Gelenkschwellungen und Fieber, die erst nach längerem Fasten abflauen, dann allerdings längerfristig zur Ruhe kommen können (27, 31, 59, 75, 194).

Phlebitische Reizung an
thrombosierten Varizen
Narben nach Entzündungen und Thrombosen der Beinvenen zeigen ganz selten ein-

mal umschriebene Entzündungsherde, die sehr berührungsempfindlich sind, aber auf Ruhigstellung, kalte Umschläge und notfalls Anlegen von Blutegeln sich rasch wieder zurückbilden (75).

Akute Exazerbation bei endogenem Ekzem
Im Normalfall beruhigt sich das endogene Ekzem im Fasten schrittweise, je länger das Fasten dauert, desto mehr. Nur der Juckreiz kann gelegentlich ein kritisches Ausmaß erreichen. Nur einmal habe ich bei einer Patientin am siebten Fastentag einen entzündlichen Schub mit generalisierten perikapillaren Extravasaten an beiden Beinen gesehen, der die allgemeine Besserung des Ekzems und Linderung des Juckreizes einleitete; bis zur völligen Abheilung dauerte es dann allerdings 14 Tage (75).

Spastische Krise bei Porphyrie
Von einer intermittierenden akuten Porphyrinurie mit Auftreten abdomineller Spasmen nach achttägigem Null-Kalorien-Fasten bei einem 18jährigen übergewichtigen Farbigen berichtet *Knudsen* (*158*). Er vertritt die Meinung, daß bei Kohlenhydratmangel, wie im Fasten, eine latente Porphyrinurie aktualisiert werden könne.
Wir haben die Beobachtung gemacht, daß bei äthylinduzierter Porphyrie mit typischen Hautschäden das Fasten ohne Krisen erhebliche Besserung brachte.

Akute Narbenbeschwerden
Überraschenderweise werden nach zwei- bis dreiwöchigem Fasten immer wieder kurzdauernde, aber intensive Schmerzen in Narbenbereichen nach Operationen und Unfällen angegeben. Wie aktuell und kritisch das zugehen kann, soll folgendes Fallbeispiel erläutern.
Ein ca. 50jähriger Patient, der zum ersten Mal wegen Übergewicht zum Fasten gekommen war, wurde nach zehn Fastentagen um Mitternacht plötzlich von einem heftigen Schmerz im rechten Auge aus dem Schlaf gerissen. Als ich nach wenigen Minu-

ten das Auge inspizierte, war äußerlich nichts zu sehen, keine entzündlichen Reaktionen erkennbar. Es war lediglich bei geschlossenem Auge der Bulbus leicht druck- und berührungsempfindlich; feucht-kühle Umschläge mit Kamille waren angenehm und brachten in kurzer Zeit Linderung. Weder durch äußere Einwirkung noch durch innere Vorgänge war diese Reaktion zu erklären. Erst jetzt erinnerte er sich wieder daran, daß er in seiner Jugend einmal eine perforierende Stichverletzung an der Außenseite des rechten Auges erlitten hatte. Der Schmerz, den er jetzt im Fasten gespürt hatte, war genauso wie damals bei der Verletzung.
Weil das Fasten das gesamte Zellgefüge bis in die Molekularstruktur erreicht, werden alle individuell krankengeschichtlichen Veränderungen, Defekte, Ablagerungen und Immunisierungen in den betroffenen Organen, Zellstrukturen und bindegeweblichen Grundelementen angesprochen. Die jüngsten Veränderungen sind am leichtesten und schnellsten erreichbar, die ältesten am langwierigsten und schwierigsten. Erst mit der zeitlichen Ausdehnung des Fastens kommen wir in die immer älteren Schichten unserer leiblichen Vergangenheit. Der ausgesprochen wechselhafte Fastenverlauf demonstriert geradezu die einmal gesunden, harmonischen Lebensabschnitte wie andererseits die gestörten, krankhaften.

Unterschreiten des Erfordernisblutdrucks
Bei älteren Menschen kann im Verlauf der ersten Fastenwoche der für die Sauerstoffversorgung speziell des Herzens und des Gehirns notwendige Perfusionsdruck unterschritten werden. Das ist besonders bei Hypertonikern der Fall, wenn die Blutdruckwerte deutlich unter den Grenzbereich zwischen 140 und 160/90 mm Hg abfallen. Die im Fasten sonst so günstigen Verbesserungen der Versorgungslage, gerade für Herz und Hirn, durch Ökonomisierung der Stoffwechselvorgänge, reichen

dann nicht mehr aus, um eine fortgeschrittene Gefäßwandstarre oder gar Einengung der Gefäßlumina zu kompensieren. Pektanginöse Symptome und zerebrovaskuläre Schwindelerscheinungen treten so gut wie nie in Ruhe, sondern meist während einer forcierten körperlichen Belastung auf. Die dringende Sofortmaßnahme ist die Horizontale mit Beinhochlagerung. Im Zweifelsfall wird sofortige Sauerstoffbeatmung und intensive Herz-Kreislauf-Behandlung vorgenommen.

Der bedrohte Personenkreis muß deshalb besonders eindringlich vorinformiert und gut überwacht werden (*56, 71, 74, 75, 77*).

Durchfälle
Reichliche, eher dünnflüssige Stuhlentleerungen bis in die dritte Woche hinein sind keineswegs selten und im Hinblick auf die überfüllten Gaskotbäuche durchaus verständlich. Beunruhigt ist meist nur der Patient, der es nicht für möglich hält, daß nach einem so langen Fasten noch reichliche Stühle auftreten können. Er läßt sich leicht beruhigen, wenn ihm glaubhaft erklärt wird, daß diese Ausscheidungen seiner Gesundheit nur zuträglich seien.

Gelegentlich dabei auftretende Darmspasmen bessern sich auf warme Umschläge oder Gaben von Belladonna D2, stündlich fünf Tropfen.

Blutige Beimengungen dürfen nicht übersehen werden und fordern die Abklärung der Ursache heraus. Kritisch kann allenfalls ein allzu großer Flüssigkeitsverlust werden. Bei Patienten, die Mühe haben, die entsprechenden Trinkmengen unterzubringen, muß in diesem Fall eine ausreichende Infusionsbehandlung stattfinden (*75, 192, 195*).

II. Methodik des Fastens

Übergangsdiät im Vorfasten

Ein diätetisch abgestufter Übergang im Verlauf von drei Tagen gewährleistet den reibungslosen Einstieg in das Fasten: Erster Tag milde Rohkost mit ca. 850 kcal (Plan 1), zweiter Tag strenge Rohkost mit ca. 600 kcal (Plan 2), dritter Tag 1 kg Obst (Äpfel und Orangen) über den Tag verteilt, ca. 500 kcal. Tags darauf Fastenbeginn mit den Maßnahmen der Darmreinigung. Diese Zellulose- und pektinreiche Nahrung wirkt durch ihre Quellfähigkeit wie ein Besen und Schieber zugleich, die den Transport und die Ausscheidung des Darminhaltes intensivieren und beschleunigen. Danach findet das Glaubersalz des ersten Fastentages quellfähiges Substrat, um auf Anhieb den größeren Teil des Enddarms in voluminösen Entleerungen von Ingesta befreien zu können.

Auf diese Weise läßt sich der erhöhte, nicht selten spastische Dickdarmtonus im Bereiche des Zäkums, der Flexura hepatica, des Sigmoids und des Anus langsam abbauen. Sonst verhindert dieser erhöhte Tonus an den Schlüsselpositionen die reguläre Entleerung, und das Glaubersalz bringt nur etwas Flüssigkeit zum Vorschein, ja, es kann sogar passieren, daß überhaupt keine Reaktion erfolgt. Am meisten erstaunt oder gar empört darüber sind gerade die Patienten, die es mit dem Einstieg so besonders eilig hatten.

Es hat überwiegend psychische Gründe, wenn dieser sich über zwei bis vier Tage

Plan 1 Milde Rohkost

Morgens:	2 Backpflaumen	75 kcal
	1 Müsli o. 10 g Eden	80 kcal
	50 g Magerquark	40 kcal
	1 Knäcke	30 kcal
		225 kcal
Mittags:	1 Tasse Gemüsebrühe	25 kcal
	1 große Salatplatte	150 kcal
	150 g Kartoffeln mit	
	100 g Vollmilch püriert	150 kcal
		325 kcal
Abends:	1 Vollkornbrötchen	120 kcal
	10 g Margarine	80 kcal
	1 Apfel 125 g	75 kcal
	1 Tasse Gemüsebrühe	25 kcal
		300 kcal
alles zusammen		850 kcal

Plan 2 Strenge Rohkost

Morgens:	2 Backpflaumen	75 kcal
	1 kleines Müsli	75 kcal
		150 kcal
Mittags:	1 große Salatplatte	150 kcal
	125 g Schalkartoffeln	100 kcal
	150 ml Buttermilch	
	mit Sanddorn	50 kcal
		300 kcal
Abends:	1 Apfel 125 g	75 kcal
	1 Bioghurt 150 g	75 kcal
		150 kcal
alles zusammen		600 kcal

Weitere Pläne im Anhang S. 209–229

hinziehende Übergang bei vielen Patienten so unbeliebt ist. Sie möchten nämlich die weniger angenehme Prozedur der Darmreinigung durch Einläufe oder Glaubersalz möglichst schnell hinter sich bringen. Außerdem ist bei ihnen das Rad der gewohnten Betriebsamkeit noch in vollem Schwung. Alles soll schnell gehen. Sie möchten am liebsten das Glaubersalz bereits bei der Ankunft am Bahnhof oder in der Empfangshalle serviert bekommen. Selbst Patienten, die wiederholt gefastet haben, lassen sich nur ungern von dieser Eile abbringen und sehen die Notwendigkeit erst ein, wenn sie unangenehme Erfahrungen gemacht haben. Kopfschmerzen, Schlafstörungen, schlechte Laune bis zur Weltuntergangsstimmung verstärken sich auf diese Weise und halten länger an als üblich. Die so gestörte und ungenügende Darmentleerung beeinträchtigt den ganzen Fastenverlauf. Vor allem stören dann auch vermehrt Hungergefühle, die sonst nur eine kurze und unbedeutende Rolle spielen.

Schon einige Patienten haben mir hinterher bekannt, daß sie in solch einer Situation an Flucht gedacht haben und nur die Furcht vor der Blamage sie abgehalten habe, die Koffer zu packen und zu verschwinden. Einer unter tausend reißt dann aber tatsächlich doch aus. Einer von ihnen war der bekannte, inzwischen verstorbene Schriftsteller *Bemelmans*. Er hat aus seinem dramatischen Erlebnis eine köstliche Geschichte geformt: »How I took the cure« (*9*).

Die Minimalforderung vor dem Fastenbeginn ist ein vegetarischer Imbiß am Abend des Anreisetages, darauf folgend ein Reis- oder Obsttag und erst am Morgen der Einstieg in das Fasten. Am Obsttag werden 1 bis 1,5 kg Obst der Jahreszeit in drei Portionen gereicht. Äpfel und Orangen sind mit am verträglichsten und sollten deshalb immer mit dabeisein. Eingeweichtes Trockenobst wie Backpflaumen und Feigen können bei Darmträgheit dazugegeben werden. Den gleichen Zweck mit Warmspeise erfüllt der Reistag. Dreimal täglich werden je 50 g Avorio- oder Voll-Reis gedünstet angeboten, morgens und abends mit Apfelkompott oder geriebenem Apfel, mittags mit Tomatensoße. Er ist bei rohkost- und süßempfindlichen Patienten zu bevorzugen. Auch über einen Kartoffeltag mit dreimal 500 g gedünsteten Kartoffeln und Tomatensoße ist ein Einstieg möglich. Äquivalente Mengen Haferbrei empfehlen sich bei diabetischen Patienten.

Viele Faster sind der Meinung, daß sie durch den sofortigen Einstieg in das Fasten rascher und mehr Gewicht abnehmen würden. Das Gegenteil ist der Fall. Durch den stufenweisen Übergang gelingen sowohl die Darmentleerung wie die Umstellung auf die innere Ernährung wesentlich besser. Der in drei Tagen durchgeführte stufenweise Übergang bringt mindestens die *gleiche Gewichtsabnahme*, und das ohne die beschriebenen Nachteile.

Der erste Fastentag, Darmreinigung

Das Glaubersalz wird als altbewährtes Mittel zur beschleunigten Darmreinigung in einer Dosis von etwa 0,5 g pro kg Körpergewicht eingesetzt. Da sich die Mehrzahl unserer Patienten zwischen 60 und 90 kg bewegt, läßt sich in diesem Bereich die Dosis auf 40 g Glaubersalz auf ¾ l lauwarmes Wasser standardisieren. Wenn nötig, wird

individuell dosiert. So bekommen sehr übergewichtige pykno-athletische Patienten 50 g Glaubersalz, leptosome, schlankwüchsige nur 30 oder 20 g Glaubersalz, entsprechend reduziert sich dann die Trinkmenge auf ½ l. Bei Mengen unter 20 g zeigt das Bittersalz bessere Wirkung, wir geben dann 10 g auf ¼ l Wasser. Dazu wird etwas

Himbeerwasser gereicht, um das Schlucken zu erleichtern und den unangenehmen Nebengeschmack zu überspielen.

Rizinusöl wird eingesetzt, wenn mineralische Abführmittel nicht vertragen oder abgelehnt werden. Zwei bis drei Eßlöffel Rizinusöl werden mit warmem Kräutertee hinuntergespült. Sind im Einzelfall beide Möglichkeiten nicht zumutbar, so wird mit einem Einlauf von ½ bis 1 l Kamillentee begonnen.

Einläufe werden im weiteren Fastenverlauf so schonend wie möglich zur Fortsetzung der Darmreinigung verabfolgt. Nicht selten führt hierbei der Schwenkeinlauf in Knie-Ellenbogen-Lage zu den besten Resultaten. Oft werden Einläufe abgelehnt mit der Begründung, jeden Tag spontan Stuhlgang zu haben. Darauf sollte man sich nicht verlassen. Es ist dann sinnvoller, im gleichen Rhythmus jeweils zwei Kaffeelöffel Bittersalz auf ein Glas Wasser morgens nüchtern zu geben.

Diese Maßnahmen sollen durchaus individuell gehandhabt und entsprechend häufiger oder seltener zur Anwendung kommen. Es ist erstaunlich, welche Stuhlmengen dabei bis in die vierte Fastenwoche hinein noch entleert werden können. Die regelmäßige Palpation des Abdomens läßt Rückschlüsse auf noch vorhandene *Restfüllungen* und damit die Steuerung der abführenden Maßnahmen zu.

Das *Trockendarmbad* ist in wenigen Fällen die einzige Möglichkeit, unterhalb von drei Fastenwochen eine ausreichende Darmentleerung zu erzielen. Interpolierte Glauber- oder Bittersalzgaben können zusätzlich erforderlich werden. Das *subaquale Darmbad* ist wegen der Gefahr der Kreislaufdysregulation im Fasten *kontraindiziert*.

Beim Darmbad muß der Patient unter laufender Kontrolle bleiben, um unangenehme Begleiterscheinungen, etwa durch zu rasches Einströmen von Wasser oder Verletzungen der Rektumschleimhaut mit dem Katheter durch ungeschickte Bewegungen, zu verhindern.

Gegenüber *Kolonmassagen* ist während der Fastenzeit Zurückhaltung nötig. Oft wird damit eine abdominelle Spastik ausgelöst und der allgemeine Vagotonus unangenehm verstärkt. Ich habe sie deshalb nur im Diätaufbau nach dem Fasten in Einzelfällen eingesetzt, wenn genügend Zeit zur Verfügung stand. Dann können sie eine wertvolle Hilfe beim Ingangbringen einer gestörten Darmmotorik sein.

Fastengetränke

Die Fastenärzte früherer Zeiten wie *Thanner* und *Dewey* in den USA, *Guelpa* in Frankreich, *v. Segesser* und *Berholet* in der Schweiz, *Riedlin, Möller* und *Kapferer* in Deutschland haben nur Wasser und Kräutertees gegeben. Über die notwendige Trinkmenge hatte man damals andere Ansichten, man begnügte sich mit ca. 1 l pro Tag oder weniger (*209*). *O. Buchinger sen.* hat keine festen Trinkmengen angegeben, sondern sich am individuellen Bedürfnis und Durstgefühl orientiert.

Im Hinblick auf die toxische Gesamtsituation (*Eichholz*) und die allgemein erhöhte Stoffwechselbelastung muß die Flüssigkeitszufuhr im Fasten 2–3 l/Tag betragen.

Wider Erwarten stößt diese Empfehlung bei vielen auf wenig Gegenliebe. Auch *Buchinger* stellt schon fest, daß Faster merkwürdig wenig trinken. Es sind vor allen Dingen Frauen, die angeben, beim besten

Willen nicht mehr als ¾ bis 1 l pro Tag trinken zu können. Bei solchen Patienten findet sich häufig ein hochkonzentrierter, satziger Urin und eine entzündliche Reizung der axillaren bzw. thorakalen Schweißdrüsenausgänge. Nicht selten wird zum Ausgleich der Kamillentee beim Einlauf ganz oder teilweise zurückgehalten.

Andererseits gibt es auch Krankheitsbilder, bei denen eine Einschränkung der täglichen Trinkmenge am Platz ist, wie z. B. eine dekompensierte Herzinsuffizienz mit Ödematose. Die Trinkmenge muß also im Bedarfsfall individuell festgelegt werden.

Nicht weniger wichtig als die Menge ist *die Auswahl der Fastengetränke*. Der Faster wird nämlich in dieser Hinsicht immer wählerischer. Großer Beliebtheit erfreuen sich im allgemeinen die mittäglichen warmen Gemüsebrühen, die normalerweise kaum eines Blickes gewürdigt würden. ¼ l des gesiebten Absuds von Tomaten, Karotten, Kartoffeln und Sellerie wird im täglichen Wechsel mit Kräutern, Hefeextrakten und einer Prise Meersalz gewürzt gereicht. In manchen Fällen, z. B. bei Hypertonikern, muß diese Prise entfallen. Nicht wenige ziehen diese mineral- und vitaminreiche Brühe ihrer Würze und Wärme wegen auch am Abend den sonst üblichen Obstsäften vor (*111*). Es sind vor allem auch die Süß- und Säureempfindlichen, die auf Obstsäfte mit Reizzuständen der Magen- und Dünndarmschleimhaut reagieren und sich deshalb mit der Gemüsebrühe wohler fühlen.

Bei den Kräutertees sollte man auf Auswahl und gute Zubereitung achten, denn die zumeist Kaffee oder Tee gewohnten Patienten sind von der Reizstärke ihrer gewohnten Getränke zu abgebrüht, um einfachen Kräutertees noch Geschmack abgewinnen zu können. Normalerweise reichen wir abwechselnd blähungswidrigen Kümmel-Fenchel- oder Pfefferminz-Tee, die magenberuhigenden Schafgarben- und Kamillentees, die schweißtreibenden Lindenblüten- und Salbeitees, die harntreibenden Kirschenstiel-, Hagebutten-, Weidenröschen- oder Orthosiphontees. Ein Zitronenschnitz, bei Gichtpatienten der Saft einer ganzen Zitrone, wird jeweils dazu gereicht, nachmittags außerdem noch zwei Kaffeelöffel Bienenhonig.

Auch bei guter Zubereitung und reichlicher freier Auswahl kann man im Fasten solche Kräutertees überbekommen und zieht dann Mineral- oder Quellwasser vor. Für den abendlichen Viertelliter Obstsaft werden an Vitamin C reiche und relativ zuckerarme Sorten bevorzugt. Dabei verdient der Apfelsaft seiner Bekömmlichkeit und guten Verträglichkeit wegen als erster erwähnt zu werden. Eine Vielzahl von weiteren Möglichkeiten steht zu Gebote: Säfte von Grapefruit, Orange, Quitte, Maracuja, Ananas. Die Säfte von Birnen, Kirschen, Pfirsichen und Aprikosen sind oft zu süß und sollten deshalb verdünnt werden.

Gemüsesäfte werden zur Abwechslung dazwischengeschaltet: Karotten, Rote Bete, schwarzer Rettich, Kohl, Sauerkraut. Davon genügt eine kleinere Menge, ca. 100 g. Frischgepreßte biologische Produkte sollten bevorzugt werden. Da diese nicht immer in ausreichender Menge erhältlich sind, kommen an deren Stelle auch qualifizierte Flaschensäfte in Frage. Bei süßempfindlichen Magenpatienten ist größte Vorsicht am Platze. Diese sollten anstelle der Obstsäfte die warmen Gemüsebrühen oder einen dünnen Haferschleim bekommen.

Am neutralsten ist das Angebot an Wasser. Gute Quellwässer mit geringem Festsubstanzgehalt dienen der Aufgabe als Flüssigkeitsersatz und Transportmedium am besten. Mineralwässer sollten nach ihrem Indikationsbereich im Bedarfsfall verordnet werden. Gegenüber dem Null-Kalorien-Fasten erleichtert die eben beschriebene Zugabe von Gemüsebrühen, Obstsäften und Honig mit ca. 210–260 kcal das Fasten subjektiv und objektiv.

Eine wachsende Anzahl vor allem älterer Patienten benötigt darüber hinaus die Zu-

Tabelle 8 Die Fastengetränke

	8.00 Uhr	10.00 Uhr	12.00 Uhr	14.00 Uhr	18.00 Uhr	20.00 Uhr	tagsüber	kcal insges.
Var. I	1/4 l Kr. Tee + Zitrone 5 kcal	–	1/4 l Kr. Tee + Zitrone 5 kcal	1/4 l Kr. Tee + Zitrone 5 kcal	1/4 l Kr. Tee + Zitrone 5 kcal	–	Quellwasser 1–2 l	20
Var. II	„ 5 kcal	–	1/4 l Gemüsebrühe, salzarm + Hefeextrakt 40–50 kcal	„ + Honig 10 g 35 kcal	1/4 l Obstsaft 130–170 kcal	–	„	210–260
Var. III	„ 5 kcal	1/8 l Buttermilch (5 g E.) 45 kcal	„ 40–50 kcal	„ 35 kcal	„ 130–170 kcal	1/8 l Buttermilch (5 g E.) 45 kcal	„	300–350 (10 g Eiweiß)
Var. IV	„ 5 kcal	1/4 l Buttermilch (10 g E.) 90 kcal	„ 40–50 kcal	„ 35 kcal	„ 130–170 kcal	1/4 l Buttermilch (10 g E.) 90 kcal	„	350–440 (20 g Eiweiß)
Var. V	„ 5 kcal	1/8 l Magerquark 100 kcal 20 g Eiweiß 10 g So.-bl. Öl 90 kcal 190 kcal	„ 40–50 kcal	„ 35 kcal	„ 130–170 kcal	1/8 l Magerquark 100 kcal 20 g Eiweiß 10 g So.-bl. Öl 90 kcal 190 kcal	„	590–640 (40 g Eiweiß)
Var. VI	„ + Honig 10 g 35 kcal	1/4 l Magerquark (40 g E.) 10 g So.-bl. Öl 290 kcal	Haferschleim 200 g (25 g Haf.) + 5 g Sahne 30 % Hefeextrakt 110 kcal	„ 35 kcal	„ 130–170 kcal	1/4 l Magerquark (40 g E.) 10 g So.-bl. Öl 90 kcal 290 kcal	„	890–930 (85 g Eiweiß)

Die Varianten IV–VI können bei entsprechender Indikation auch auf drei Monate und länger ausgedehnt werden. Da hierbei nicht der volle Tagesbedarf für alle Vitamine und Minerale angeboten werden kann, empfiehlt sich – besonders bei längerer Fastendauer – die Verordnung eines entsprechenden Kombinationspräparates. Vom Depotverhalten her sind besonders wichtig die Vitamine A, B1, B6, C, die Minerale Kalium, Magnesium und Eisen. Bei süß-empfindlichen Magenpatienten, bei Patienten mit einer Disposition zum Diabetes mellitus sowie bei Ulcus-ventriculi-duodeni-Anamnese muß auf den Honig ganz verzichtet werden; die abendlichen Obstsäfte, evtl. auch die mittägliche Gemüsebrühe, sind durch Haferschleim zu ersetzen (Var. VI).

gabe kleiner, aber hochwertiger Eiweiß-mengen in Form von Buttermilch, zweimal 1/8 bis 1/4 l pro Tag, eventuell kombiniert mit zweimal einem Eßlöffel kaltgeschlage-nen Sonnenblumenöls (je 20 g). Damit läßt sich die Fastenindikation erweitern, die Fa-stendauer verlängern und die Verträglich-keit allgemein verbessern. Neben älteren Patienten kommen für diese Variante vor allem Erstfaster und chronisch Kranke mit Normal- bzw. Untergewicht in Frage. Au-ßerdem wird dadurch die körperliche Übungsfähigkeit und der Aktionsradius der Betreffenden beachtlich erweitert (*111*). Auf alkoholische Getränke und auf Boh-nenkaffee muß im Fasten vollständig ver-zichtet werden, selbstverständlich auch auf das Rauchen. Schwarztee kann im Sinne ei-ner Medizin sparsam und ausschließlich morgens verordnet werden (*Tab. 8*).

Ruhe, Entspannung

Die vorprogrammierten Notfallfunktionen der Energieeinsparung, Erneuerung und Selbstheilung des Organismus im Fasten haben ihre ganz spezifische Rückwirkung auf das seelische Empfinden und Verhal-ten. Teilweise läßt sich auch diese Rückwir-kung aus der Änderung neurohormonaler Steuerungsvorgänge erklären (s. S. 56). Es besteht eine Verwandtschaft mit dem Schlaf, dessen regenerative Vorgänge noch viel mehr mit Passivität und völligem Loslö-sen von der äußeren Existenz bis zur Be-wußtseinsaufgabe einhergehen. Bei beiden beruht die Stärkung des vitalen Energie-potentials auf dem Zurückgehen zur eige-nen Mitte. »Reculer pour mieux sauter« pflegt *Graf Dürckheim* dazu zu sagen (*53*). Fasten und betriebsame geschäftige Alltäg-lichkeit lassen sich ihrem Wesen nach nicht miteinander vereinbaren. Versucht man es trotzdem, so hat man nach beiden Seiten hin Einbußen hinzunehmen. Deshalb ist der Abstand von der gewohnten Umge-bung, der Arbeit und der Familie und damit der gesamten aktuellen und chronischen Lebensproblematik unerläßlich, d. h. die Klausur.
Fasten braucht die Klausur nicht nur der seelischen Rückwirkung körperlicher Fa-stenvorgänge wegen. Der Einfluß der seeli-schen Gestimmtheit und der Gedankenin-halte auf das leibliche Geschehen sind schon allgemein, aber besonders im Fasten sehr bedeutsam.
Bekanntlich hat die Summe unserer alltäg-lichen Gedanken auf alle leiblichen Funk-tionen, auf unser ganzes Befinden und letztlich auch Gesundheit einen immensen Einfluß. Überanstrengung, aggressive Ge-danken, ängstliche Gefühle und negative Vorstellungen können regelrechte vege-tative Stürme oder Blockaden auslösen, mit allen negativen Folgen. Umgekehrt führen Gedanken der Ruhe und Ruhe der Gedan-ken zur Überwindung von Angst und Är-ger. Eine solche seelische Einstellung ent-spricht auch genau der leiblichen Fastensi-tuation. Sie beeinflussen sich gegenseitig in ihrer ausgleichenden, ordnenden und har-monisierenden Wirkung.
Deshalb bedarf das Fasten einer besonde-ren Atmosphäre, die den veränderten leib-lichen und seelischen Bedürfnissen gerecht wird mit Geborgenheit ausstrahlender Zu-wendung und Ermunterung zur aktiven Selbsthilfe. Deshalb ist es nicht empfeh-lenswert, in einem normalen Krankenhaus, das nach anderen Gesichtspunkten orien-tiert und organisiert ist, unter anderen es-senden Patienten zu fasten.
Schon die Auswahl der Landschaft ist wich-tig. Noch mehr bedarf es eines kulturellen, aktiv künstlerisch organisierten Rahmens, der individuellen Führung und Betreuung,

um das Fasten zu seiner vollen Wirkung zu bringen. Dies ist meist nur in einer darauf ausgerichteten Fastenklinik möglich.

Hat man den geeigneten Ort dafür gefunden, so wird man schnell gewahr, wieviel an Unruhe und Spannung noch mitgebracht wurde und wie sehr davon unsere Kräfte verbraucht, unsere Reserven erschöpft sind. Von allem nichts mehr sehen und hören wollen, ist das beherrschende Verlangen. Es ist ein natürlicher Instinkt, der uns in die Stille führt, auch wenn sie am Anfang schwer zu bewältigen ist. Nur jetzt nicht gleich wieder programmierte »Gesundheitskraftakte«.

Im Gegenteil:
Das »Loslassen« des überstrapazierten Leistungswillens ist in den ersten Fastentagen das Wichtigste.

Aber wie ein Schwungrad auch nicht gleich stillsteht, wenn der Motor abgestellt wird, so klingt auch die seelische Erregung und gedankliche Dynamik durch Alltag und Reise nur langsam im Verlauf von einigen Tagen ab. Man setzt sie am besten in kleine Spaziergänge zum Kennenlernen der Umgebung um und übt sich in der obligaten täglich zweistündigen Mittagsruhe. Die entspannende Wirkung dieser Ruhezeit wird durch einen Prießnitzschen Leibwickel mit heißer Wärmeflasche über der Lebergegend und an den Füßen noch vertieft. Außerdem vermehrt diese warme Leberpackung die Blutzirkulation in dem sonst ruhiggestellten Splanchnikusbereich und erleichtert Leber, Pankreas und Nieren die zu Fastenbeginn besonders aufwendige Stoffwechselarbeit (s. S. 19–28).

Ganz in der Peripherie der Leiblichkeit entfalten gezielte Teil- und Vollmassagen, heiße Packungen mit Fango oder Heusäcken, ansteigende Teilbäder, warme Kräuterbäder ihre wohltuende Wirkung. Auch sie lösen muskuläre Verkrampfungen, bindegewebige Verquellungen und Gelosen und tragen mit zur Befreiung aus dieser schmerzhaften Starre bei. Diese Anwendungen sind allgemein sehr beliebt, kann man sich doch faul und genießerisch den spürsamen Händen erfahrener Therapeuten hingeben.

Aus dem völlig Außer-sich-sein von der Hektik des Lebenskampfes wird der Faster über eine wohltuende Leibfühlung wieder in die Mitte seiner selbst geführt.

Entspannung als Übung

Nicht selten wird dieser Mittagsschlaf als tiefer und erquickender empfunden als die Nachtruhe, die, wie schon gesagt, im Fasten gewissen Schwankungen unterworfen ist. Darunter leidet die Erholung nicht, aber man darf sich dadurch auch nicht nervös machen lassen. Mit der Bewältigung der Stille ohne Schlafmittel aber haben doch etliche Schwierigkeiten, die Geduld erfordert (s. S. 53). Eine Reihe von leichten Übungen hilft, diese Schwierigkeiten zu überwinden. Für die meisten der im Kopfdenken Verhafteten ist das Wiedererlernen einer unbefangenen Leibfühlung notwendig.

1. Der einfühlsam erlebte Kontakt mit der eigenen Haut von innen her (*M. Fuchs*) und dem *Lagebewußtsein der Gliedmaßen* bringt die ubiquitäre muskuläre Verhärtung überhaupt erst ins Bewußtsein. Aber erst dieses bewußte Erleben kann die dahinterstehende seelisch-vegetative Verkrampfung und in weiterer Folge die mimisch erstarrte Ausdruckspose des Leibes lösen. Der erste Schritt ist also das systematische Einüben dieser Leib- und Lagefühlung.

2. Verstärkt wird der Effekt durch aktive und passive Dehnungen des gesamten Be-

wegungsapparates, wie sie als *Lösungsthe-rapie* (*Schaarschuch, Gindler*) entwickelt wurden.

3. Noch einen Schritt weiter geht die *Euto-nie* (*Gerda Alexander*), die nicht nur im Liegen, sondern auch im Sitzen, Stehen und in Bewegungen durch aktives und passives Dehnen die verkrampfte Muskulatur wieder zu einem normalen Tonus zurückbringt.

4. *M. Feldenkrais* brachte eine weitere Variante der sanft-dehnenden Leibfühlung, deren Übung vielen Verspannten und Verkrampften Hilfe und Schmerzbefreiung bringen kann. Solche Methoden verlangen vom Patienten aktives Einfühlen und Selbstkontrolle. Die Bereitschaft dazu muß oft erst durch Aufklärung über die tieferen leib-seelischen Zusammenhänge geweckt werden. Dann aber sind außerordentliche und langanhaltende Behandlungserfolge und beglückende Selbsterfahrung zu erzielen.

5. Das Autogene Training (*J. H. Schultz*) geht den umgekehrten Weg. Diese Entspannungsmethode geht primär von der Bewußtseinslage aus, um den Körper autosuggestiv von der Erregung zur Ruhephase umzuschalten. Diese Übung verlangt mehr Einsicht, Interesse und Mitwirkung. Belohnt wird der Übende durch das Erlebnis des gelösten Atems, der entspannten Schwere und der wohltuenden Wärme. Beherrscht man diese Übung, so kann sie gerade im Fasten eine große Hilfe zur Beruhigung und Schlaffindung darstellen. Als Anfänger braucht es Geduld, um durch die regelmäßige Einübung dieses bedingten Reflexes zu einer zuverlässigen Auslösbarkeit der positiven Reaktion zu gelangen. Am besten ist es, mit einer gewissen Nonchalance an die Sache heranzugehen und nicht mit einer schülerhaften Überkonzentration, welche die gedankliche Unruhe nur steigert und damit die leibliche Spannung erhöht. Schwere- und Wärmeerlebnis werden so durch den allzuguten Willen eher

verhindert. Voraussetzung ist eben das *Nichtwollen* wie in einem Dolce far niente. In der Oberstufe des autogenen Trainings wird das Festhalten positiver Gedanken zur Steigerung von Willenskräften und Konzentration zum Inhalt der Übung, den formelhaften Vorsatzbildungen. Sie erleichtern den Selbsterziehungsprozeß z. B. bei der Entwöhnung von Genußgiften enorm. Solche Formeln werden mehrmals täglich ein bis zwei Minuten lang in Gedanken wiederholt und lauten etwa: »Nikotin schädlich, ich rauche nicht, Alkohol überflüssig« usw. Auch das Gut-Zureden in schwierigen Lagen kann vorweg geübt werden: »Ich bleibe ganz ruhig, nichts kann mich aus der Ruhe bringen, ich sehe das Gute« usw. Die formelhafte Vorsatzbildung erinnert ein wenig an *Coués* »Ich fühle mich jeden Tag in jeder Hinsicht besser und besser!« Dies sollte keineswegs dazu führen, ernsthafte Krankheitssymptome zu vertuschen und damit echte Heilungschancen zu verspielen. Also keine, wenn auch noch so gut gemeinte Selbsttäuschung. Von hier aus ist es nur ein kleiner Schritt zur Übung der Imagination. Das darin ausgelöste traumhafte Bildstreifendenken bringt eine weitere Qualität der seelischen Entspannung. *J. H. Schultz* empfiehlt das imaginierte Absinken auf den Meeresgrund.

6. *Happich* und *Leuner* entwickelten eine Methode der Bildmeditation imaginierter Landschaften, die zu einem »seelischen Meditationsweg« ausgebaut wurden. Im Anschluß an die Unterstufe des Autogenen Trainings eignen sich diese Übungstechniken besonders zur Findung und Ausbildung eines innerseelischen Raumes der Stille und Geborgenheit.

Jeder Übende weiß, wie schwer es sein kann, sich nicht von Alltagsgedanken ablenken und aus der Stille herausholen zu lassen. Die Ausfüllung des Gedankenraums durch stete Wiederholung einfacher Sprüche, Verse oder Mantrams ist hierbei eine große Hilfe. Zudem wird etwas von der Kraft des Gedankeninhalts spürbar. Jeder kennt solche ihm bedeutsame Stellen, z. B. aus dem Psalter, den Worten Jesu, den Upanischaden, dem Tao-Te-King oder dem Koran. Dem Vaterunser lassen sich so ganz neue Seiten und Wirkungen abgewinnen.

Zur Auswahl sind einige Texte im Anhang zitiert.

> In den letzten Tiefen aber verstummt jede Andacht, wird wortlos: »Die größte Offenbarung ist die Stille« (*Laotse*).

Bewegung und Übung

Nachdem die Bedeutung des Nichtstuns und der Entspannung so betont worden ist, könnte der Eindruck entstehen, nur die Ruhe kann es bringen. Jawohl, durchaus, sofern es sich um die Wiedergewinnung einer unerschütterlichen seelischen Gelassenheit handelt, nicht aber um körperliche Inaktivität oder gar Faulheit. Es wäre ein unverzeihlicher Fehler, wenn man glaubte, Faster schonen oder gar ins Bett legen zu müssen. Ebenso fehlerhaft wäre aber auch eine Überbeanspruchung.

Die ersten Tage sollen in Ruhe dem Einfasten und der allgemeinen Umstellung gewidmet werden. Das Bedürfnis nach Abschirmung und Nichtstun ist verständlicherweise ein Anliegen unterschiedlicher Dauer. Früher oder später regt sich der Unternehmungsgeist wieder. Dann öffnet spontaner Bewegungsdrang den Zugang zu körperlichen Übungen in Gymnastik, Wandern, Schwimmen.

Es ist Aufgabe der ärztlichen Überwachung, dafür zu sorgen, daß dieser Bewegungsdrang nicht zu hastig und zu intensiv, sondern stufenweise erfolgt. So lassen sich unnötige und unangenehme Blutdruckschwankungen, Herzsensationen, Kreislaufstörungen, aber auch Sehnen- und Muskelrisse, Distorsionen usw. vermeiden.

Wo dieser Impetus ausbleibt, sollte der Patient vorsichtig zu seinen aktiven Möglichkeiten hingeführt werden. Dieses Hinführen soll sehr genau den individuellen Möglichkeiten und Fähigkeiten, z. B. im Einzelunterricht, angepaßt und kontrolliert werden. Die Weiterführung kann in drei bis vier Leistungsgruppen der Gymnastik und Wanderungen geschehen. Es liegt in der Natur der Sache, daß sich nicht wenige mit kleinen Spaziergängen auf ebener Strecke und mit leichten Dehnübungen und isometrischen Muskelspannungen begnügen müssen und dazwischen ganze Ruhetage verordnet werden.

Bei gesunden jungen oder sportlich trainierten Menschen sind auch wohldosierte längere Dauerläufe möglich. Erinnert sei hier wieder an die Marschleistung der fastenden Schweden, die in zehn Tagen die 500 km lange Strecke zwischen Göteborg und Stockholm zurücklegten (s. S. 43/44, 51, *Tab. 5*).

Zehn Tage lang jeweils 50 km zu Fuß marschieren ist an sich schon eine außergewöhnliche Leistung. Das für den Laien geradezu Unwahrscheinliche daran ist, daß diese Männer im Alter zwischen 17 und 53 Jahren in dieser ganzen Zeit nichts gegessen haben. Allerdings haben sie reichlich Wasser, nämlich ca. 2,7 l täglich getrunken ohne jeden kalorischen Zusatz. Alle elf Teilnehmer kamen bei auffallender körperlicher und seelischer Frische in Stockholm an. Bei der Wiederholung 1964 mußten bei dem gleichen Marsch von den 19 Teilnehmern zwei wegen Fußbeschwerden (verursacht durch Narben nach Kriegsverletzungen) einen Tag lang gefahren werden, ansonsten erreichte auch diese Gruppe wohlbehalten ihr Marschziel (*1, 2*). Bei fünf Teilnehmern der letzten Gruppe wurden regelmäßig Körpergewicht, Grundumsatz, Stickstoffbilanz, Fettumsatz und mittels radioaktiver Isotopen der Wasserumsatz bestimmt. Der Gewichtsverlust dieser so untersuchten Gruppe betrug in diesen zehn Tagen pro Kopf 9 kg, davon waren 5 kg Fett, 3 kg Wasser und 1 kg Eiweiß. Damit befinden wir uns, selbst bei dieser großen Anstrengung, noch weit innerhalb der Toleranzgrenze sowohl für das Fettdepot wie für das Reserve-Eiweiß. Unter normalen Fasten- und Trainingsbedingungen wird der Eiweißverlust wesentlich geringer sein, nämlich in drei Fastenwochen zwischen 15 und 25 g täglich, zusammen also etwa 650 g. Dagegen haben die marschierenden Schweden in zehn Tagen 1 kg Eiweiß verloren, d. h. täglich 100 g. Zu einem Eiweißverlust von 1 kg kommt es unter normalen Fastenbedingungen erst nach ca. 40 Fastentagen. Der Eiweißverbrauch geht also im Fasten immer mehr zurück (s. S. 21–24, *Abb. 5c*). Von einem riskanten Eiweißverlust oder einer körperlichen Überforderung kann so lange keine Rede sein, wie man sich an die individuellen, durch eingehende Untersuchung abgesicherten Gegebenheiten hält. Demgegenüber muß aber ausdrücklich betont werden, daß Marschleistungen solcher Art als Grenzbelastung und nicht als Standardübung anzusehen sind. Voraussetzung dafür sind eine stabile Konstitution und systematisches Training, wenn man keine Katastrophe riskieren will. Der Tübinger Sportmediziner *Jeschke* spricht von einem dreijährigen Lauftraining, bis das Herz dazu fähig sei, dreimal wöchentlich einen Lauf von 50 km durchzuhalten. Damit will ich nicht sagen, daß dreimal wöchentlich 50 km Langlauf das erstrebenswerte Optimum für jedermann wäre. Viele bringen dazu weder die anlagemäßigen noch lebensgeschichtlichen Voraussetzungen mit.

Sie laufen eher Gefahr, ihre Lebenserwartung damit abzukürzen, anstatt zu verlängern. Das Training soll Spaß machen und nicht eine zusätzliche Pflichtübung werden. Jeder muß sein Optimum, auch im Fasten, selber finden. Auch die Untersuchungen von *Ritter* (*252*) und *Jungmann* (*146, 147*) bestätigen, daß Übung im Fasten kein Risiko, sondern außerordentlich sinnvoll ist. Körperliche Bewegung und Übung sind eine Grundfunktion menschlichen Lebens, deren Vernachlässigung zu einer Verkümmerung des Bewegungsapparates, vor allem der Muskulatur, und hier besonders des Herzens führen muß. Zum Vergleich sei hier an die Inaktivitätsatrophie der Muskulatur z. B. nach Knochenbrüchen sowie an das »Faulenzerherz« erinnert, das vor dem Röntgenschirm schlaff dem Zwerchfell aufliegt.

Harte körperliche Arbeit gibt es für die Mehrheit unserer Bevölkerung seit Jahrzehnten nicht mehr, Maschinen, Apparate und Motoren haben sie ihr abgenommen. Die meisten Schwerarbeiter bedienen heutzutage nur noch Maschinen und sind dabei selber schwer geworden.

Standen 1800 jedem Menschen ca. ¾ PS an Leistungsvermögen zur Verfügung, so sind es heute mehr als 1 000 PS.

Deshalb gehört die sportliche Betätigung und Übung breiter Bevölkerungskreise zum allgemeinen Gesundheitsprogramm. Es ist in erster Linie die Aufgabe der Ärzte, auf die Folgen dieser Mißstände hinzuweisen und die Menschen wieder zur sportlichen Aktivität hinzuführen.

Auch im Fasten ist ein konditionierender Aufbau des Bewegungsapparates und der Muskulatur möglich und sollte deshalb auf individuelle Weise durchgeführt werden. Gerade der Faster braucht ein *Mindestmaß an Bewegung*, um zu verhindern, daß anstelle der Fettreserven mehr Muskulatur als entbehrlich abgebaut wird.

Bewegung und Übung als solche sind, wie alle Grundfunktionen des Lebens, lustbetont. Die Wiederentdeckung der Bewegungsfreude ist für viele Faster ein großes Geschenk. Nicht nur das leibliche Wohlbefinden wächst mit der Gymnastik- und Wanderstunde, auch seelische Spannungen werden dabei abreagiert, die psychische Balance stabilisiert.

Dazu kommt, daß durch nichts die periphere Durchblutung stärker aktiviert werden kann als durch die Bewegung. Das betrifft nicht nur die Beine, sondern vor allem das Herz und das Gehirn. Immer wieder läßt sich beobachten, daß Adipöse, die im Fasten systematisch trainieren, nicht nur Fett ab-, sondern Muskulatur wieder aufbauen.

Ebenso wichtig wie das Muskeltraining sind die dehnenden Übungen der Gelenkkapseln, Sehnen und periostalen Muskelansätze. Ohne diese regelmäßig geübten Dehnungen sind wir der unerbittlichen Schrumpfungstendenz allen Bindegewebes ausgeliefert, und das bedeutet zunehmende Einengung des Bewegungsspielraumes. Dem kann mit einem Repertoire aus dem Yoga abgeleiteter Dehnpositionen systematisch entgegengewirkt werden. Hier ergeben sich Berührungspunkte mit der Lösungstherapie, der Feldenkraismethode und der Eutonie (s. S. 71–73).

Einen besonderen Stellenwert in der Bewegungstherapie nimmt das *Schwimmen* ein, befinden wir uns ja dabei in einem anderen Medium, dem Wasser, das durch seinen Auftrieb das Körpergewicht nahezu aufhebt. Damit wird automatisch die zur aufrechten Haltung wie zur Überwindung der Erdanziehung nötige Muskelspannung aufgehoben. Ist das Wasser dazu noch warm, so nimmt die entspannende Wirkung auf Muskel-, Sehnen- und Kapseltonus noch zu und damit der Bewegungsspielraum.

Im Fasten sollte das Wasser nicht zu kalt sein, um keine Unterkühlungen zu riskieren, aber auch nicht zu heiß, denn damit wächst die Kollapsneigung, besonders beim Ausstieg aus dem Wasser. Am besten ist eine Temperatur zwischen 26 und 30°, worin auch der Faster sich längere Zeit im Wasser tummeln und Bewegungsübungen machen kann. Das kommt besonders den bewegungsbehinderten Arthrotikern und Rheumatikern zustatten, die damit ihr notwendiges Bewegungspensum erfüllen und mit der Wassergymnastik ihren Bewegungsspielraum erweitern können.

Physikalische Therapie

Der Wohnkomfort mit dauergeheizten Räumen und permanenter Bewegungsmangel stellen nur wenige Anforderungen an das thermische Adaptationsvermögen. Zwei wesentliche Grundfunktionen unseres Körpers, *Bewegung* und *Beweglichkeit* sowie die Wärmeregulation, welche eng mit der Kreislaufsteuerung gekoppelt sind, drohen zu verkümmern. Statt dessen versetzt uns eine überwiegend intellektuelle Tagesarbeit bei optisch-akustischer Dauerbelastung in permanente Willensanspannung, deren mimischer Ausdruck nicht nur in das Gesicht, sondern ebenso in die gesamte Haltemuskulatur vor allem der Wirbelsäule projiziert wird. Diese im gesamten Bewegungsapparat erzeugte Spannung kann nur selten oder gar nicht in eine angemessene Bewegungsform umgesetzt werden. Wird dies zur jahre- und jahrzehntelangen Gewohnheit, so kommen die vielfältigen Haltungsschäden, speziell der Wirbelsäule, zustande. Der so entstandene Muskelhartspann und die Gelosen lösen sich weder in Ruhe, noch in der Entspannung, noch im Schlaf auf; selbst Dehnungshaltung und gymnastische Übungen reichen allein nicht aus. Hier bringt die physikalische Therapie die oft unerläßliche Hilfe zum optimalen Behandlungserfolg (s. S. 164 Folg.).

Alle diese Anwendungen betreffen als erstes die Haut als Integument, ausgedehntestes Sinnesorgan und wichtigsten Wärmeregulator zugleich. Anwendungen über die Haut betreffen deshalb nicht nur die darunterliegenden Muskelschichten, sondern immer auch den segmentalen reflektorischen Organbereich.

Massagen

Im Fasten bevorzugen wir gezielte Teilmassagen zwei- bis dreimal wöchentlich in die vorwiegend betroffenen Bezirke, seltener ein- bis zweimal wöchentlich Vollmassage. Sie unterstützen die aktiven Bemühungen zur Bewahrung oder Wiederherstellung der Beweglichkeit und lösen schmerzhafte Gelosen und Verspannungen. Bindegewebsmassagen verordnen wir im Fasten so gut wie gar nicht, weil die damit verbundenen neuralen Anregungen im Fasten schlecht vertragen werden. Wegen ihrer allgemeinen entspannenden Wirkung erfreuen sich Fuß- und Beinmassagen wachsender Beliebtheit, denn der statisch meist überlastete Fuß findet in der Behandlung oft zu wenig Beachtung.

Wasseranwendungen

Indizierte Warmbäder bis ca. 39 °C, mit und ohne Kräuterzusätze, werden im Fasten gut vertragen, bei Hypotonikern als Kräuterbad mit Hautbürstung. Ähnlich verhält es sich mit den Wirbelbädern. Bei Unterwassermassagen ist eine gewisse Zurückhaltung geboten.

Kneippgüsse sollten infolge der veränderten Thermodynamik nur auf vorerwärmte Partien bzw. wechselwarm gegeben werden. Da auch sonst kreislaufstabile Patienten im Fasten kritische Regulationsphasen erleben, sollte auf Blitzgüsse ganz verzich-

tet werden. Dagegen sind ansteigende Arm- oder Fußbäder gut bekömmlich.

Das Trockenbürsten

Das Trockenbürsten verdient ganz besondere Beachtung und wird deshalb bei uns den Fastern zur Selbstübung beigebracht. Es trägt zur Stabilität des Kreislaufs, besonders morgens und nach der Bettruhe nachmittags bei und wird vor Antritt des Spaziergangs sehr wohltuend empfunden.

Packungen, Wickel, Umschläge

Sie werden bedarfsgerecht verordnet. Der Prießnitzsche Leibwickel mit Wärmeflasche zur Mittagsruhe ist beim Buchinger-Fasten ja obligat. Besonders wirkungsvoll und angenehm zugleich sind die heißen Heublumensäcke, die an die betreffenden Gelenk- und Muskelpartien, eventuell kombiniert mit nachfolgenden Teilmassagen, angebracht werden. In steigendem Maße kommen auch bei Arthrosen und rheumatischen Erkrankungen Eisbeutel und Eiswickel zur erfolgreichen Anwendung. Sie haben eine deutliche schmerzstillende Wirkung.

Elektrotherapie

Auch Kurzwellen, Ultra-Kurzwellen und Kippschwingungen können bei entsprechender Indikation zur Anwendung kommen. Besonders wirkungsvoll ist oft die kombinierte UKW-Ultraschall-Behandlung.

Bei allen Anwendungen ist die auch sonst gültige Regel, den Patienten an allen unbehandelten Partien gut abzudecken und warmzuhalten, im Fasten von besonderer Wichtigkeit. Gleich wichtig ist die mindestens halbstündliche Nachruhe in der Horizontalen.

Der Kontakt größerer Hautpartien mit der frischen Luft vollzieht sich heutzutage bei vielen Gelegenheiten in ausreichendem

Maße und braucht deshalb nicht besonders als Luftbad verordnet zu werden. Anders verhält es sich mit dem Sonnenbad. Hierbei wird bekanntlich eher zuviel des Guten getan. Das Passiv-in-der-Sonne-Liegen, um sich bräunen zu lassen, geschieht hauptsächlich aus kosmetischen Gründen, um gut und erholt auszusehen. Wer nicht braun gebrannt vom Urlaub oder der Kur zurückkommt, erhält von seiner Umwelt schlechte Zensuren. Das »Du siehst aber schlecht aus« ist ein gefürchteter psychischer Keulenschlag.

Der gesundheitliche Wert dieser auch apparativen Überbestrahlung ist äußerst zweifelhaft. Mit Sicherheit altert dadurch die Haut schneller und disponiert mehr zu Karzinomen. Die zeitlich begrenzte Bewegung in der Sonne bei Sport und Spiel ist sinnvoll, die direkte Bestrahlung von Gesicht und Kopf durch entsprechende Bedeckung eher zu vermeiden. Auch *indirekte* Bestrahlung bräunt die Haut, wenn auch etwas langsamer, mit Sicherheit aber weniger nachteilig.

Bei gezielten Indikationen wie Acne vulgaris und Psoriasis sind andere Aspekte entscheidend und rechtfertigen dann auch eine stärkere Bestrahlungsdosis. Offenbar wachsen mit dem Fasten dabei die Erfolgschancen.

Pflege der Haut

Im Fasten nimmt der Hautturgor vor allem durch die Einschmelzung subkutanen Fettgewebes langsam ab. Knetmassagen und Trockenbürsten, auch im Gesicht, steigern die Durchblutung und verhindern den Abbau elastischer Elemente. Sinnvoll ist die Kombination eines *kalten Gesichtsgusses* mit der Einreibung feuchter, Vitamin-F-haltiger und rasch einziehender Cremes mehrmals täglich. Die Poren der Haut sollten dadurch nicht verstopft werden, da sie an der Ausscheidungsarbeit im Fasten mitbeteiligt sind. Tonisierende und erfrischende Allgemeinwirkung im Gesicht und am Hals entfalten Masken aus einer cremig angerührten Quark-Öl-Mischung mit reichem Vitamin-F-Gehalt (s. S. 24 Folg.).

Medikamentöse Therapie

Eine wachsende Zahl von Patienten kommt mit einer immer breiteren Palette different wirksamer Arzneimittel zur stationären Aufnahme. Die meisten nehmen diese Arzneimittel regelmäßig und systematisch, die anderen mehr sporadisch und nach Bedarf. Die überwiegende Mehrzahl dieser Medikamente soll die Folgen von Streß, Über- und Fehlernährung und die daraus resultierenden Risikofaktoren symptomatisch kompensieren. Wie schon beschrieben, greift das Fasten ursächlich in diese vielschichtige Pathogenese ein und macht damit die Mehrzahl dieser Medikamente überflüssig. Andererseits wäre es aber verkehrt, alle Medikamente sofort abzusetzen. Unangenehme oder gar gefährliche Entzugserscheinungen wären die Folge. Das gilt besonders für Betablocker und Psychopharmaka.

Da durch die Fastenwirkung ein großer Teil der eingenommenen Medikamente entbehrlich wird, müssen sie stufenweise abgebaut werden. Dazu gehören neben den schon genannten die Schlafmittel und Tranquilizer, ein Großteil der Antihypertensiva, Antiarrhythmika, Kardiaka und koronar wirksame Mittel.

Von vornherein abgesetzt werden müssen die Diuretika, die Antidiabetika und die Antikoagulanzien. Da den Patienten von ihren behandelnden Ärzten zu Recht ans Herz gelegt wurde, diese Mittel unter allen Umständen einzunehmen, macht es manchmal Mühe, ihnen klar zu machen, daß dies nun für das Fasten nicht mehr gilt. Außerdem werden gleich zu Beginn alle substituierenden Fermentkombinationen, Antazida, Antihistaminika nicht mehr benötigt.

Unverändert weitergeführt werden muß dagegen eine zu Recht durchgeführte Digitalisierung, eine Substitutionstherapie mit Schilddrüsenhormonen, eine antiasthmatische Basisbehandlung. Selbstverständlich entscheidet im Einzelfall immer die subtile Verlaufskontrolle über die Planung der medikamentösen Zusatzversorgung. Im Fasten besteht die große Chance, alle Grundfunktionen, unabhängig von Arzneimitteln, wieder in ein harmonisches Gleichgewicht zu bringen. Die beschriebenen physiotherapeutischen, diätetischen und psychologischen Hilfsmethoden tragen dazu wesentlich bei. Selbstverständlich wird man nicht alle Medikamente um jeden Preis weglassen. Häufig ist es schon ein großer Fortschritt, wenn es gelungen ist, die Gesamtzahl der eingesetzten Medikamente stark zu verringern und statt dessen solche mit gar keinen oder geringeren Nebenwirkungen anzuwenden. Dazu kommen bevorzugt folgende Pflanzenextrakte zum Einsatz: Baldrian, Hopfen, Johanniskraut, Weißdorn, Mistel, Ginster, Arnika, Wasserhanf, Roßkastanie, Echinacea, Orthosiphon.

Folgende homöopathischen Medikamente haben sich in bestimmten Fastensituationen bewährt: Anacardium, Belladonna, Calcium carbonicum, Cuprum aceticum, Dulcamara, Ferrum phosphoricum, Graphites, Hypericum, Magnesium phosphoricum, Mercurius bijodatus, Nux vomica, Robinia, Sulfur, Veratrum album.

Diese Mittel setzen an den fastenbedingten Regulationsstörungen, vor allem bei älteren Menschen, an: Durchschlafstörungen, abdominelle Spasmen und Nüchternreaktion, hypotone Kreislaufregulationsstörung, venös-lymphatische Stauung, verminderte Diurese, Kälteempfindlichkeit, Hautreaktionen, Muskelkrämpfe, Stimmungsschwankungen.

In wachsendem Umfang müssen bei unseren Patienten Vitamine und Minerale substituiert werden (*115, 116, 300*). Das hängt ebenfalls mit dem allgemeinen Arzneimittelmißbrauch zusammen, vor allen Dingen an Laxanzien und Diuretika, aber auch Psychopharmaka. Am häufigsten tritt dadurch ein Kaliummangel auf, aber auch Kalzium und Magnesium können nur ungenügend ersetzt werden. Immer häufiger fallen außerdem durch Lithiummangel bedingte Depressionsformen auf, die möglicherweise ebenfalls auf diese Weise provoziert werden können.

Fehl- und Überernährung gehen immer mit Mängeln am Vitamin-C- und B-Komplex einher, bei Laxanzienmißbrauch sind auch die Bakterienflora und Vitamin-K-Produktion gestört. Am häufigsten wird durch eine Blutungsneigung an den Schleimhäuten diese Situation deutlich gemacht. Wahrscheinlich hängt eine gestörte Akkommodation auch mit einem relativen Vitamin-A-Mangel zusammen (s. S. 59).

Wir geben der gezielten Substitution in ausreichender Dosierung den Vorzug vor Kombinationspräparaten. Über die Substitution hinaus haben größere Mengen an Vitamin C, aber auch an B_1 und B_{12} einen psychotropen stimulierenden Effekt, der die Fastenwirkung erfreulich ergänzen kann (s. S. 24/25).

Versuche, durch Medikamente die Gewichtsabnahme zu beschleunigen, haben bisher keine greifbaren Erfolge gebracht. Wie schon beschrieben, lehnen wir die Verabfolgung von Schilddrüsenhormonen zu diesem Zweck ab. Auch sind nach den bisherigen Erfahrungen Gaben von Wachstumshormon und HCG (human chorion gonadotropin) nicht in der Lage, die Gewichtsabnahme zu beschleunigen oder zu intensivieren.

Ganz allgemein wird man sich in der medikamentösen Behandlung nach der individuellen Situation und nach dem unbedingt notwendigen Bedarf richten; nach dem Prinzip des nil nocere mit sparsamstem Medikamenteneinsatz die größtmögliche Wirkung zu entfalten. Wenn aber Medikamente eingesetzt werden, dann natürlich in der adäquaten Dosierung.

Mit dem bisher Gesagten soll auch deutlich gemacht werden, daß ein therapeutisches Fasten am besten unter stationären Bedingungen stattfinden sollte (*27, 29, 46, 86*).

Unspezifische rhinopharyngeale Provokation (das sogenannte *Roedern*)

Mit besonderem ärztlichem Spürsinn für das therapeutisch Richtige und zugleich Einfache hat *O. Buchinger sen.* eine Reihe von das Immunsystem stimulierenden Methoden von *H. Roeder* übernommen und als Hilfsmethode in sein therapeutisches Programm eingebaut. Diese ist von *O. Buchinger jun.* übersichtlich zusammengefaßt, bei *B. Wilkens* in Hannover veröffentlicht worden (*31*). Dieses Büchlein wird jedem Interessierten zur Lektüre empfohlen. Hier soll der Bedeutung wegen nur eine kurze Zusammenfassung gegeben werden. Ort der Handlung sind die Schleimhäute und Lymphdrüsen des Nasen-Rachen-Raums. Das erste Ziel dieser Roeder-Methode ist die Beseitigung einer lymphatischen Ausscheidungsbehinderung mit gleichzeitiger Anregung der Infektabwehr an dieser häufigsten Eintrittspforte aller infektiösen Erreger überhaupt (*14, 228*). Dazu einige anatomisch-physiologische Vorbemerkungen (*Abb. 26*). Wie Schildwachen sind die Gaumen-, Rachen- und Zungentonsillen im Waldeyerschen Rachenring gelagert, um den oberen Körpereingang vor unerwünschten Eindringlingen abzuschirmen. Dazu kommen noch zahlreiche in die Schleimhaut des Rachens und des Zungengrundes eingebettete Lymphfollikel. Alle zusammen sind ihrer Struktur nach auf Produktion und Sekretion einer Exolymphe angelegte Drüsen mit entsprechenden Ausführungsgängen. Hierdurch werden mit jedem Kauakt und Schlucken humorale Antikörper, Bakterizide, Muzine und vor allem T- und K-Lymphozyten sowie überwiegend γ-Interferon in die Mundhöhle und den Rachenraum hinein abgegeben.

Richtsmeier (zit. nach *Ruppert, V., 256*) hat in diesem System ca. eine Milliarde Lymphozyten gezählt, die ebensoviel Interferon enthalten wie die Gesamtzahl der Blutlymphozyten. Interferon wirkt direkt antiviral und zytostatisch und aktiviert außerdem Killerlymphozyten und humorale Antikörper.

Auch im Sekret der Nasenschleimhaut sind humorale Antikörper, Bakterizide und fermenthaltige Muzine wie Lymphozyten enthalten. Außerdem ist das Epithel mit Zilien besetzt, welche eingedrungene Bakterien und Fremdkörper mechanisch wieder nach außen befördern. Durch exogene Überreizung ist sie häufig ödematös verquollen und hypertrophiert oder durch chronisch entzündliche Prozesse atrophiert und mit Borken besetzt (*Abb. 76, 77 und 78*). Atmung und Vorerwärmung der Luft werden dadurch mehr oder weniger behindert, die Abwehrfunktionen liegen total darnieder.

Behandlung der Nasenschleimhaut

Durch das langsame Einbringen eines dünnen mit ätherischen Ölen beschickten Watteträgers werden Borken und zähe Schleimmassen entfernt, die Durchblutung und Erwärmung der Schleimhaut angeregt und die Nasenatmung erleichtert. Die regelmäßige, wenn nötig tägliche Wiederholung dieser Prozedur fördert die Regeneration dieser Epithelien und die Wiederherstellung der ziliaren Funktion. Damit sind die wesentlichen Voraussetzungen für eine Beseitigung der Infektanfälligkeit geschaffen.

Mit dem morgendlichen Aufziehen eines Schluckes kalten Wassers (bzw. physiologischer Meersalzlösung) durch jedes Nasenloch läßt sich dann längerfristig eine freie Nasenatmung und stabile Abwehrlage gegen Virusinfekte erreichen, zumal Korrelationen zwischen Nasen- und Bronchialschleimhaut bestehen (*228, 286*).

Oft spielt in der Pathogenese der rhinopharyngealen Infekte die paradoxe Kapillarreaktion der Nasenschleimhaut auf Kaltreize eine entscheidende Rolle. Anstelle einer sekundären Vasodilatation nach kurzdauernder initialer Engstellung bleibt die Vasokonstriktion bestehen oder nimmt gar zu. Es kommt zu präkapillären serösen Extravasaten, Histaminausschüttung und Ödembildung, worunter vor allem das Flimmerepithel leidet. Damit wächst der unspezifische Gewebstropismus für Viren und ihre Haftfähigkeit nimmt zu. Die in den katarrhalischen Sekreten sich rasch vermehrenden Viren werden zu Schrittmachern für andere Erreger, vorwiegend Streptokokken. Ist es schon so weit gekommen, dann ist das Roedern der Nase nicht mehr am Platz, ebensowenig aber auch die schleimhautabschwellenden Sprays, welche durch fortgesetzte Vasokonstriktion die Symptome verschlimmern.

Hier sind ansteigende Teilbäder, besonders der Unterarme, aber auch der Füße (38–42–45 °C, zehn bis 30 Minuten) notwendig. Sie heben über kollaterale Vasodilatation die Durchblutungsstörung auf und führen zur Entquellung der Nasenschleimhaut.

Auf diese Weise läßt sich eine in den meisten Fällen ausreichende Infekt- und Grippeprophylaxe betreiben. Zur vorbeugenden Grippeimpfung braucht man also nur

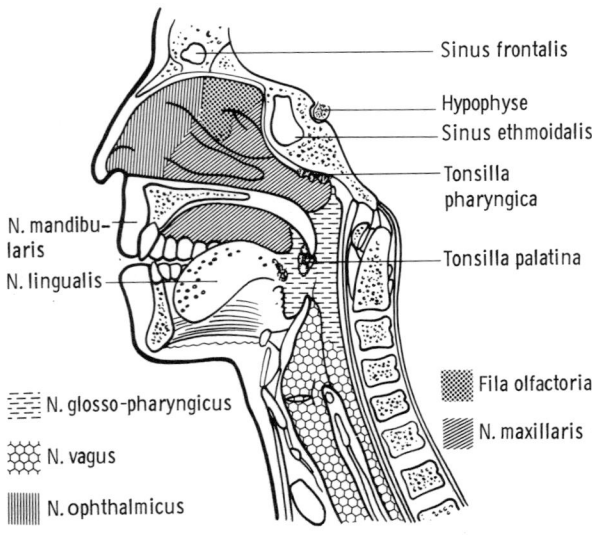

Sinus frontalis

Hypophyse
Sinus ethmoidalis

Tonsilla pharyngica

Tonsilla palatina

N. mandibularis
N. lingualis

N. glosso-pharyngicus

N. vagus

N. ophthalmicus

Fila olfactoria

N. maxillaris

Abb. 26 Die sensible (sensorische) Schleimhautinnervation des Kopf-Hals-Eingeweide-Traktes am Medianschnitt dargestellt (rechte Schnitthälfte) aus: *Pernkopf, E. (235)*

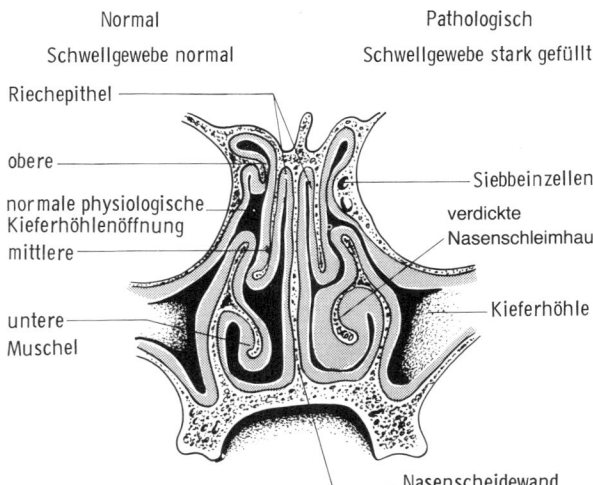

Normal
Schwellgewebe normal

Pathologisch
Schwellgewebe stark gefüllt

Riechepithel

obere

normale physiologische Kieferhöhlenöffnung

mittlere

untere
Muschel

Siebbeinzellen

verdickte
Nasenschleimhaut

Kieferhöhle

Nasenscheidewand

Abb. 27 Querschnitt durch das Nasenlumen (aus: *Ruppert, V., W. Rüdiger*) (*256*)

zu greifen, wenn Abhärtung durch Kältereize und Provokation durch Roedern nicht mehr ausreichen sowie bei ausgesprochener Anfälligkeit durch Exposition im Publikumsverkehr.

Das zweite Ziel des Nasen-Roederns ist die Anregung des Kreislaufs. Die Nasen-Rachen-Schleimhaut ist reich mit sensiblen Nerven ausgestattet. In der obersten Nasenmuschel beherrscht der Riechnerv das Feld, in die übrigen Bereiche teilen sich die Trigeminusäste (N. ophthalmicus, N. mandibularis, N. maxillaris), der N. lingualis sowie der N. glossopharyngicus und N. vagus (*Abb. 26*).

Das parasympathische System ist über das Ganglion pterygopalatinum, der N. sympathicus über das Ganglion cervicale craniale und den N. petrosus profundus in allen Bereichen vertreten. Besonders in den Schwellkörpern des Naseninnern sind reichlich sympathische Nervenfasern vorhanden (*183, 235*).

Durch die Berührung der sehr empfindlichen Nasenschleimhaut werden nicht nur Niesreflexe ausgelöst. Es kommt auch zu einer beachtlichen sympathikotonen Allgemeinreaktion mit kurzem Atemstop, Blutdruckanstieg und Beschleunigung der Herzaktion. Damit verbunden ist eine Anregung der Vigilanz. Dieser Effekt läßt sich durch Aufbringen von ätherischen Ölen (Pineole, Eukalyptusöl usw.) bzw. aggressiven Gasen wie Ammoniak noch verstärken. Früher waren die Ammoniak entwickkelnden Riechsalze als Kreislaufstimulans zur raschen Selbsthilfe viel im Gebrauch. Wer erinnert sich nicht an den Hilferuf *Gretchens* im Faust: »Nachbarin, Euer Fläschchen!«?

Mit der Nasenbehandlung ist immer auch eine belebende Allgemein- und Kreislaufwirkung verbunden, die von den Fastenden meist wohltuend empfunden wird. Manche Hypotonie und Adynamie läßt sich auf diese einfache Weise beheben.

Der kalte Dauergesichtsguß von ca. einer Minute, am besten mit der Handbrause vor der Badewanne, kombiniert mit der kalten Nasendusche empfiehlt sich bei der morgendlichen Aufstehflaute, nicht nur im Fasten, sondern durchaus zum Dauergebrauch. Diese Maßnahmen sind intensiver und länger kreislaufwirksam als etwa Bohnenkaffee oder Schwarztee und vor allen Dingen frei von deren lästigen Neben- und Nachwirkungen.

Nach Operationen der Nasennebenhöhlen

Abb. 28 Aufsicht auf normales Flimmerepithel des Gesunden (20 000fach, Cambridge Stereoscan Elektronenmikroskop, Dokumentation Zyma GmbH, München)

Abb. 29 Defektes Epithel. Das Epithel und die Flimmerhaare sind mit zähen Schleimmassen, Detritus und Bakterien (Diplokokken) bedeckt und eingehüllt, so daß eine geordnete Kinetik nicht mehr möglich ist (50 000fach, Cambridge Stereoscan Elektronenmikroskop, Zyma GmbH, München)

ist Vorsicht am Platz, und bei Allergikern sollte das Auswischen ganz unterbleiben. Hier empfiehlt sich die Nasenspülung mit lauwarmer Meersalzlösung.

Bei der Rhinopathia vasomotorica führen nicht nur thermische und chemische Reize, sondern auch mechanische zu Obstruktion der Nasenatmung. Die Rezeptoren liegen in der Nasenschleimhaut selber, der afferente Teil des Reflexbogens läuft parasympathisch über den N. petrosus superficialis major zum Ganglion pterygopalatinum. Dort erfolgt die Umschaltung cholinergisch über die Rr. nasales posteriores zur glatten Gefäßmuskulatur und den Schleimdrüsen der Nasenschleimhaut, über den N. zygomaticus zur Tränendrüse. Es resultiert eine Schwellung und Ödematose der Nasenschleimhaut mit vermehrter Schleim- und Tränensekretion (*Abb. 26, 27, 28 und 29*).

Über gekreuzte Reflexbögen kann via Nase auch ein hyperreaktives Bronchialsystem erreicht und eine Reflexbronchokonstrik-tion ausgelöst werden. So ist bei Rhinitis vasomotorica und asthmatischer Bronchitis zunächst Zurückhaltung geboten. Durch vorsichtiges Auspinseln mit indifferenten Ölen läßt sich eine stufenweise taktile Desensibilisierung einleiten, welche die Nasenschleimhaut gegen äußere Reizeinwirkungen widerstandsfähiger macht und damit auch eine hyperreaktive Bronchialschleimhaut besser abschirmt.

Nach *Fröse* (zit. nach *O. Buchinger jun. 31*) können durch solche taktile Reize der Nasenschleimhaut über parasympathische Reflexbögen auch Funktionsstörungen im Bauch und Beckenraum, z. B. eine nasale Dysmenorrhö, beeinflußt werden.

Absaugen der Gaumenmandeln und Ausdrücken der Rachenmandeln

Als Überlauf des gesamten lymphatischen Systems haben diese Drüsen Ausscheidungs- und Entgiftungsfunktion. So wer-

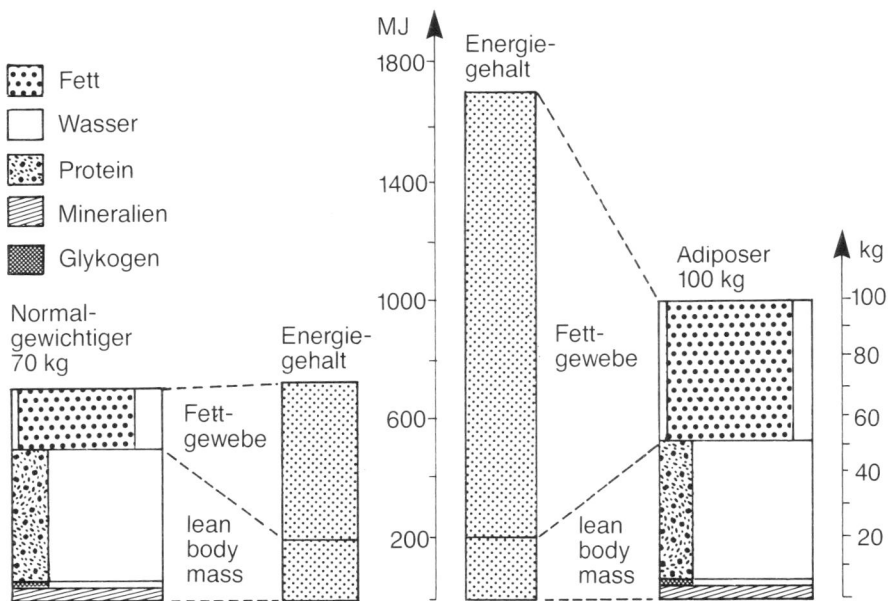

Abb. 30 Energiegehalt und -speicher des Menschen in Abhängigkeit von der Körperzusammensetzung (nach *Ditschuneit u. Wechsler*) (*49*)

Tabelle 9   Energiereserven in kcal bei 170 cm großen Personen in Abhängigkeit vom Körpergewicht (T. = Tausend)

	60 kg	70 kg	80 kg	90 kg
Fettreserve	6 kg 54 T.	10 kg 90 T.	15 kg 135 T.	25 kg 225 T. kcal
Eiweißreserve	2,5 kg 10 T.	3 kg 12 T.	3,5 kg 14 T.	4 kg 16 T. kcal
KH-Reserve	0,5 kg 2 T.	0,75 kg 3 T.	1 kg 4 T.	1,25 kg 5 T. kcal
Ges. Energie-Reserve ca.	66 T.	105 T.	153 T.	246 T. kcal
Fastendauer bei einem täglichen Energiebedarf von 2500 kcal	28 Tage	42 Tage	60 Tage	100 Tage

den mit dieser Exolymphe auch Bakterientoxine, Fremdeiweiße und Impfstoffe wie z. B. Pockenlymphe ausgeschieden. Narbige Veränderungen und Sekretpropfen in den Drüsenkanälen können diese Aufgabe erheblich behindern. Dadurch ist nicht selten die gesamte Drüsenfunktion blockiert. Diese läßt sich durch das sanfte rhythmische Absaugen der Gaumenmandel mit einer kleinen gestielten Glasglocke und Gummiballon beseitigen. Dabei kommen oft erstaunliche Mengen geronnener Sekrete und Eiterpropfen zum Vorschein. Außerdem wird durch diese Manipulation die Durchblutung der Drüsen angeregt. Da sich die Rachenmandel auf diese Weise nicht erreichen läßt, wird sie mit einem gekrümmten Watteträger ausgewischt und angeregt.

Die Indikation zur Tonsillektomie ließe sich durch konsequente Durchführung solch einfacher Maßnahmen noch weiter einschränken (*132*).

Auf keinen Fall darf die Tonsillektomie einseitig nur abgelehnt werden. Es gibt nicht wenige Patienten, denen nach abszedierenden und rezidivierenden Tonsillitiden allein die Tonsillektomie die Befreiung von Migränen, rheumatischen Beschwerden und anderem gebracht hat. Zuerst und vorher jedoch sollte man alle anderen Möglichkeiten ausschöpfen. Auch hier kommt es, wie überall in der Medizin, auf die richtige Diagnose und Indikationsstellung an.

Durch Berühren bestimmter Zonen im Rachen werden Schluck-, Würg- und Brechreflex ausgelöst. Das kann auch beim Absaugen der Mandeln passieren. Durch bewußt ruhiges und gleichmäßiges Atmen lassen sich diese Reaktionen vermeiden bzw. unterdrücken.

Fastendauer

Es gibt keine untrüglichen Zeichen für ein natürliches Ausgefastetsein (*27, 75, 164*). Weder der Grad der Zungenreinigung noch das Verschwinden des Mundgeruchs oder auch die Leere des Enddarms geben die entscheidenden Kriterien. Schon eher kann ein wild elementares Hungergefühl die Aufkündigung der seelischen Fastenbereitschaft bedeuten (*124 bis 127*).

Entscheidend für die Bestimmung einer angemessenen Fastendauer ist die richtige Einschätzung der substantiellen und vitalen Energiereserven. Mit der Messung von Körpergröße und -gewicht, eventuell auch noch der Hautfaltendicke (Suprailiakalfalte oder vordere Axillarfalte) läßt sich die substantielle Reserve hinreichend genau bestimmen. Differenziertere Methoden (44, 52) erlauben die anteilige Trennung der Fettgewebsmasse von der fettfreien Körpermasse (lean body mass). Die Fettreserven sind somit ziemlich genau meßbar, nicht aber die Eiweißreserven, welche in der lean body mass mit enthalten sind (Abb. 30).

In Abhängigkeit vom Körpergewicht verfügen Menschen gleicher Größe über unterschiedliche Energiereserven (Tab. 9). Die Überlebenszeit bei Nahrungslosigkeit wächst mit den verfügbaren Energiereserven. Bisher wurde dabei den Eiweißreserven die Hauptbedeutung zugemessen. In Abhängigkeit von der Atrophie der Haupteiweißträger, der Muskeln, sprach man von Dystrophie I., II. und III. Grades mit zunehmender Irreversibilität.

Kürzlich wurde bei der Sektion eines irischen Häftlings, der nach 63tägiger Nahrungsverweigerung Hungers starb, eine dominierende Fettatrophie gesehen. In diesem finalen Abbauprozeß sind also beide Strukturelemente, Eiweiß und Fett, gleichbedeutend beteiligt.

Schon 1917 hatte ein anderer irischer Revolutionär, McSwiney, als Häftling auf die gleiche Weise sein Leben nach 72 Tagen beendet (27). Die Überlebensdauer normalgewichtiger Menschen liegt also je nach den Umständen zwischen 60 und 80 Tagen bei völligem Nahrungsentzug.

Sehr aufschlußreich ist auch ein Zeitungsbericht über einen 18jährigen robusten Häftling, der von seinen Wärtern vergessen worden war. Erst nach 18 Tagen wurde er aus seiner mißlichen Lage befreit und sofort ins Krankenhaus gebracht. Er hatte in diesen 18 Tagen von 78 auf 54 kg um 24 kg abgenommen. Das besonders Bemerkenswerte daran ist, daß er ja nicht nur nichts zu essen, sondern auch keine Getränke bekam. Er hatte sich durch das Auflecken von Kondenswasser an den Wänden und am Boden und das Trinken des eigenen Urins über die Runden gebracht. Nach dreiwöchiger Rehabilitation konnte er ohne erkennbare bleibende Schäden wieder aus dem Krankenhaus entlassen werden.

Aus all dem wird deutlich, daß an den von verschiedenen Fastenärzten durchgeführten langen Fastenbehandlungen nichts Geheimnisvolles ist. So ließ Möller (224) einen chronisch Kranken 65 Tage lang fasten, Dewey einen anderen 70 Tage, Hazzard 75 Tage, Darrington 79 Tage und das mit Erfolg (27). Bei mir hat eine sehr adipöse junge Frau 92 Fastentage, ein 39jähriger extrem adipöser Mann 161 Tage ohne Probleme und sehr erfolgreich durchgestanden. Ditschuneit u. Pfeiffer (44) berichten von einem Patienten, den sie ohne gröbere Störungen 180 Tage lang haben fasten lassen. Außerdem wird von ihnen Thompson u. Mitarb. in den USA zitiert, welche bei einem übergewichtigen Patienten eine 249tägige Fastenperiode erfolgreich durchgeführt haben sollen.

Die biblischen 40 Fastentage, die uns früher als ein sagenhaftes Wunder erschienen waren, rücken in den Bereich realisierbarer Wirklichkeit. Für nicht wenige unserer Mitmenschen wäre eine solche Fastenzeit unter sachgemäßer Information und Führung ohne Risiko durchführbar. Diese Feststellung ist für den therapeutischen Teil des Fastens wichtig. Zweifellos liegt das Optimum des therapeutischen Fastens für die meisten bei 21 Tagen. Nicht selten aber wird die Ausdehnung auf bis zu 40 Tage – auch ohne Adipositas – erforderlich.

Aber nicht nur von den Energiereserven, auch von anderen Faktoren hängt die Ausdehnung einer Fastenperiode ab. So ist der Zustand der Blutgefäße, vor allem der Endstrombahn, mitbestimmend. Arteriosklerotische Veränderungen, Elastizitätsverlust und Ablagerungen in den Endothelien beeinträchtigen die Diffusionsvorgänge um so mehr, je geringer der Perfusionsdruck wird. Fastendauer wie Fastenintensität richten sich also ganz selbstverständlich nach den individuellen Gegebenheiten und Voraussetzungen. Für die Mehrzahl der Faster sind 14 bis 28 Fastentage angemessen, wobei dem Buchinger-Fasten mit ca. 200 kcal täglich in Form vitamin- und mineralreicher Gemüsebrühen und Obstsäfte gegenüber dem Null-Kalorien-Fasten der Vorzug einzuräumen ist. Auf diese Weise wird die Verträglichkeit besser und die Indikation breiter. Wie schon erwähnt, bringt die Zugabe von zweimal 1/8 bis zweimal 1/4 l Buttermilch täglich noch breitere Anwendungsmöglichkeiten und man kann damit ein therapeutisches Fasten bei chronisch allergischen und rheumatischen, meist mageren Patienten, soweit erforderlich, auch auf fünf oder sechs Wochen ausdehnen.

Andererseits gibt es natürlich Fälle, in denen die Toleranzgrenze schon nach sieben, zehn oder fünf Tagen erreicht ist oder ein einzelner Karenztag im Rahmen einer Heilkost genügt.

Auch hier gilt der Satz des *Paracelsus*: »Die Dosis bestimmt, ob aus einer Arznei ein Heilmittel wird oder Gift.« Das gilt auch für das Fasten als einer starken Arznei. Bezüglich der Härte und Ausdehnung des Fastens kommt es wesentlich auf die Erfassung persönlicher Möglichkeiten und die Feinabstimmung der therapeutischen Indikation an.

> In der Regel hat sich das Fasten nach *O. Buchinger* am besten bewährt (s. o.).

Abweichungen nach oben oder nach unten müssen im Einzelfall entschieden werden. Darüber hinaus gibt es natürlich Situationen und Fälle, in denen das Fasten überhaupt nicht in Frage kommt (s. Gegenindikationen).

Oft ergibt sich die definitive Fastendauer erst aus dem Verhalten während des Fastenverlaufs, wonach es ratsam oder notwendig werden kann, entweder abzukürzen oder zu verlängern. Ist, wie zumeist, der gesamte Behandlungszeitraum von vornherein festgelegt, so muß unbedingt Spielraum für eine genügend lange Nachfastendiät eingeplant werden. Es leuchtet ja unmittelbar ein, daß nach einem mehr oder weniger langen therapeutischen Fasten nicht sofort mit der vorher gewohnten, meist fehlerhaften Alltagskost begonnen werden kann.

So wie der Einstieg in das Fasten mit tiefgreifenden vegetativen Umstellungen verbunden ist, verhält es sich auch bei der Rückkehr von der inneren zur äußeren Ernährung. Diese kann deshalb nur stufenweise und der individuellen Situation voll angepaßt erfolgen. Für die Umstellung in den Nachfastentagen sind durchschnittlich ein Drittel der Fastentage, mindestens aber *vier volle Tage* zu veranschlagen. Bei Gesunden, die zehn Tage und weniger fasten, kann man sich auch schon einmal mit drei Nachfastentagen begnügen.

Je früher im Leben und vorbeugender das Fasten begonnen wird, desto härter (null Kalorien mit Wasser oder Tee), länger (drei bis sechs Wochen) und belastender (Körperschulung, Gymnastik, Wandern, Laufen, Schwimmen) wird es mit optimalem Erfolg durchgeführt werden können. Je weiter jedoch krankhafte Veränderungen an den wichtigsten Organen und Gefäßen vorgeschritten sind, desto leichter (Zusatz von Obstsäften, Gemüsebrühen, Haferschleim, Honig, Buttermilch usw.), zeitlich kürzer und körperlich schonender (kleine Spaziergänge, leichte Gymnastik, Dehnhaltungen, isometrische Übungen, Wassergymnastik), muß das Fasten sein, um die gewohnte erfolgreiche und heilsame Wirkung zu entfalten und nachteilige Zwischenfälle zu vermeiden.

Die Anpassungsfähigkeit an die im Fasten erfolgende allgemeine vegetative Umschaltung ist bei Jugendlichen unter zwölf Jahren meist noch nicht so groß, bei älteren Menschen über 60 Jahren schon wieder kleiner als beim Durchschnitt der Menschen der mittleren Altersstufe. Bei Jugendlichen muß auch die Wachstumsphase mit berücksichtigt werden.

Fastenbrechen, Nachfastendiät

Am letzten Fastentag wird mittags, anstelle der sonst üblichen Gemüsebrühe, der erste Apfel, nachmittags gegen 15 Uhr der zweite Apfel gegeben. Sie sollten mit Andacht lange und gut gekaut werden. Ist das aus technischen Gründen nicht möglich, werden sie gerieben. Manche ziehen den gedünsteten Apfel vor. Abends gegen 18 Uhr gibt es, anstelle des Obstsaftes, eine sämige Kartoffelsuppe. Viele Fastenbrecher haben mir schon spontan berichtet, daß diese Kartoffelsuppe die beste ihres Lebens gewesen sei und daß sie diese trotzdem gar nicht ganz bewältigen konnten. Manche fühlten sich schon nach dem ersten Apfel satt.

Der Appetit ist also größer als das Fassungsvermögen. Man fühlt sich schnell satt. Das ist ja auch verständlich, ist doch der Magen-Darm-Trakt noch enggestellt, die Produktion der Verdauungsfermente und Sekrete noch spärlich. Erst mit dem Nahrungsreiz, der stufenweise von Tag zu Tag gesteigert wird, kommt diese vermehrt in Gang. Entsprechend steigt die dazu notwendige Durchblutung im Splanchnikusbereich wieder an.

Im Nachfasten wird die verabfolgte Nahrungsmenge stufenweise von 600 kcal (um auf KJ zu kommen, muß die Kalorienzahl mit 4,184 multipliziert werden) am ersten Aufbautag auf 800 kcal am zweiten Aufbautag, 1 000 kcal am dritten Aufbautag und 1 600 kcal am vierten Aufbautag gesteigert. Eine reduzierte Form beginnt mit 500 kcal am ersten Aufbautag und endet mit 1 200 kcal am vierten Aufbautag. Die Nachfastendiät ist fleisch- und fischfrei, ihre Zusammensetzung zwar variabel, aber gut ausgewogen (20, 27, 75). Im Einzelfall wird im Anschluß an den jeweils ausgewählten Plan die weiterführende Kostform nach Zusammensetzung und Kalorienzahl in den Grundzügen besprochen. Detailliert ausgearbeitete Pläne sind nur bei wirklich Stoffwechselkranken (Diabetiker, Gichtiker, Hyperlipidämiker usw.) notwendig. Sie bleiben selbst dann noch oft genug unbefolgt oder gar ungelesen in den Schubladen liegen, wenn manifeste Krankheitssymptome dazu motivieren sollten. Entscheidend ist immer wieder, ob es gelingt, den Patienten für seine Gesundheit zu interessieren und ihm die Mitarbeit so leicht wie möglich zu machen.

Der erste Stuhlgang nach dem Fasten verdient besondere Beachtung. Er sollte sich in der Regel bis zum dritten Nachfastentag spontan einstellen. Verzögerungen treten dann ein, wenn Enddarmschleimhaut und Stuhlspitze zu trocken geworden sind und das Gleitvermögen dadurch beeinträchtigt wird. Dann muß ein kleiner Glyzerin- oder Kamilleneinlauf Abhilfe schaffen, und der Stuhl entleert sich anschließend wieder normal. Selbst die durch Laxanzienmißbrauch überdehnten und erschlafften Gedärme haben sich nach dem Fasten meist so gut entleert und tonisiert, daß sie wieder ohne Hilfsmittel funktionieren.

Ein Dauererfolg ist jedoch nur mit einer wohlschmeckenden pektin- und faserreichen Vollwertkost zu erreichen. Bewährt hat sich auch der frühmorgens nüchtern getrunkene milchsauer vergorene Sauerkrautsaft, der wenig Kochsalz enthält. Bei löffelweiser Zugabe von Weizenkleie oder Leinsamen zu den Hauptmahlzeiten muß anschließend genügend getrunken werden, um die darin enthaltene Zellulose ausreichend zur Quellung zu bringen, sonst können im seltenen Extremfall ileusartige Zustände auftreten.

Direkt tonussteigernd wirken Kolonmassagen, indirekt reflektorisch gezielte Bindegewebs- und Fußsohlenreflexzonenmassagen auf die Darmmotorik.

Der Übergang zu der im Einzelfall angemessenen oder notwendigen Grundkostform gelingt nach dem Fasten weit besser und fällt dem Betreffenden leichter, als es im Alltag möglich wäre. Die Empfindsamkeit für den Eigengeschmack der Nahrung ist wieder geweckt worden, auch das Verlangen nach Kochsalz geht auf den Normalbedarf von ca. 5 g täglich zurück. Durch geschickt kombinierte Gewürze wird selbst eine kochsalzzusatzfreie Kostform annehmbarer.

Auch das sonst so bedrängende Süßverlangen ist nach dem Fasten stark vermindert, wodurch sich zwanglos Kalorien einsparen lassen. Eine der Voraussetzungen dafür ist das langsame schweigende Essen und intensives Kauen. Daß man dabei nicht gleichzeitig Radio hören oder fernsehen kann, versteht sich von selber. Das Essen ist doch an sich schon ein Genuß, den es richtig auszukosten gilt. Das macht nicht nur Vergnügen, sondern man merkt auch rechtzeitig, wenn der Magen Sättigung meldet. Bei Ablenkung durch Lesen, Hören, Sehen und Sprechen beim Essen überhört man das Signal und gewöhnt sich mit der Zeit eine regelrechte Überfütterung mit allen Nachteilen an. Nicht wenige können schon eine Stunde nach dem Essen nicht mehr genau sagen, was sie eigentlich gegessen haben. Gerade dieser Sättigungsreflex funktioniert nach dem Fasten wieder besonders gut und nachhaltig. Das kann nicht nur monate-, sondern auch jahrelang anhalten. Aber dieses Sättigungsgefühl muß beachtet und gepflegt werden. Das ist mit ein Teil jener mühsamen Kleinarbeit, die *O. Buchinger sen.* so besonders am Herzen lag.

Auch im Nachfasten wird die Mittagsruhe eingehalten und – jetzt mehr nach Bedarf – der warme Leibwickel gegeben. Mit einem einleitenden autogenen Entspannungstraining wird sie zur erholsamen und genußreichen Siesta. Anscheinend muß sich der Mittel- und Nordeuropäer erst dazu erziehen. Aber bei der heute üblichen Arbeitsbelastung lohnt sich diese Gewöhnung.

Die Flüssigkeitsmenge neben der Nahrungszufuhr kann jetzt auf ca. einen Liter täglich begrenzt werden, enthält doch die Nahrung an sich schon einen hohen Wasseranteil. Eine Einschränkung der Flüssigkeitszufuhr ist höchst selten nötig, umgekehrt kann diese Menge auch bei Bedarf überschritten werden, z. B. wenn der Urin zu dunkel und konzentriert werden sollte.

Die körperliche Aktivität wird unvermindert weitergeführt. Dabei macht sich jetzt wieder die Fülle des Leibes bemerkbar. Statt der Leichtigkeit und Beschwingtheit in der Bewegung wird man sich wieder seiner Erdenschwere bewußt. Das ist besonders am zweiten und dritten Nachfastentag der Fall. Erst dann, meist im Zusammenhang mit der ersten Stuhlentleerung, ist auch dieser Rückschalteffekt überwunden. Deshalb läßt sich frühestens am vierten Nachfastentag, manchmal erst nach einer Woche, das Fazit der zurückliegenden Fastenzeit ziehen. Die objektiven Erfolge sind in der überwiegenden Mehrzahl erfreulich bis außergewöhnlich, was einen entsprechenden Niederschlag im subjektiven Erleben und Empfinden der Patienten findet (*124*). Das ist für den behandelnden Arzt eine große Befriedigung.

Auf S. 203–208 sind fünf verschiedene Diätpläne für die ersten vier Nachfastentage zusammengestellt. Sie sind nach den Prinzipien einer vollwertigen laktovegetarischen Vollwerternährung aufgebaut und sehr gut und leicht verträglich. Der Aufbauplan A kann unmittelbar in die normale Kostform zu Hause übergeführt werden.

Der Aufbauplan B ist für die Fortsetzung einer Ernährung mit reduzierter Kalorienzahl gedacht. Nicht wenige, besonders ältere Leute, haben Mühe mit der Verdauung der Rohkost. Dem trägt Plan C Rechnung.

Für manifeste Diabetiker ist die Begrenzung des Kohlenhydratanteils wie im Aufbauplan D wichtig.

Seltener kommt es vor, daß eine Allergie gegen Milchprodukte besteht, der der Plan E Rechnung trägt (s. S. 203–208).

Laktovegetarische Vollwerternährung als ideale Dauerkost

Alle diese Nachfastenpläne sollen den Fastern die laktovegetarische Ernährung schmackhaft machen und sie dazu bewegen, sie als Basis einer nachfolgenden Dauerkostform zu übernehmen, wobei Fleisch und Fisch als Zukost gedacht sind. Eine solche Kost enthält alle zum gesunden Leben erforderlichen Vitamine und Mineralstoffe. Wichtig ist der hohe Anteil nicht chemisch vorbehandelter Gemüserohkost, frisch gemahlener Getreideprodukte und Vollkornbrote, der Pflanzenmargarine mit hohem Anteil an essentiellen Fettsäuren (Vitamin F) sowie fettarmer Milch- und Käsesorten (Bioghurt, Magerquark, Magermilch, Buttermilch usw.) (*5, 55, 122, 130, 134, 137, 140, 141, 142, 156, 157, 194, 226, 261, 264, 298, 306*) (S. 210–229). Sie hat außerdem den geringsten Anteil an Fremdstoff-Belastung (*181*).

Dazu sind drei bis sechs Eier pro Woche aus mehr küchentechnischen Gründen tolerabel, Fisch und Fleisch sind dabei nicht unbedingt erforderlich. Wer darauf nicht verzichten will, sollte sie so sparsam wie möglich, ca. zwei- bis dreimal wöchentlich mit einbeziehen.

Im Interesse eines länger anhaltenden Sättigungseffektes sind drei mittlere und zwei kleinere Mahlzeiten für viele gesünder als zwei bis drei große. Auch hier sollte man sich ganz nach dem persönlichen Bedarf richten. Wer morgens nichts essen mag, sollte sich nicht dazu zwingen, wer abends unter Völlegefühl leidet, begnüge sich mit leichter Kost (*11, 12*).

Ist noch weitere Gewichtsabnahme erforderlich, so eignet sich dazu der aufgeführte laktovegetarische Zehn-Tages-Plan, der durchaus individuell variabel gestaltet werden kann (s. S. 216–226).

Zusammenfassung

Das Fasten soll nicht zum rekordsüchtigen Leistungssport degradiert werden. Muß man denn der Welt beweisen, was für ein Kerl man ist, indem man möglichst lange und hart (Null-Kalorien-Fasten) und quasi nebenher im Alltag fastet? Natürlich nicht! Fasten sanktioniert sich nicht per se, sondern unterliegt wie jede Therapie ganz dem Gesetz der *individuellen Dosierung* sowohl nach Intensität wie nach Dauer. Fasten wird damit zu einer Aufgabe, der man sich persönlich voll und ganz widmen muß. Diese Aufgabe heißt, in der Stille mit sich selbst in ein besseres, stabileres leib-seelisches Gleichgewicht zu kommen und sich dazu aller notwendigen Hilfsmittel zu bedienen. Nur solch ein Fasten kann als »Buchinger-Methode« verstanden werden. Es geht ja nicht nur darum, schnellstens an Gewicht abzunehmen oder die Cholesterinwerte im Blut zu normalisieren, also »äußere Kosmetik« zu betreiben. Es geht um langfristige Lebensziele: um Gesundung wie Gesunderhaltung,
um Lebensqualität wie Lebensdauer,
um geistige Reifung wie um soziales Verständnis (s. S. 199–200).

Schwierigkeiten im Nachfasten

Wird das Fasten vor Erreichen der dritten Woche gebrochen, d. h. vor der Umstellung auf die überwiegende eigene Fettverbrennung, so ist häufiger mit Nachreaktionen an bekannten Krisenherden zu rechnen als bei längerem Fasten. Das ist besonders bei rheumatischen und allergischen Erkrankungen der Fall. Es treten Muskel-, Sehnen- und Gelenkschmerzen, Haut- und Schleimhautreaktionen oder Atemkrisen auf. Aufgestaute Galle kann sich noch in explosiven Durchfällen entleeren. Dann erst kommt auch ein verstärkter Ikterus mit der damit verbundenen allgemeinen Flaute schnell zum Abklingen. Auch jetzt noch können, wenn auch selten, Gallen- oder Nierensteine in Bewegung kommen.

Mit der erneuten Nahrungsaufnahme setzt auch die dazu notwendige Umverteilung der Blutzirkulation ein. Der Splanchnikusbereich öffnet sein immenses Kapillargebiet und eine große Menge Blut strömt dorthin ab. Der gesamte periphere Gefäßwiderstand wird dadurch reduziert, und der Blutdruck fällt in diesen drei ersten Aufbautagen nicht nur systolisch, sondern vor allen Dingen diastolisch in charakteristischer Weise noch einmal ab. Das kann sich in anderen Gefäßprovinzen, speziell dem Gehirn, als Entzugserscheinung bemerkbar machen, z. B. als Schwindel, allgemeines Unbehagen oder Schwäche. Ältere Erstfaster reagieren häufiger in diesem Sinne als junge Leute oder jahre- bzw. jahrzehntelange Routinefaster (27, 77).

Bis zum vierten Nachfastentag ist die Umstellung meist vollzogen und ein neuer normaler Gleichgewichtszustand wiederhergestellt. Gerade in diesen Tagen kann sich Fehlverhalten wie längeres Autofahren, langes Stehen, Sonnenbaden, zu heißes Baden prekär auswirken. Es kommt zu Kreislaufstörungen, Herzrhythmusstörungen, ja Kollapszuständen. Meist ist die sofortige Ruhelage mit Beinhochlagerung ausreichend, um solche Zustände zu beheben. Nur selten werden medikamentöse Hilfen erforderlich.

Wird die vorgeschriebene salzarme Aufbaudiät nicht eingehalten, so kann es durch eine einzige kochsalzreiche Mahlzeit andernorts zu plötzlichen massiven Ödemen an den Beinen kommen. Auch hierdurch wächst die Tendenz zur hypotonen Kreislaufregulationsstörung, ebenfalls am meisten wieder im Zusammenhang mit längerem Autofahren durch die vertikale Beschleunigung. Kopfschmerzen bis hin zu Migräneanfällen können dadurch ausgelöst werden.

> Fehlverhalten im Diätaufbau kann solchermaßen einen nicht geringen Teil der guten und heilsamen Fastenwirkung zunichte machen.

Ist es, trotz aller beschriebenen Maßnahmen, nicht gelungen, bis zum vierten Tag eine ausreichende Stuhlentleerung zu bewerkstelligen (s. S. 87), so muß ein Kamilleneinlauf, eventuell zusammen mit einem Sennesblättertee Abhilfe schaffen. Ganz selten einmal können sich in der überdehnten Ampulla recti bei gleichzeitigem analem Sphinkterkrampf Kotballen aufstauen, die sich nur noch manuell und durch Sphinkterdehnung entfernen lassen.

Es gibt nicht wenige Patienten, die sich für ihr heroisches Fasten schon in den ersten Aufbautagen im nächstbesten Schlemmerlokal belohnen müssen. Dabei verträgt der Magen in dieser Phase gebratenes Fleisch und erhitztes Fett schlecht und reagiert daraufhin oft mit Übelkeit und Erbrechen. Konzentrierte Alkoholika und Eis sind oft die Ursache für Sodbrennen und länger anhaltende Magenbeschwerden. Die systematische Überwachung der Nachfastendiät ist deshalb im Interesse eines optimalen Behandlungserfolges unerläßlich.

Sowohl die langjährigen Erfahrungen wie jüngere Verlaufsbeobachtungen kommen zu dem Resultat, daß unter einer systematischen Nachsorge, durch Einbestellung z. B. in Abständen von sechs bis zwölf Monaten die Zahl der Langzeit- bzw. Dauererfolge einer stationären Fastenbehandlung erheblich zunimmt. Der Hausarzt müßte durch seine räumliche Nähe mit häufigeren Kontrollen noch größere Erfolge erzielen können.

Nachsorge durch den Hausarzt

Alle Patienten werden aus den Fastenkliniken oder Krankenhäusern mit der Anweisung entlassen, sich in angemessener Zeit, nach ungefähr acht bis 14 Tagen bei ihrem Hausarzt zu melden. In der Regel liegt diesem nach dieser Zeit der klinische Abschlußbericht als Basis vergleichender Kontrolluntersuchungen schon vor. Eine der wichtigsten davon ist die objektive Gewichtskontrolle! Das erscheint auf den ersten Blick banal; kann der Patient das denn nicht selbst auch, wozu dann der Aufwand? Aber tut er es wirklich immer und auch richtig? Wieviele trauen sich nach herben Enttäuschungen gar nicht mehr, richtig »hinzuschauen«. Daß dieser Aufwand notwendig ist, wird durch die Tatsache bewiesen, daß ganze Organisationen wie z. B. die »Weight watchers« ihren Erfolg darauf aufbauen.

Da die Übergewichtigkeit so häufig mit allen Risikofaktoren in verschiedenster Weise kombiniert ist, muß sie selbst als eigenständiger Risikofaktor gesehen und vom Hausarzt entsprechend eingestuft werden. Dieser Bereich darf also nicht den Laien überlassen, sondern muß in die Regie des Hausarztes überführt werden. Außerdem liegt das Vermeiden der Gewichtszunahme den davon Bedrohten oder schon Betroffenen, meist weiblichen Patienten, schon aus kosmetischen Gründen so am Herzen, daß sie die verständnisvolle und einfühlsame Kontrolle durch den Hausarzt bzw. durch die Arzthelferin als eine große Erleichterung empfinden. Dabei sind sie auch eher bereit, über andere, auch seelische Nöte zu sprechen und sich dieses oder jenes Fehlverhalten einzugestehen.

Darüber hinaus bietet sich so auch die beste Gelegenheit, nach Bedarf noch andere, wichtige Parameter, wie z. B. den Blutdruck, die Vitalkapazität, im Blut den Fettstatus, den Zucker, die Harnsäure oder die Minerale zu bestimmen oder die Schmerzzonen, Gelenkbeweglichkeit und Pulsqualitäten zu kontrollieren, wozu der Patient oft »keine Zeit« hat oder sich drückt. Auf diese Weise wird sich das gegenseitige Kennenlernen und Vertrauen zum Nutzen beider nur vertiefen können.

Die so aufgebaute »Compliance« läßt sich dann leichter auf andere wichtige Bereiche wie das Eßverhalten, die Diät oder nötige Karenztage, das optimale Bewegungsprogramm, die Körperschulung und etwaiges Entspannungstraining ausdehnen. Selbstverständlich wird auf diese Weise auch die Überwachung einer notwendigen medikamentösen Therapie erleichtert, denn viele Patienten nehmen die ihnen verordneten Medikamente zu unregelmäßig, nur gelegentlich oder gar nicht. Viele Medikamente landen einfach im Mülleimer; hier spielen bei der Überwachung auch ökonomische Gesichtspunkte eine Rolle.

Alles in allem wächst so im Patienten das Bewußtsein der Selbstverantwortlichkeit und der Arzt wird nicht nur der Helfer in der Not, der Therapeut im Krankheitsfall, sondern auch der Lebensberater in wichtigen Fragen, der zuverlässige Freund. So kann sich im Lauf der Zeit in einer Allgemeinpraxis auch der Bedarf nach einem ambulanten Gruppenfasten entwickeln.

Ambulante Fastenbetreuung durch den Hausarzt

Erste Voraussetzung dazu ist die Selbsterfahrung des Arztes, das eigene Fastenerlebnis – verbunden mit dem Studium der einschlägigen Fastenliteratur – möglichst nicht nur einmal, sondern mehrfach und am besten regelmäßig alle ein bis zwei Jahre. Als Fastenarzt kann sich bezeichnen, wer mindestens ein Jahr klinische Fastentherapie unter Anleitung durchgeführt hat und selbst Erfahrung im Fasten aufweisen kann. Aus Gründen der Zeitersparnis empfiehlt sich die Durchführung des ambulanten Fastens in überschaubaren Gruppen von fünf bis maximal zehn Personen. Diese werden schon einige Zeit vorher in einem Vortrag über die wichtigsten Vorgänge, Abläufe und Erlebnisse im Fasten informiert, und man empfiehlt geeignete Lektüre (*95, 208*). Sofern schon einige der Teilnehmer stationäre Fastenerfahrung sammeln konnten, wird sich dies erleichternd für den Arzt und stabilisierend auf die Gruppe auswirken. Die immer vorhandenen, mehr oder weniger deutlichen Ängste des Anfängers können sich dann nicht zur »Gruppenpsychose« steigern, wenn die Ruhe und Zuversicht ausstrahlenden Erfahrenen den Ängstlichen Mut machen. Für das ambulante Fasten kommen nur die unkomplizierten Adipösen der Praxis in Frage, die man vorher – auch labormäßig – untersucht hat und sowieso schon gut kennt. Auch hier wird mit einem einleitenden Obst- bzw. Reis-Obst-Tag begonnen, dem je nach Absicht und Zielsetzung fünf, sieben oder zehn Fastentage folgen können. Die Gruppe trifft sich zwei- bis dreimal wöchentlich zur Kontrolluntersuchung und Gesprächsrunde. Überdies muß jeder Teilnehmer die Möglichkeit haben, den die Fastengruppe leitenden Arzt jederzeit telefonisch erreichen zu können. Schon diese Gewißheit allein wirkt ungemein beruhigend. Die Fastengetränke – evtl. mit Buttermilchzugaben – sollen individuell besprochen und festgelegt werden. Während des Fastens sollten die Teilnehmer in den Gesprächsrunden über die Notwendigkeit, Bedeutung und die verschiedenen Möglichkeiten der Darmreinigung informiert werden und Anleitungen zu einem minimalen körperlichen Übungs- und Gymnastikprogramm bekommen. Auch der Hinweis auf die tägliche zweistündige Mittagsruhe mit einem Prießnitz-Wickel auf der Lebergegend darf nicht fehlen. Weiter sind Erläuterungen zu einfachen Kneipp-Anwendungen und zum Trockenbürsten der Haut empfehlenswert. Bei jeder Begegnung muß die Bedeutung einer ausreichenden täglichen Flüssigkeitszufuhr (ca. 2 l/täglich) angesprochen werden. Ganz besonders wichtig ist die Kontrolle der Arzneimittel-Einnahme (s. S. 77–79). Arzneimittelpflichtige Herzkranke, Hypertoniker, Diabetiker vom Typ I und II, Asthmatiker, Rheumatiker, Nierenkranke, Lebergeschädigte sollten nicht in die ambulante Fastengruppe aufgenommen werden, sondern erst einmal – sofern nichts dagegen spricht – stationär fasten.

Das Gewicht sollte zu Beginn und am Schluß des Fastens in der Praxis, ansonsten täglich morgens nüchtern und unbekleidet zu Hause gemessen werden. Jeder Teilnehmer sollte ein Fastentagebuch führen und darin nicht nur sein Gewicht, sondern auch alle Erlebnisse, Empfindungen und besonders seine Träume eintragen. Dies wird sich vor allem hinterher und im Wiederholungsfall als sehr nützlich erweisen! Störungen der Befindlichkeit bis hin zu Fastenkrisen müssen in jedem Fall dem Arzt mitgeteilt werden. Ihre Besprechung im Gesprächskreis ist für alle Teilnehmer interessant und informativ. Auch während des ambulanten Fastens sollte man nicht arbeiten; oder höchstens nur so viel, daß man Zeit für die Körperpflege und eine gewisse Kultur der Stille erübrigen kann. Eine tägliche Zurücknahme in Kontemplation ist auch dann sinnvoll, wenn sie nur kurz sein kann. Auch dazu sollte der Arzt Literaturhinweise (*16, 138, 210*) und wenn möglich Übungsanleitungen geben können.

Gerade im ambulanten Fasten muß dem Diätaufbau danach besondere Beachtung geschenkt werden. Er erfolgt nach dem vorher festgelegten Plan auf der kalorischen Stufenleiter 600 – 800 – 1 000 – 1 200 – 1 600 kcal (s. Anhang) innerhalb von vier Tagen. Im Gesprächskreis sollten vorher die Prinzipien einer Vollwertkost erläutert werden, ebenso die Besonderheiten der Aufbautage. Besonders wichtig ist das Ingangkommen der Darmentleerung. Keiner darf aus der Gruppe entlassen werden, bevor er eine erfolgreiche Stuhlentleerung gemeldet hat.

Jetzt bietet sich im Gesprächskreis abschließend die Möglichkeit, auf die kalorisch ausgewogene Vollwerternährung im allgemeinen und im Einzelfall der Teilnehmer einzugehen und detaillierte Ratschläge zu geben.

Nachdem man so lange auf alle kulinarischen Genüsse verzichtet hat, werden es alle Teilnehmer begrüßen, wenn sich die Gruppe zum Abschluß zu einer lang entbehrten Tasse Kaffee mit einem Stück Obstkuchen aus Vollkornmehl zusammensetzt und sich über ihren Erfolg freut. Gerade dieses Erfolgserlebnis kann Thema dieser frohen Kaffeestunde werden, das sich dann tief dem Bewußtsein einprägt und das Weitergehen auf neuen Wegen erleichtert.

III. Indikationen und Verläufe

Über das Fasten gibt es die widersprüchlichsten Auffassungen. Für den einen ist es das Einfachste und Selbstverständlichste, für den anderen das Schwierigste und Unnatürlichste auf der Welt. Deshalb muß eines mit aller Deutlichkeit gesagt werden: Fasten als Therapie setzt die eingehende Anamnese und Untersuchung unter Einschluß aller notwendigen technischen und labormäßigen Untersuchungen voraus wie bei jeder anderen Therapie auch. Dennoch bleibt das Fasten wohl die natürlichste aller Heilmethoden überhaupt. Schon deshalb wird seine breite Indikation verständlich. Diese beruht auf fundierter Beobachtung und Erfahrung (*Tab. 10*).

Das Fasten wurde nicht zu Unrecht als eine Operation ohne Messer bezeichnet (*224*). Eine Operation aber hat ihre Risiken, die einkalkuliert werden müssen. Der wesentliche Unterschied zwischen Operation und Fasten liegt darin, daß die eine blutige Wunden setzt und Narben zurückläßt und die andere den Körper unversehrt läßt und Narben eher abbaut. Eine Operation ist kurz, dauert Sekunden, Minuten und höchstens Stunden. Ihr Erfolg steht auf des Messers Schneide und hängt von der Qualität des Chirurgen ab. Die andere braucht Zeit, Tage, Wochen, ja Monate. So findet eine zeitliche Verteilung der Risiken und Chancen statt, die dem Faster und seinem inneren Arzt, dem Archäus, erlaubt, selbst das Wesentliche zum Gelingen beizutragen (*27, 75, 124, 164, 195*).

Interessant sind in diesem Zusammenhang die Untersuchungsergebnisse, die *Hartmann* und *Schmidt* (*112*) an 45 Patienten in einem 16tägigen Null-Kalorien-Fasten gefunden haben. Danach entspricht der gesamte Proteinverlust dieser Faster in 16 Fastentagen im Durchschnitt 560 Gramm, d. h., etwa ebensoviel wie bei einem mittelschweren chirurgischen Eingriff, aber auf einen längeren Zeitraum verteilt.

Arterielle Hypertonie

20 Jahre nach Veröffentlichung meiner ersten Erfahrungen mit dem Fasten bei Hypertonie hat die Häufigkeit dieser Erkrankung erheblich zugenommen. Auch die Entwicklung einer Reihe neuer Medikamente (Diuretika, Betablocker, Kalziumantagonisten) hat dies nicht verhindern können. Der Bluthochdruck wird heute allgemein als der Hauptrisikofaktor für alle vorzeitigen Erkrankungen und Todesfälle, als das größte medizinische Problem der zivilisierten Welt aufgefaßt.

Es wird immer noch eine renale, eine hormonelle, eine neurogene und die kardiovaskuläre Auslösung unterschieden (*Betke, Hauss*). Die Ursache der häufigsten Form, der essentiellen Hypertonie, liegt im dunkeln. Erst Langzeitstudien an ganzen Populationen werden beweisen können, daß Lebensgewohnheiten, Arbeitsbedingungen, Fehlverhalten und genetische Faktoren als vielschichtig verwobener Ursachenkomplex gemeinsam zu hohem Blutdruck führen (*63, 79, 177, 186, 215*).

In einer breit angelegten Studie an 2 965 Männern und 395 Frauen bei körperlicher Schwerarbeit, Akkordarbeit, Schichtarbeit und Lärmbelastung am Arbeitsplatz konnten *Kornhuber* und *Lißt* (*161*) überraschenderweise keine Steigerung des Blutdrucks feststellen. Entscheidende Faktoren aber sind Übergewicht, Überangebot an Koch-

Tabelle 10   Überblick über die Fastenindikationen

Herz-Kreislauf-Erkrankungen	*Nierenerkrankungen*
Arterielle Hypertonie	
Muskuläre Herzinsuffizienz	*Hauterkrankungen*
Koronare Herzerkrankung	Endogenes Ekzem
Infarktrisiko und -prophylaxe	Psoriasis vulgaris
Periphere arterielle und venöse Durchblutungsstörungen, Ulcus cruris	Allergosen
Glaukom	*Frauenleiden*
Migräne, Kopfschmerz	
	Erkrankungen des Bewegungsapparates
Stoffwechselerkrankungen	Rheumatischer Formenkreis
Diabetes mellitus Typ II	Chronisch rheumatische Arthritis
Hyperlipidämie, Hypercholesterinämie	Polyarthritis psoriatica
Atheromatose	Morbus Reiter
Hyperurikämie, Gicht	Sjögren-Syndrom
Adipositas aller Grade	Polytendomyopathien
	Degenerative Gelenkerkrankungen
Erkrankungen des Verdauungssystems	
Gastroduodenopathie	*Prämorbide Erschöpfungszustände*
Chronische Hepatopathien	
Chronische Obstipation, Dyspepsie, Dysbakterie, Dyskinesie im Galle-Pankreas-Bereich	*Akut fieberhafte Erkrankungen*
Chronische Enteritis (Morbus Crohn), Colitis ulcerosa	*Suchtverhalten*
	Reaktive Depression
Atemwegserkrankungen	
Asthma bronchiale	*Multiple Sklerose*
Chronisch asthmoide Bronchitis	
Chronische Rhinitis	
Chronische Sinubronchitis	

salz und Alkohol, intellektuell konzentrative Überforderung und emotionale Spannung (*37, 83*).

Auf eine kurze Formel gebracht: Riskant sind viel Gepökeltes, viel Wein und Bier, viel Großstadtverkehr oder Fernfahrten mit dem Auto, viel Angst, Ärger und Frust. Damit ist pathogenetisch das ganze Spektrum der Hypertonieformen und der Dominanz der Vasokonstriktion einerseits bis zum Überwiegen der Hypervolämie andererseits erklärt. Wenn die renale Kapillarhyalinose durch Eiweißüberangebot eine gewisse Grenze überschreitet und der Kochsalzüberfluß von der Niere nicht mehr bewältigt werden kann, kommt automatisch der Renin-Angiotensin-Aldosteron-Mechanismus in Gang (*15, 156, 218, 296*). Nach *Laragh* kommt der vasokonstriktorische Angiotensin-Effekt nicht nur bei den 15 % der Fälle mit erhöhtem Serum-Renin-Tagesprofil in Gang, sondern auch, wenn auch weniger ausgeprägt, bei den 55 % mit normalen Mittelwerten, insgesamt also bei 70 % der Fälle (*177*). Dabei darf natürlich die Mitwirkung der Achse Sympathikus-Adrenalin-ACTH-Cortison nicht vergessen werden (*134, 274*). 30 % der essentiel-

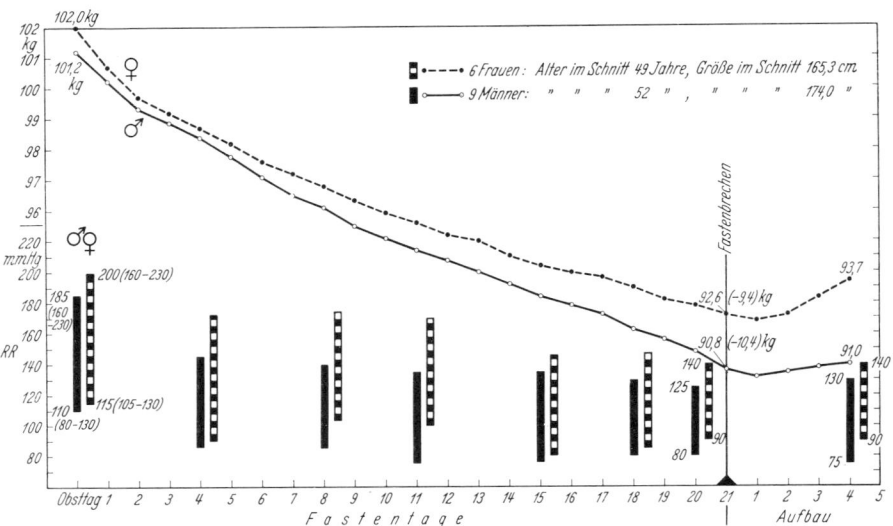

Abb. 31   Normalisierung der Blutdruckwerte mit der Gewichtsabnahme im Fasten (aus: *Fahrner, H.*) (*63*)

len Hypertoniker zeigen ein erniedrigtes Serum-Renin-Tagesprofil und sind mehr dem Typ der exzessiven Volumenerhöhung zuzuordnen (*177*).
Wird die Niere mit der Natriumausscheidung nicht mehr fertig, so kommt es zum intrazellulären Natriumrückstau; Kalium dagegen wird vermehrt ausgeschieden, d. h., daß die Natrium-Kalium-Pumpe der Zellwand gegen den sich vor den Nieren auftürmenden Ionenstau nicht mehr ankommt. Anstelle der Rückkehr von Kalium strömt vermehrt Kalzium in die Muskelzellen der Arteriolen ein. Beide, Natrium- und Kalziumionen, erhöhen den Muskeltonus, verengen das Gefäßlumen und erhöhen den peripheren Gefäßwiderstand. Gleichzeitig nimmt durch die Verschiebung der Osmolarität der Wassergehalt der Zellen zu. Läßt die Stoffwechselüberflutung nach, erfolgt ein rückläufiger Ionenaustausch, um das normale Gleichgewicht wiederherzustellen. Der Dauerzustand aber führt zum manifesten Hypertonus, der auf die Dauer immer schwerer zu beeinflussen ist.

So ist in der Hochdruckbehandlung die strenge salzarme Kost *die* Methode der Wahl, schreibt *Bock* (*15*), aber Saftfasten ist dieser noch überlegen. Das ist nach dem bisher Gesagten nur allzu verständlich, zumal die Hypertonie in hohem Maße mit Adipositas, Diabetes mellitus II und mit Hyperlipidämie korreliert (*43, 56, 72, 156, 189, 216, 217, 261, 271*).
Die Fastenwirkung berührt alle Ursachen der Hypertonie. Sie bewirkt: 1. Verringerung des Sympathikotonus, 2. Verringerung der Adrenalinausschüttung, 3. Ausscheidung des überflüssigen Kochsalzes, 4. Verringerung des zirkulierenden Volumens, 5. Abbau der Serum-Lipide, 6. Abbau der Kapillarhyalinose, 7. Verringerung des peripheren Gefäßtonus, 8. Abbau der emotionalen Spannung.
In der Mehrzahl der Fälle läßt sich mit einem dreiwöchigen Fasten Normotonie erreichen, auch wenn das Übergewicht bis zum Fastenende noch nicht vollständig abgebaut werden konnte (*Abb. 31*). Die Fortführung einer kalorisch ausgewogenen,

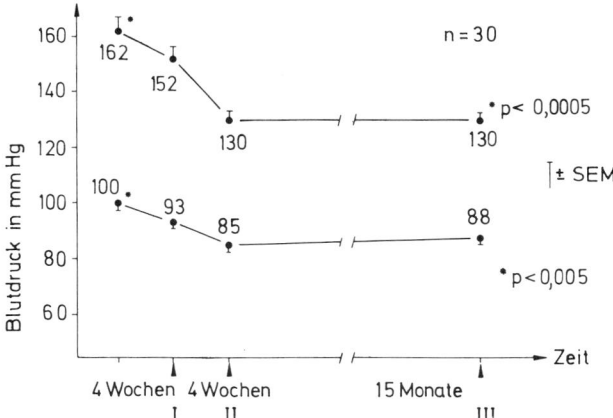

Abb. 32 Blutdruckverhalten bei 30 erfolgreichen Patienten mit Übergewicht nach Behandlung mit Reduktionsdiät (I), Nulldiät (II) und zum Zeitpunkt der Nachuntersuchung (III) 15 Monate nach Abschluß der Behandlung (aus: *Ditschuneit, H.* u. Mitarb.) (*45*)

Abb. 33 Besserung einer typischen Hypertrophieschädigung bei Hypertonie nach 14 Fastentagen (aus: *Fahrner, H.*) (*63*)

Herr M.M. 59j.   Gr. 188 cm , Gew. 100,7 kg

Abb. 34   Normalisierung der EKG-Erregungsrückbildungsstörung im Fasten (aus: *Fahrner, H.*)
(*63*)

streng salzarmen Vollwerternährung zu Hause ist die Voraussetzung für den anhaltenden Erfolg. Dazu bedarf es einer eingehenden individuellen Beratung und Motivation noch während des Fastens (*5, 201*). Dies ist den Fallbeispielen von *Ditschuneit*, auch bei Nachkontrolle nach 15 Monaten, sehr gut gelungen (*Abb. 32*) (*37, 83, 185, 198*).
Die bei länger bestehender Hypertonie auftretende Einengung der koronaren Reserve, besonders älterer Menschen, läßt sich mit Fasten erfreulich bessern. Im EKG-Verlauf läßt sich dies an zwei Beispielen gut erkennen (*Abb. 33 und 34*). Gelegentlich normalisiert sich im Fasten sogar eine absolute Arrhythmie, die in diesem Fall schon jahrelang bestanden hatte (*Abb. 35*).

Muskuläre Herzinsuffizienz, Koronare Herzerkrankung, Zustand nach Herzinfarkt

Das breite Spektrum der zu nachlassender Herzleistung, Gefäßsklerose, Infarkt und Rhythmusstörungen disponierenden Faktoren wird vom Fasten ganzheitlich erfaßt, sowohl im präventiven wie im therapeutisch-regenerativen Sinn. Je früher und vorbeugender das Fasten begonnen wird, desto härter (Wasser, Tee), länger und bela-

Herr W. 55j. Gr. 181cm, Gew. 108,2 kg

1 vor der Kur   2 nach der Kur

Abb. 35 Rückkehr zur Normokardie bei einem 66jährigen, mäßig übergewichtigen Pykniker mit Hypertonie und absoluter Arrhythmie durch Vorhofflimmern im Verlauf einer 21tägigen Fastenkur (aus: *Fahrner, H.*) (*63*)

stender (angemessene Körperschulung, Konditionstraining, Wandern, Schwimmen) wird es mit optimalem Erfolg durchgeführt werden können (*71*). Je weiter fortgeschritten aber organpathologische und besonders gefäßsklerosierende Veränderungen sind, desto leichter (Zugabe von Gemüsebrühen, Obstsäften, Honig, Getreideschleimen, Buttermilch), kürzer und schonender (ansteigende Teilbäder, isometrische bzw. Dehnübungen, kleine ebene Spaziergänge) wird das Fasten sein müssen, um die gewohnte erfreuliche Wirkung zu entfalten und unangenehme oder schädliche Zwischenfälle zu vermeiden. Strenges Null-Kalorien-Fasten verbietet sich bei manifester Koronarsklerose und -insuffizienz um so mehr, je enger beim Pa-

tienten die Grenzen der Anpassungsfähigkeit an Änderungen der Umwelt, des Stoffwechsels und der Belastbarkeit aneinandergerückt sind. Das betrifft durchaus nicht nur die höhere Altersklassen, sondern auch Patienten jeden Alters nach Herzinfarkt. Einer fundierten psychologischen Betreuung und Führung kommt neben der Diätetik, gerade beim Herz-Kreislauf-Geschädigten, tragende Bedeutung zu. Nur so kann er vor einer leichtsinnigen Überforderung ebenso bewahrt werden wie vor einer allzu ängstlichen Inaktivität. Als sinnvoll hat sich auch hier das Einüben entspannender Maßnahmen wie z. B. das autogene Training bewährt. Der Wegfall der spezifisch-dynamischen Nahrungswirkung entlastet das Herz unmittelbar, die Senkung des

Grundumsatzes schont die Glykogenreserven des Herzens (*234*).

Bei der häufigen Kombination der muskulären Herzinsuffizienz mit Disstreß, Adipositas und arterieller Hypertonie führt das Fasten zu einer unmittelbaren Steigerung der Herzleistung. Das Plasmavolumen verringert sich (*Tab. 11*). Bei dem hohen Anteil solcher Patienten in unserer Klinik gehört diese Fastenwirkung mit zu den alltäglichen und dankbarsten. Sie wurde immer wieder als *digitalis- bzw. strophantinähnlicher Effekt* (*102, 151*) des Fastens beschrieben.

Ebenso günstig reagieren jene Durchblutungsstörungen des Herzens, die auf streßbedingten Tonusschwankungen an den Koronarien beruhen. Sie klingen im Abstand von zu Hause mit dem Fasten in zwei bis drei Wochen mit großer Regelmäßigkeit ab (*Abb. 33 und 34*). Bei dem hohen Durchschnittsalter unserer Patienten (*Tab. 12*) muß aber immer mit mehr oder weniger deutlichen sklerotischen bzw. myodegenerativen Veränderungen am Herzen gerechnet werden, welche die Anpassungsfähigkeit an die Umschaltung auf innere Ernährung (s. S. 12) im Fasten einschränken. Dem läßt sich durch Zugabe mineral- und vitaminreicher Fastengetränke, wie beschrieben, stufenweise begegnen. Der gefährdete Personenkreis darf nicht mit null Kalorien fasten. Er braucht das Buchinger-Fasten mit Gemüsebrühen, Obstsäften und Honig, eventuell noch die Zugabe von zweimal 1/8 bzw. zweimal 1/4 l Buttermilch über den Tag verteilt. Damit lassen sich selbst in digitalis- bzw. strophantinrefraktären Fällen noch beachtliche Erfolge erreichen (*216, 305*). In *Abbildung 36* hat *Zimmermann* einen solchen Fall dokumentiert.

Eine hochgradige Koronarsklerose verbietet den sofortigen Einstieg in das Fasten und verlangt eine kalorisch reduzierte, kochsalzarme, ansonsten vitamin- und mineralreiche (K, Mg) Vollwertdiät. Damit läßt sich meist eventuell nach einer Woche die Fastentherapie anschließen. Ein zu plötzlicher Einstieg aber kann prekäre Folgen haben und ist deshalb kontraindiziert (*168, 263, 279, 288, 303*).

Herzrhythmus- und Überleitungsstörungen verdienen besondere Beachtung, speziell wenn sie pathognomonisch für gravierende Organschäden sind: gehäufte ventrikuläre, polytope Extrasystolen, AV-Block II. und III. Grades. Sie stellen eine relative Gegenindikation für die Fastentherapie dar. Auch hier ist allenfalls ein stufenweiser Einstieg über die oben beschriebene Diät noch hilf-

Tabelle 11   Verringerung des Plasmavolumens im Fasten (aus: *Blümel, P. M., A. Jungmann* (*14*)) Vp = Versuchspersonen

Autor	Anzahl d. Vp.	Dauer (Tage)	Abnahme (ml)	Abnahme (%)
	5	7	− 400	−10
Rapoport	5	14	− 440	−11
u. Mitarb. (1965)	5	21	− 435	−11
Bloom u. Mitarb. (1966)	7	5	− 498 ± 15,8	
Consolazio	6	5	− 789	−20,5
u. Mitarb.	6	10	−1544	−40
Maagoe (1967)	7	10		−14
Schaffert (1969) unveröff.	23	8−15	− 460	−14,5

reich. Dagegen ist eine normokarde, kreislaufstabile absolute Arrhythmie durch Vorhofflimmern kein Grund, nicht nach *Buchinger* zu fasten, wenn etwa gleichzeitig ein Übergewicht, eine Hypertonie, eine Hyperlipidämie bestehen. Die leichteren Formen der Rhythmusstörungen bessern sich meist schon in den ersten Fastentagen. Dem Ansteigen des Glukagons im Serum wird dabei eine besonders günstige Wirkung zugeschrieben (s. S. 12, *Abb. 1*).

Doch kommt es auch einmal in den ersten sieben bis zehn Fastentagen, während der Phase des verstärkten Herzklopfens, zu vorübergehend gehäuften Rhythmusstörungen. Mit der prophylaktischen Zugabe wirksamer Dosen von Kalium und Magnesium, am besten auf der koronar wirksamen Crataegusschiene, läßt sich dies stark reduzieren oder ganz vermeiden. Auch ansteigende Arm- und Fußbäder entfalten hier eine günstige Wirkung.

Ein AV-Block I. Grades bildet sich selbst bei älteren Menschen nach einem angemessenen Fasten häufig wieder zurück.

Tabelle 12   Durchschnittsalter und Symptomverteilung bei 100 Fastenpatienten aus: *Fahrner, H. (71)*

100 Patienten	Alter i. D.	♂ 55,6 J.	♀ 51,3 J.
Adipositas	35	37	72 %
Hypertonie	11	12	23 %
Hypercholesterinämie	15	21	36 %
EKG-Veränderung	14	17	31 %
Herzinfarkt	6	3	9 %
Pektang. Syndrom	11	13	24 %
Nichtraucher	13	38	51 %
Keine Herzsyndrome	15	28	43 %

vor   nach

Abb. 36 Rückbildung eines Lungenödems bei kreislaufdekompensierter digitalisrefraktärer Herzinsuffizienz nach Fasten (*305*)

Infarktprophylaxe

Die Risikofaktoren des Herzinfarkts in der Reihenfolge ihrer Bedeutung sind: Nikotinabusus, Hypercholesterinämie, Hypertonie, Diabetes mellitus, Vererbung, Übergewicht, Bewegungsmangel (*Tab. 13 und 14*).

Die Bedeutung des Fastens für die Prophylaxe des Herzinfarktes wird aus dieser Übersicht ohne weiteres verständlich, lassen sich doch durch das Fasten alle Risikofaktoren, mit Ausnahme der Vererbung, aufheben oder positiv beeinflussen.

Tabelle 13   Risikofaktoren des Herzinfarkts (aus: *Schettler,* 1982)*

Raucher	Nie-Raucher	0	Ex-Raucher oder Zigarre oder Pfeife (nicht inhalieren)	1	weniger als 10 Zigaretten	2
Blutcholesterin (mg %)	unter 180	0	181–200	1	201–220	2
Oberer Blutdruckwert (mmHg)	110–119	0	120–130	1	131–140	2
Blutzucker (mg %)	nüchtern unter 80	0	Zuckerkranke in der Familie	1	nüchtern 100, 1 Std. nach Mahlzeit 130	2
Vererbung	keine atheroskler. Herzkrankheiten in der Familie	0	ein Elternteil über 60 mit atheroskler. Herzkrankheit	1	beide Eltern über 60 mit atheroskler. Herzkrankheit	2
Körpergewicht	mehr als 5 kg unter Normalgewicht	0	−5 kg Normalgewicht	1	6–10 kg Übergewicht	2
Körperliches Training	intensive berufliche u. sportliche Bewegung	0	mäßige berufliche u. sportliche Bewegung	1	sitzende Arbeitsweise u. intensiver Sport	2
Geschlecht und Alter	weiblich unter 50	0	weiblich nach den Wechseljahren	2	jüngere Frauen mit entfernten Eierstöcken	3
	männlich und weiblich 20–30	0	männlich 31–40	1	männlich 41–50	2

* Schettler, G.: Der Mensch ist so jung wie seine Gefäße. Piper, München 1982
Wenn Sie die für Sie zutreffenden Kästchen markiert haben, zählen Sie die Punktzahlen zusammen. Eine annähernde Gewichtung der Risiken ergibt:

1–18 Punkte: kein erhöhtes Risiko
19–40 Punkte: mäßig erhöhtes Risiko, Kontrolle in jährlichen Abständen
41–59 Punkte: Gefahrenzone, suchen Sie Ihren Arzt auf
60–75 Punkte: stark erhöhtes Risiko
76 und mehr: maximale Gefährdung.
Infarkt innerhalb der nächsten 2–3 Jahre wahrscheinlich.

Tabelle 13   Fortsetzung

Raucher	20 Zigaretten	8	30 Zigaretten	9	40 Zigaretten und mehr	10
Blutcholesterin (mg %)	221–249	7	250–280	9	281–300	10
Oberer Blutdruck-wert (mmHg)	141–160	6	161–180	9	180 und mehr	10
Blutzucker (mg %)	nüchtern 120, 1 Std. nach Mahlzeit 160	5	behandlungs-bedürftige Zuckerkrankheit	6	schlecht eingestellte Zuckerkrankheit	10
Vererbung	ein Elternteil unter 60 mit atheroskler. Herzkrankheit	3	beide Eltern unter 60 mit atheroskler. Herzkrankheit	7	Eltern u. deren Geschwister unter 60 m. atheroskler. Herzkrankheit	8
Körper-gewicht	11–19 kg Übergewicht	3	20–25 kg Übergewicht	7	26 kg und mehr Übergewicht	8
Körperliches Training	sitzende Arbeits-weise u. mäßiger Sport	3	sitzende Arbeits-weise u. wenig Sport	4	körperliche Inaktivität	6
Geschlecht und Alter	Geschwister mit Herzinfarkt	5	Frauen mit Zuckerkrankheit	6	Frauen m. Antikon-zeptiva, Rauchen, hohem Blutcholeste-sterin u. Hochdruck	10
	männlich 46–50	3	männlich 51–60	3	männlich 61 und darüber	3

Natürlich ist dies kein absolut sicheres System. Man kann unter Umständen einen Infarkt auch in der Null-Risiko-Gruppe erleiden. Aber dies ist extrem selten. Die Tabelle soll darauf hinweisen, daß Risikokonstellationen abgebaut werden müssen. Das gilt für alle arteriosklerotischen Verschlußkrankheiten.

Tabelle 14   Rangordnung der Risikofaktoren (aus: *Schettler*, 1982)

1. für den Herzinfarkt	1. Fettstoffwechselstörungen 2. Zigarettenrauchen 3. Bluthochdruck 4. Zuckerkrankheit 5. Gicht 6. (indirekt) Fettsucht
2. für den Schlaganfall	1. Bluthochdruck 2. bereits feststehende koronare Herzkrankheit (Herzinfarkt) 3. Zuckerkrankheit 4. Fettsucht
3. für Verschlüsse der Gliedmaßenarterien	1. Zigarettenrauchen 2. Fettstoffwechselstörungen 3. Zuckerkrankheit

Es gelingt im Fasten sehr viel leichter, sich das Rauchen abzugewöhnen. Die Blutfettwerte lassen sich schon nach einem zehntägigen Fasten normalisieren und anschließend durch eine vernünftige Ernährung im Normbereich halten. Auch die Blutdruckwerte sind meist schon in der ersten Fastenwoche normal. Auch hier spielen Ernährungsgewohnheiten eine Rolle, die umgeschult werden müssen, was im Fasten immer noch am besten gelingt. Entscheidend beeinflussen läßt sich durch das Fasten auch die diabetische Stoffwechsellage, sofern es sich um den Typ II handelt. Am eindrucksvollsten ist natürlich die Gewichtsabnahme, die von der Dauer und Intensität des Fastens abhängt. Alle diese Faktoren sind im einzelnen beschrieben und dort nachzulesen.

Erfahrungsgemäß steigt im Fasten auch die Bewegungsfreude. Ganz wesentlich ist aber die Änderung der seelischen Einstellung zu Arbeit, Leistung, Genuß und Vergnügen. Am ehesten läßt sich noch im Fasten eine Harmonisierung des seelischen Gleichgewichtes erreichen. Nur das dadurch gewonnene neue Selbstverständnis ermöglicht es uns, die Lebensgewohnheiten so zu ändern, daß keine Risikofaktoren mehr entstehen. Dasselbe gilt für die Disposition zu zerebralen und peripheren arteriellen Durchblutungsstörungen (*261, 262*).

Periphere arterielle Durchblutungsstörungen

Zumeist sind Männer davon betroffen, die jahre- und jahrzehntelang sehr viel geraucht haben. Die therapeutische Beeinflußbarkeit hängt vom Grad und der Ausdehnung der mehr oder weniger organisierten Gefäßverschlüsse ab. Begleitende Spasmen oder ödematöse Verquellungen der Gefäßwand lassen sich wieder rückgängig machen, nicht aber die narbig organisierten Verschlüsse. Nicht wenige der Betroffenen können sich, trotz der zunehmenden Gehbehinderung, das Rauchen nicht abgewöhnen. Damit bleiben alle Behandlungsversuche erfolglos und als letzte Möglichkeit nur noch schwere operative Eingriffe mit Implantation von Prothesen bei hohem Operationsrisiko.

Patienten, die sich in solch einer Situation zum Fasten entschließen, haben die große Chance, dauerhaft vom Rauchen wegzukommen. Schon dadurch lösen sich Begleitspasmus und Ödematose, und das Gehvermögen nimmt in oft überraschendem Umfang zu. Auch eine Zusatzbehandlung wie Sauerstoff- bzw. Ozoninsufflation oder die Injektion gefäßerweiternder Mittel werden wieder wirksam.

Bei älteren Menschen sind neben dem Nikotinabusus gefäßsklerotische Veränderungen durch chronische Hyperlipidämie und/oder einen Diabetes mellitus Typ II die wesentlichen Mitursachen. Auch bei solchen Patienten greift das Fasten kausal in das pathogenetische Geschehen ein. Sie werden wieder übungsfähig und ein mehr oder weniger vorhandener Umgehungskreislauf kann sich weiter entwickeln. Nicht selten konnte durch Fasten und Zusatzbehandlung die schon programmierte Operation vermieden und in einigen Fällen sogar die Arbeitsfähigkeit wiederhergestellt werden.

Verlaufsbeispiel

Das war bei dem 56jährigen Herrn E. M. der Fall, dem es auf Anhieb gelang, von seinen täglichen 70 Zigaretten wegzukommen. In 27 Fastentagen und elf Nachfastentagen wurde mit dem Übergewicht eine Hyperlipidämie abgebaut und ein Diabetes mellitus Typ II normalisiert. Schon in der ersten Woche verschwanden die pektanginösen Beschwerden, und dem Patienten machte das Gehen wieder Freude. Konnte der Patient zu Anfang allenfalls 50 Meter an einem Stück gehen, so war es zuletzt mehr als eine halbe Stunde. Die arterielle Zirkulation hatte sich insgesamt wesentlich verbessert. Daraufhin wurde nach der Rückkehr des Patienten von seinen behandelnden Ärzten auf die vorgesehene Beinamputation verzichtet.

Periphere venöse Durchblutungsstörungen

Bei fast einem Drittel der erwachsenen Menschen, vorwiegend Frauen, kommt es im Lauf des Lebens zur Überdehnung der Beinvenen mit Krampfaderbildung, rezidivierenden Thrombophlebitiden und auch noch heute gar nicht so selten zum Ulcus cruris. Bei Frauen spielen ursächlich die Schwangerschaft, insgesamt stehende Beschäftigung, Übergewicht und Mangel an körperlicher Bewegung die Hauptrolle.

Deshalb hat sich das Fasten seit langem in der Behandlung dieser Leiden bestens bewährt. Durch den Abbau des Übergewichtes und die Verringerung des zirkulierenden Blut- und Lymphvolumens sowie der extrazellulären Flüssigkeit wird durch das Fasten der auf den Beinvenen ruhende hydrostatische Druck erheblich reduziert. Zwar bilden sich einmal entstandene Krampfadern dadurch nicht wieder zurück, doch erholen sich die elastischen Elemente oft so deutlich, daß der Stauungsschmerz verschwindet und die Geschwüre abheilen. Das erfordert meist ein langes Fasten über die dritte Woche hinaus. Daneben ist eine systematische Zusatzbehandlung nicht entbehrlich: stundenlange Beinhochlagerung, feuchte Umschläge, Anlegen von Blutegeln, später Lymphdrainage.

In schweren Fällen läßt sich so die bestmögliche Ausgangslage für eine oft unumgängliche perkutane Exhairese der varikösen Venenplexus im Bereich beider Venae saphenae erreichen.

Verlaufsbeispiel

Frau C., eine jetzt 76jährige sehr rüstige Dame, kam wegen eines über fünfmarkstückgroßen Ulcus cruris im unteren medialen Knöchelabschnitt des linken Beines, das seit zwei Jahren rezidivierte und zuletzt gar nicht mehr heilen wollte, zur Aufnahme. Daneben bestand eine mittelgradige essentielle Hypertonie, eine Gonarthrose beiderseits und beginnende Koxarthrose links sowie eine ausgedehnte Varicosis cruris beiderseits mit flächenhaften pigmentierten Narbenbildungen. Bei halbtägiger Bettruhe mit Beinhochlagerung fastete die Patientin 20 Tage lang nach *Buchinger* und bekam regelmäßig feuchte Umschläge mit Kamillen- bzw. Arnika-Tinktur oder verdünntem Magerquark. Außerdem wurde das gesamte Ulkusgebiet zweimal wöchentlich mit 0,5%iger Procainlösung unterspritzt. Leichte isometrische und Dehnübungen kamen dazu. Bald füllte sich der tiefe Geschwürskrater mit frischen Granulationen, und am Ende der dritten Fastenwoche war der Defekt voll epithelisiert. Im nachfolgenden Diätaufbau konnte die Patientin mit elastischen Strümpfen wieder größere Spaziergänge machen, zumal sich auch die arthrotischen Beschwerden wesentlich gebessert hatten und der Blutdruck sich normalisiert hatte. Als sie jetzt nach drei Jahren wiederkam, war die Narbe fest und schmerzfrei geblieben.

Kopfschmerzen, Migräne

Vasomotorische Kopfschmerzen und Migränen reagieren in den ersten Fastentagen oft mit heftigen Attacken. Häufig ist eine solche dann auch für lange Zeit die letzte gewesen. Auf jeden Fall werden die Anfälle danach schwächer und seltener oder verschwinden etappenweise ganz. Der Erfolg hält jahrelang. Auch ist schon viel gewonnen, wenn nach dem Fasten die Schmerzanfälle mit einfachen Mitteln kupiert und anhaltendes Übelsein mit Erbrechen verhindert werden können.

Wiederholtes Fasten ist immer wirksam, so daß von Mal zu Mal Fortschritte gemacht werden können.

Neuralgien im Bereich der Trigeminusäste und der Nn. occipitales sind mit dem Fasten allein nicht so gut zu beeinflussen. Hier bringen vor allem Dehn- und Lockerungsübungen der meist arthrotisch-degenerativ veränderten HWS weitere Hilfen. Bei Persistenz ist an Herdgeschehen zu denken (dental, tonsillär, abdominell) und nach Bedarf zu sanieren.

Besteht ein Zusammenhang mit Kopfverletzungen und Schädelfrakturen, so hilft die Unterspritzung der Narbenbereiche mit 0,5 %iger Procainlösung meist prompt und nachhaltig.

Differentialdiagnostisch sind noch einige andere Gesichtspunkte zu berücksichtigen: Blutdruckschwankungen mit Hyper- und Hypotonie, Stoffwechselstörungen mit Hyper- oder Hypoglykämie, Hyperurikämie; hormonale Störungen im Klimakterium, Sehstörungen eventuell durch fehlerhafte Brillen und nicht zuletzt Tumoren, um nur die wichtigsten zu nennen. Abgesehen von den tumorbedingten Erkrankungen wirkt auch hier das Fasten kausal. Kopfschmerzen, die erst durch das Fasten ausgelöst werden, sind bereits besprochen worden (s. S. 57). Wie bei allen Krankheitssymptomen können immer auch seelische Faktoren dahinterstecken. Man »zerbricht sich den Kopf« über irgendwelche Probleme im wahrsten Sinne des Wortes. Nicht immer verschwinden dann mit den Problemen auch die Kopfschmerzen wieder. Sie haben ein gewisses Eigenleben gewonnen. Im Fasten lösen sich oft noch solche fixierten vegetativen Fehlsteuerungen.

Glaukom (Grüner Star)

Dieses Krankheitsbild steht als vasomotorische Mikrozirkulationsstörung des Auges den vasomotorisch bedingten Kopfschmerzen nahe.

Unsere Beobachtungen betreffen vor allem das Glaucoma simplex, wobei sich nach zwei bis drei Fastenwochen der Augendruck bisher immer normalisierte und die lokale Tropfmedikation entbehrt werden konnte. Diese günstige Fastenwirkung hält noch wochen- oder monatelang an, bis unter dem Einfluß äußerer Lebensumstände und Gewohnheiten der Druck dann wieder ansteigen kann. Eine statistische Auswertung ist bisher nicht möglich gewesen, weil uns langfristig die Nachkontrollen nicht mitgeteilt wurden, es sei denn, per Zufall, wie bei folgendem Patienten.

Verlaufsbeispiel
Herr F. L., 58jährig, kam im Oktober 1982 zum ersten Mal zur stationären Fastenbehandlung wegen eines allgemeinen Erschöpfungszustandes. Das Gewicht war mit 70,2 kg/171 cm Körpergröße, auch im Hinblick auf seinen mesosomen Konstitutionstyp noch im Toleranzbereich. Dieser Patient befand sich seit 1979 in augenfachärzt-

licher Betreuung wegen eines beidseitigen Glaucoma chronicum simplex und tropfte täglich zweimal Chibro-Timoptol® in jedes Auge. Nach 14 Fastentagen und viertägigem Diätaufbau hatte sich der Augendruck normalisiert; diese Tropfmedikation war entbehrlich geworden. Ziemlich genau zwei Jahre später kam derselbe Patient mit folgendem Bericht seines Augenarztes wieder:

»Nach einer Fastenkur im Oktober 1982 war der intraokuläre Druck für eineinhalb Jahre ohne Medikation reguliert. Da der Patient die seit Mai 1984 wieder notwendige Therapie nicht ohne Störung verträgt, befürworte ich den Antrag einer erneuten Kur, damit die medikamentöse Therapie des Glaukoms möglichst ausgesetzt werden kann.«

Auch diesmal ging der intraokuläre Druck im Fasten wieder spontan zurück.

Bei langjährigen Engwinkel-Glaukomen sind die Erfolge nicht immer ganz so eindrucksvoll, doch kann oft die tägliche Medikationsdosis verringert werden.

Diabetes mellitus

Es ist eine bekannte Tatsache, daß in Zeiten knapper Ernährung, wie während und nach den beiden letzten Weltkriegen, die Erkrankungshäufigkeit an Diabetes mellitus ganz auffällig zurückging, um in den Wirtschaftswunderjahren der fünfziger Jahre wieder sprunghaft anzusteigen. Heute leiden rund 3 % der bundesdeutschen Bevölkerung an einem manifesten Diabetes mellitus, ca. 10 % befinden sich in einem Vorstadium, d. h., daß heute ca. 2 Millionen Menschen zuckerkrank sind und mehr als 6 Millionen es werden, wenn sie nicht die drohenden Vorzeichen beachten (72, 99, 134, 237, 238, 239).

> Wir unterscheiden zwischen dem relativ seltenen jugendlichen Diabetes (Typ I, weniger als 5 %) und dem häufigen Erwachsenen-Diabetes (Typ II, mehr als 95 %).

Diabetes Typ I –
Jugendlicher Diabetes
(Juvenile Onset Diabetes, JOD, bzw. Insulin Dependant Diabetes mellitus, IDDM)

Es wird angenommen, daß Typ I als Folge betazytotroper Virusinfektionen und begleitender aggressiver Autoimmunreaktionen entsteht. Das insulinproduzierende System wird über kurz oder lang völlig zerstört. Durch Fasten ist keine grundsätzliche Beeinflussung mehr möglich. Die Insulinsubstitution bleibt die einzige adäquate Kausaltherapie. Anders verhält es sich beim Diabetes mellitus Typ II.

Diabetes Typ II –
Erwachsenen-Diabetes
(Maturity Onset Diabetes, MOD, *Tab. 15*)

Dieser Diabetes-Typ entsteht als Folge permanenter Überernährung bei Bewegungsmangel im Lauf von Jahren bzw. Jahrzehnten (*139*). Hier wird die Parallele zur Entwicklung der Adipositas aller Grade offensichtlich (s. Abschnitt über das hyperphag-hypermetabole Syndrom).

> In beiden Fällen ist der *Hyperinsulinismus* der entscheidende pathogenetische Faktor; deshalb sind die Adipositas und Diabetes mellitus Typ II so auffällig häufig miteinander kombiniert. Über die Zwischentypen siehe *Tabelle 15*.

Für die allermeisten Diabetiker liegt damit die therapeutische Konsequenz auf der

Tabelle 15   Diabetes mellitus (Einteilung nach *Pfeiffer* (*239*))

Nomenklatur	Ätiologie	Therapie
Typ I (1−5%) Jugendlicher Diabetes (Juvenile Onset Diabetes-IOD)	Komplette Zerstörung der β-Zellen a) durch β-zytotrope Viren b) durch Antikörperbildung gegen Inselgewebe Sekretionsstarre; rascher, totaler Insulinmangel, irreversibel	Diät-dynam. Insulineinstellung
Zwischentyp A (Juvenile Onset Diabetes among Adults-IODA)	Inkomplette Zerstörung der β-Zellen durch a) oder b), rezidivierend	
Zwischentyp B (Maturity Onset Diabetes in the Young-MODY)	Keine oder geringe Zerstörung von β-Zellen	
	Primärer Hyperinsulinismus, reversibel	
Typ II (95−99%) Erwachsenen-Diabetes (Maturity Onset Diabetes-MOD)	Keine Zerstörung von β-Zellen, Überernährung Inaktivität, Konstitution, Disposition	Fasten, Diät, Sport, orale Antidiabetika

Hand: weniger essen und mehr bewegen! Die Schwierigkeit liegt nicht nur darin, den Betroffenen diesen Zusammenhang klar zu machen, sondern sie darüber hinaus auch zu einer Änderung ihrer Lebensweise zu veranlassen. Dabei sind die meisten heutzutage darüber informiert, daß sie nicht nur durch ihr Übergewicht und das Zuckerleiden belastet, sondern außerdem durch einen sehr hohen Blutdruck, eine Hyperurikämie, eine Hyperlipidämie, eine Fettleber bedroht sind und damit vorzeitige Alterung, den Infarkt, die Apoplexie, die periphere Durchblutungsstörung riskieren (*43, 44, 65, 72, 75, 192*).

Offenbar ist es den meisten Betroffenen nicht möglich, unter häuslichen Arbeits- und Lebensbedingungen die notwendigen Änderungen hart und konsequent durchzuhalten. Alle auch noch so gut gemeinten Ratschläge können deshalb gar nicht erst zur Durchführung gelangen.

Einige wenige wie *Grote, Gutzeit, Brauchle* und *Buchinger* konnten die Erfahrung machen, daß die strengste aller Kostbeschränkungen, das Fasten, von den meisten am besten angenommen werden kann. Entscheidend wichtig ist, daß dieses Fasten im Abstand von der alltäglichen Arbeitsbelastung und Versuchungssituation in einem dafür geeigneten Milieu stattfindet, wobei genügend Spielraum für sportliche und musische Betätigung bleibt. Die Gesamtumschaltung im Fasten ergreift sowohl den seelischen wie den körperlichen Bereich, fördert durch den sichtbaren Erfolg unmittelbar die Motivation zur Änderung pathogener Lebensweisen.

Überwunden sind inzwischen auch jene Vorbehalte, die lange Zeit wegen eines unverantwortlichen Verlustes an Körpereiweiß einerseits und der Provokation einer bedrohlichen Azidose andererseits gemacht worden sind.

Die Mehrzahl der Patienten einer Fastenklinik ist übergewichtig, entsprechend ist

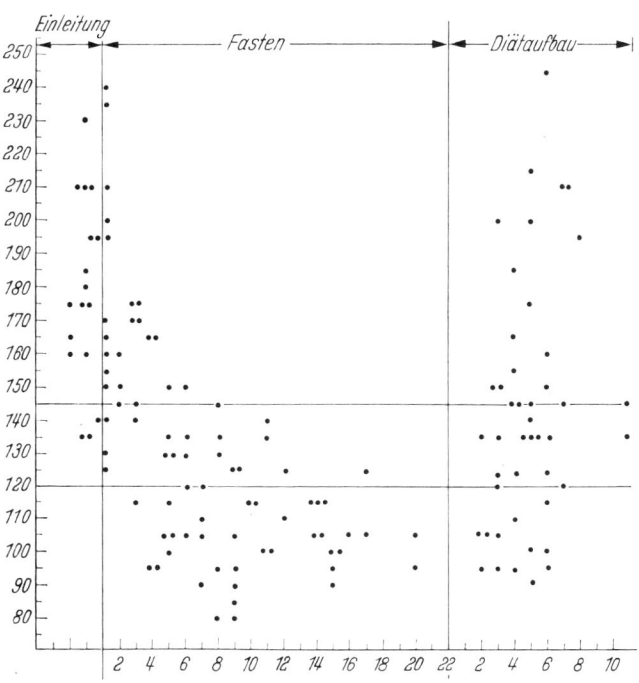

Blutzucker	Kurbeginn	Fasten	Diätaufbau
über 145 mg %	25 (80 %)	10 (15,5 %)	15 (33 %)
bis 145 mg %	6 (20 %)	16 (25 %)	16 (36 %)
bis 120 mg %	0	38 (59,5 %)	14 (31 %)

Abb. 37 Blutzuckerwerte vor, während und nach dem Fasten, n = 20 (aus: *Fahrner, H.*) (*65*)

der Anteil an manifesten und latenten Diabetikern hoch, er beträgt bei uns ca. 10 %. Relativ selten sind insulinpflichtige Diabetiker vom Typ I.

Durch das Fasten vollzieht sich auch beim Diabetiker die Umschaltung auf innere Ernährung mit Absinken des Blutzuckers und der Insulinproduktion, wenn auch etwas langsamer. Jedoch erreichen die meisten spätestens im Verlauf der zweiten Fastenwoche den normalen Blutzuckerbereich. Der Grad der Besserung hängt davon ab, wieviel von dem Übergewicht abgebaut werden konnte und wie sehr sich das Beta-Zellsystem erholt hat. Das Blutzuckerverhalten im nachfolgenden Diätaufbau demonstriert die durch das Fasten erreichte neue Situation (*Abb. 37*). Daraus ergibt sich, daß zwei Drittel der fastenden Diabetiker sich mit einer normalen, vernünftig kombinierten Aufbaukost im Toleranzbereich halten können. Das restliche Drittel ist meist mit angemessener Kohlenhydratbeschränkung und Zugabe oraler Antidiabetika gut einstellbar. Auch bei unseren Diabetespatienten beeindruckt immer wie-

der, wie sich mit der Gewichtsabnahme
auch die gesamte Stoffwechsellage bessert
bzw. normalisiert.

Verlaufsbeispiel
Repräsentativ für viele ist die Patientin
Frau K., die wegen eines Übergewichts von
ca. 40 % und Hypertonie zu uns kam. Bei
ihr fand sich außerdem ein bisher unbe-
kannter Diabetes mellitus Typ II, der ihr
komplexes Beschwerdebild besser erklären
konnte. Nach 18 krisenfreien Fastentagen
verschwanden parallel zur Gewichtsabnahme die Glukosurie, die Hyperglykämie
sowie die begleitenden Symptome. Auch
der Blutdruck hatte sich im oberen Grenzbereich der Norm eingependelt. Obwohl
sie sich auch zuletzt mit ihrem Gewicht bei
plus 20 % über der Norm befand, war sie
jetzt symptom- und beschwerdefrei und damit innerhalb ihres persönlichen Toleranz-
bereichs (*Abb. 38*).

Verlaufsbeispiel
Der 60jährige Herr E. K. bot bei einem
Übergewicht von plus 30 % eine grenzwer-
tige Hypertonie, Hypercholesterinämie
und Hyperlipidämie. Bisher unbekannt war
eine Hyperglykämie ohne Glukosurie ge-

wesen. Nach 15 Fastentagen lag sein Gewicht noch etwas mehr als 15 % über dem
Broca-Gewicht, doch hatten sich Blutdruck
und Laborparameter völlig normalisiert.
Dementsprechend hatten sich auch das Leistungsvermögen im Konditionstraining und
sein Wohlbefinden gesteigert (*Abb. 39*).
Auch im nachfolgenden Diätaufbau waren
die Blutzuckerwerte normal geblieben.

Verlaufsbeispiel
Die jetzt 59jährige Frau M. O. war in jahre-
langem Ringen mit ihrem Übergewicht immer wieder unterlegen und hatte deshalb
eine essentielle Hypertonie und einen Diabetes Typ II entwickelt. Die Blutfett- und
Harnsäurewerte waren bei ihr erstaunlicherweise immer normal geblieben. Durch
ihr letztes 21tägiges Fasten konnte sie das
Übergewicht von 90 % auf ca. 60 % verringern, dabei gingen sowohl der Blutzucker
wie die Blutdruckwerte in den Normbereich zurück, und ihre Beschwerden besserten sich erheblich.
Dennoch war sie noch vor der Hälfte des
Weges zur erreichbaren völligen Restaura-
tion stehen geblieben. Das Absinken des
leicht erhöhten Nüchternblutzuckers von

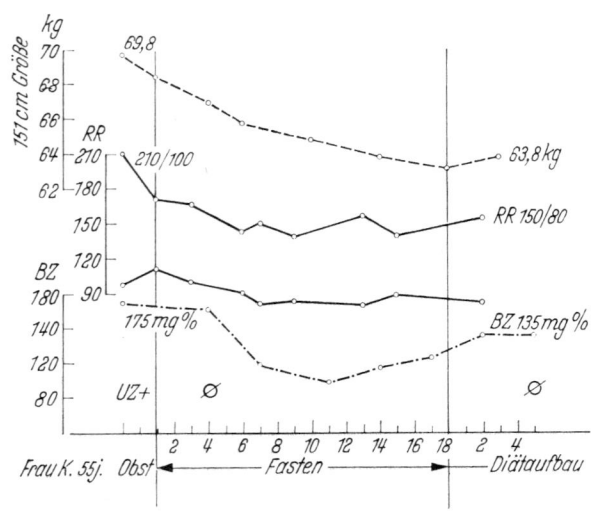

Abb. 38 55jährige Patientin, Normalisierung des KH-Stoffwech-
sels, der Blutdrucklage und des
Körpergewichtes durch Heilfasten
(aus: *Fahrner, H.*) (*65*)

113 mg % auf 81 mg % postprandial deckte den noch immer bestehenden Hyperinsulinismus am Ende der Fastenperiode auf. Im nachfolgenden Diätaufbau mußten erneut orale Antidiabetika eingesetzt werden. Mit einer weiteren Gewichtsabnahme von 10 bis 15 kg in insgesamt 40 bis 50 Fastentagen hätte Frau M. O. den Anschluß an den oberen Grenzbereich der Norm erreichen und damit das Risiko der sich schon deutlich anzeigenden sekundären Gefäßschäden herabsetzen können (*Abb. 40*).

Verlaufsbeispiel
Wie sehr ein länger bestehender Hyperinsulinismus die Insulinempfindlichkeit der peripheren Zellen herabsetzen und damit den Blutzucker trotz steigender Insulindosen steigern kann, sei an den Verlaufsbeobachtungen bei Herrn H. gezeigt (*Abb. 41*). Bei einem Übergewicht von fast 90 % waren die Nüchternblutzuckerwerte auf über 360 mg % angestiegen. Der HbA 1-Wert über 15,6 % bewies, daß diese Hyperglykämie schon wochenlang vorbestanden haben mußte (7). Von den insgesamt vier Fastenzeiten innerhalb von zehn Jahren brachte die zweite mit 30 Tagen den besten Erfolg. Schon nach zehn Tagen wurde die Insulininjektion überflüssig, und im Diät-

aufbau konnte der Blutzuckerpegel allein mit Diät und 2 × 1 Tablette Silubin retard im oberen Grenzbereich der Norm gehalten werden. Die von Mal zu Mal erhöhte Insulindosis hatte eine zusätzliche Mastfettsucht ausgelöst, welche mit 13 bzw. 17 Fastentagen nicht mehr ausreichend abzubauen war.

Auch hier müßten 50 bis 60 Tage in einem Stück oder zweimal 40 Tage in relativ kurzem Abstand gefastet werden, um mit einem entsprechenden Gewichtsverlust die Kohlenhydratstoffwechsellage ausreichend und anhaltend zu stabilisieren.

Verlaufsbeispiel
Bei dem 54jährigen Herrn L. war der Diabetes mellitus seit 1973 bekannt. Die Stoffwechsellage war immer schon schwer einstellbar gewesen. Seit einem Jahr hatte man ihn deshalb auf Insulin eingestellt und zuletzt 30 und 14 Einheiten Depot Insulin Mixtard/Tag verabfolgt. Dennoch lagen die Blutzuckerwerte zwischen 160 mg % und 230 mg % entschieden zu hoch. Möglicherweise hatte der hohe Nikotinabusus von 60 Zigaretten/Tag einen nachteiligen Einfluß auf die gesamte Stoffwechsellage. Da der Patient mit 80 kg Körpergewicht bei 171 cm Körpergröße auch im Hinblick auf seinen

Abb. 39 60jähriger Patient, Diabetes mellitus II, Hyperlipidämie

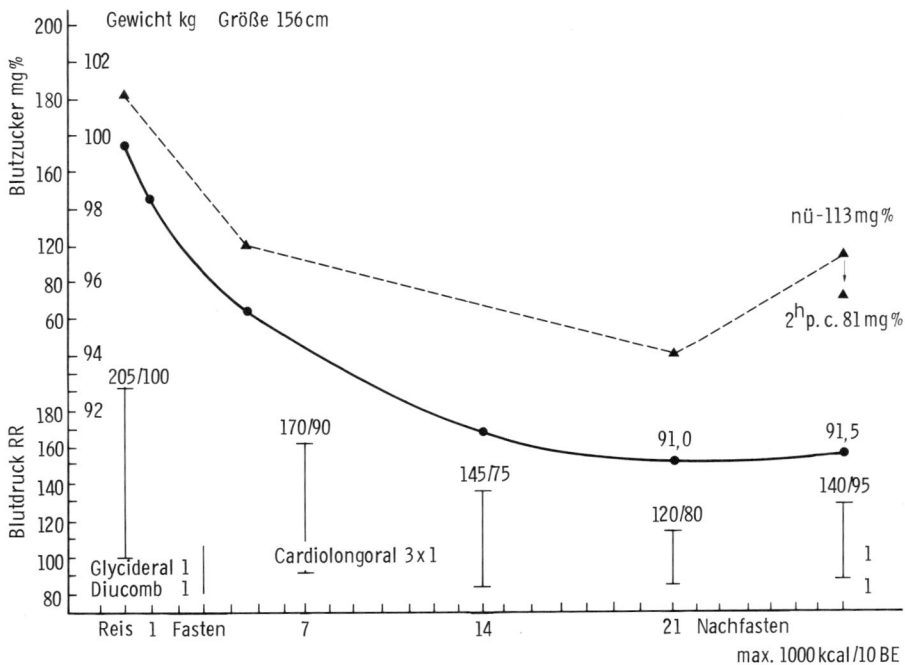

Abb. 40   59jährige Patientin, Diabetes mellitus seit zehn Jahren

leptosomen Habitus entschieden zu schwer war, ließ er sich am ehesten noch als Zwischentyp B in das Schema von *Pfeiffer* (*Tab. 15*) einordnen. Mit einer vegetarischen Übergangsdiät von 600 kcal bei 6 BE fielen die Blutzuckerwerte, trotz Reduzierung der Insulindosis, in fünf Tagen stufenweise ab, so daß mit einem Hafertag das Insulin völlig abgesetzt und das Fasten begonnen werden konnte. Anstelle der üblichen Obstsäfte gaben wir zweimal täglich ein Bioghurt und Haferschleim. Damit verliefen 16 Fastentage krisenfrei mit völliger Normalisierung der Blutzuckerwerte und Rückgang des Gewichtes auf 70 kg in den Normbereich. Bei stufenweisem Aufbau des Nachfastens bis auf 2 000 kcal und 15 BE zeigte der Blutzucker trotz Zugabe von 2 × 1 Tablette Euglucon® stark schwankende Tendenzen nach oben. Erst der Zusatz von Glucophage® 1 × 1 Ta-

blette pro Tag stabilisierte den Blutzuckerwert. Wesentlich war, daß der Patient vom ersten Tag an auf das Rauchen verzichten konnte (*Abb. 42*).

Verlaufsbeispiel
Die typischen Verhältnisse für einen juvenilen Hyperinsulinismus fanden wir bei unserer 20jährigen Patientin Frl. D. A. Sie kam mit einem erheblichen Übergewicht (80 kg/168 cm) und dem Verdacht auf eine Schilddrüsenunterfunktion. Dieser ließ sich nicht bestätigen, dagegen fanden sich auffallend niedrige Nüchternblutzuckerwerte, die auf eine Traubenzuckerbelastung mit 100 Gramm nur auf knapp 90 mg % anstiegen. Der am 21. Fastentag durchgeführte Tolbutamidtest mit 1 g i.v. ließ den Blutzucker von 55 mg % nüchtern auf 20 mg % abfallen und im Verlauf des Tages auf maximal 40 mg % wieder anstei-

Abb. 41 46jähriger Patient, Diabetes mellitus II (B), extreme Adipositas

gen. Ausgesprochen hypoglykämische Zeichen fanden sich nicht. Nach 39 Fastentagen war das Gewicht auf 64,1 kg in den Normbereich zurückgegangen. Am dritten Aufbautag fand sich ein Nüchternblutzucker von nur 40 mg %, der postprandial noch abfiel und erst gegen Abend einen leichten Anstieg zeigte (*Abb. 43*). Trotz der Gewichtsabnahme war die Situation des Hyperinsulinismus noch nicht überwunden. Die Patientin wurde mit einer entsprechenden diätetischen Einstellung und Gymnastikprogramm nach Hause entlassen.

Fasten bei Diabetes mellitus

Fasten, Diätetik und systematisches Körpertraining sind für den Diabetes mellitus Typ II, den Zwischentyp B und die mit Hy-

perinsulinismus einhergehende Adipositas die kausale Therapie (*211*). Mit der Gewichtsabnahme nimmt die Insulinempfindlichkeit der Peripherie zu. Gleichsinnig bessert sich die Kohlenhydrattoleranz, deren Grenzen sich dabei exakt ermitteln lassen. Gleichzeitig kann überflüssiges Insulin abgebaut und bei richtiger diätischer Einstellung auch exakt der Bedarf an oralen Antidiabetika definiert werden.

Das Fasten ist nicht nur für den Diabetes mellitus Typ II die kausale Therapie, sondern wirkt gleichzeitig auf die oben erwähnten begleitenden Risikofaktoren ein; darauf wird in den betreffenden Kapiteln näher eingegangen.

Beim Diabetes mellitus Typ I ist auch durch Fasten keine Heilung mehr zu erwarten (*285*). Allerdings läßt sich auch hier durch

Abb. 42   54jähriger Patient, Diabetes mellitus seit zehn Jahren

ein kurzes Fasten der Kohlenhydrat-Toleranzbereich noch erweitern.

Als in den Jahren nach dem Zweiten Weltkrieg kein Insulin mehr zur Verfügung stand, war das Fasten für viele noch die einzige Chance, zusammen mit strenger laktovegetarischer Ernährung (*106*).

Hyperlipidämie, Hypercholesterinämie, Atheromatose

Die Einteilung der Lipämien kann sowohl nach *Frederikson* wie nach den elektrophoretisch gewonnenen Lipoproteinfraktionen geschehen (*Tab. 16*). Sie werden weniger durch Krankheiten oder Erbfaktoren (ca. 20 %) als vielmehr durch eigenes Fehlverhalten wie Überernährung und Bewegungsmangel (80 %) ausgelöst. Pathogenetisch gehören diese Patienten in die gleiche Gruppe wie die Adipösen, die Diabetiker Typ II, die Hypertoniker und Gichtiker. Hohe Harnsäure-, Zucker-, Cholesterin-, Neutralfett- und Insulinwerte im Serum sind deshalb bei diesen in wechselnder Kombination zu finden. Am häufigsten sind die Hyperlipidämien Typ II A, II B und IV, zusammen über 90 % (*212–214*). Seit einigen Jahren wird dem Verhältnis zwischen den Very low density lipoproteins bzw. Low density lipoproteins zu den High density lipoproteins die entscheidende Bedeutung in der Arterioskleroseentstehung beigemessen. Hohe LDL- und VLDL-Fraktion bedeuten vermehrte subendothe-

Abb. 43 20jährige Patientin, Adipositas, Hyperinsulinismus. Die Laborwerte am Fastenbeginn sind links, die Kontrollwerte während der Nachfastendiät rechts wiedergegeben

Tabelle 16   Einteilung der Hyperlipidämien

Typ I	Typ V	Typ III	Typ IV	Typ IIa	IIb	
0,5−1‰	8 %	1−2 %	60 %	20 %	10 %	
Chylomikronen	βVLDL	VLDL	LDL	LDL	HDL	
99,5 % Fett	88 % Fett	=	75 % Fett	50 % Fett		
0,5 % Prot.	12 % Prot.		25 % Prot.	50 % Prot.		
Triglyzeride	Triglyzeride	Triglyzeride	Cholesterin			
über 1000 mg %	über 1000 mg %	3−400 mg %	300	300 mg %		
	Cholesterin	Cholesterin	Triglyzeride			
	über 250 mg %	250−300 mg %	normal	200 mg %		
	Xanthelasmen		Xanthelasmen			
Hepatomegalie	Xanthome	Xanthome	Xanthome			
		Hepatomegalie	Cornealring			
Transport exog.						
Triglyzeride	Transport endogener Triglyzeride		Transport von Cholesterin und Phospholipiden zu periph. Zellen	Transport von Cholesterin von periph. Zellen zur Leber		

liale Fett- und Cholesterinablagerung. Eine hohe HDL-Fraktion erleichtert den Rücktransport des Cholesterins zur Leber und vermag die Ablagerung in der Gefäßwand abzubremsen. HDL hat also eine gewisse Schutzfunktion (*261*). Die zu niedrigen HDL-Werte im Blut zeigen an, daß zum Teil durch Makrophagen vermehrt Cholesterin in die Gefäßwände eingelagert wird und dort zur Atheromatose führt. Um das zu verhindern, sollte das LDL-Cholesterin möglichst unter 190 mg/dl liegen, das HDL über 55 mg/dl. Nach *Assmann* liegen 20 % unserer erwachsenen männlichen Bevölke-

rung darüber, d. h. im Risikobereich. Cholesterinwerte über 300 mg zeigen so gut wie sicher die Cholesterinablagerung in den Arterienwänden an, Spiegel unter 150 mg/dl machen eine solche äußerst unwahrscheinlich. Der Zwischenbereich erlaubt keine verbindlichen Aussagen.

Wird, wie im Fasten, keine Nahrung und vor allem kein Alkohol mehr aufgenommen, so normalisieren sich die Blutfettwerte automatisch. Analog dem Kohlenhydratstoffwechsel erfolgt auch hier die von Angebot und Nachfrage gesteuerte neurohormonale Umschaltung auf innere Ernäh-

Abb. 44 Normalisierungstendenz erhöhter Serum-Fettwerte im Fasten. Normwerte bleiben normal (▲ (aus: *Lützner, H.*) (*191*)

rung und Verdauung. Mit dem Sekretions-stop von Insulin und der Mobilisierung der Depotfette durch Katecholamine, Gluka-gon und Wachstumshormon (STH) ist meist schon nach zehn Fastentagen die Hauptarbeit geleistet und der Blutfettge-halt normal (*Abb. 44*). Hereditär Belastete, in unserem Krankengut sehr selten, brau-chen dafür wesentlich länger oder erreichen selbst im Fasten den Normbereich nicht. Wie an den Blutgefäßen des Augenhinter-grundes beobachtet werden konnte, sind auch atheromatöse Ablagerungen in den Gefäßwänden dem Rücktransport ins Blut zugänglich, allerdings nur durch sehr langes Fasten und strengste Einhaltung einer kon-sequenten Diät im Anschluß daran (*75, 147, 164, 290*).

Die *Amyloidose* als exogene Stoffwechsel-störung ist im Zunehmen begriffen. Beob-achtungen über Fastenwirkungen dabei lie-gen bis jetzt nicht vor. In Analogie zu Ge-websablagerungen aus dem Fett- und übli-chen Eiweißstoffwechsel ist die Annahme berechtigt, daß durch Fasten auch amyloide Ablagerungen wieder rückbildungsfähig werden (*21, 22, 222, 252*).

Hyperurikämie, Gicht

Hyperurikämie und Gicht sind die Folgen einer Harnsäurevergiftung und deren Or-ganmanifestation, speziell in den Nieren und den bradytrophen Geweben. Beide sind zumeist Folgen der Fehl- und Überer-nährung, denn echte Vererbung ist selten (Morbus Lech-Nyhann, rezessiver Erb-gang).

Bei überwiegend vegetarisch lebenden Völ-kern, aber auch bei uns in den Notzeiten der beiden letzten Weltkriege, war die Gicht nahezu unbekannt. Deshalb findet sie in der deutschen medizinischen Litera-tur zwischen 1913 und 1951 keine Erwäh-nung (*76*). Erst in den fünfziger Jahren tauchte die Gicht wieder auf und wurde lange Zeit mißdeutet. Der enge Zusam-menhang mit speziell Fisch- und Fleisch-überernährung wurde erst später erkannt. Als weitere Faktoren kamen dann noch zu-nehmender Alkoholkonsum und die Verar-mung an Bewegung hinzu. Die Tatsache, daß der Organismus des Menschen wie der aller Primaten nicht imstande ist, die Harn-säure weiter zu Allantoin, Allantoinsäure und letztlich dem viel leichter nierengängi-gen Harnstoff abzubauen, läßt sich auf zweierlei Weise deuten. Entweder sind Menschen und Primaten a priori von Natur aus nicht als Fleischesser geplant und des-halb auch nicht mit den entsprechenden Enzymen (Urikase, Allantoinase, Allo-ikase) ausgestattet (*20*) oder aber es han-delt sich dabei – wie die Wissenschaft an-nimmt – um einen erworbenen Enzymde-fekt, der kompensiert werden kann (*Tab. 17*).

Jedenfalls hat die menschliche Niere we-sentlich mehr Mühe, die Harnsäure auszu-scheiden, als z. B. den Harnstoff. Besser gelingt die Ausscheidung mit den Vorstu-fen der Harnsäure, dem Xanthin und Hy-poxanthin. Das Trimethylxanthin, Coffein, wird nicht in Harnsäure verwandelt, son-dern größtenteils unzersetzt mit dem Harn ausgeschieden. Es spielt deshalb für die Entstehung einer Hyperurikämie keine Rolle. In der Pathogenese der Urikopathie dominieren die äußeren Faktoren der Le-bensführung, wie dies auch bei den anderen aktuellen Stoffwechselerkrankungen der Fall ist (Hyperlipidämie, Diabetes mellitus II, Adipositas, sekundäre Porphyrie, Amy-loidose und im weiteren Hypoporopathie [Hyalinose der Kapillaren nach *Wendt*] und Atheromatose) (*297*).

Tabelle 17   Abbaustufen im Purinstoffwechsel

Daß die Hyperurikämie in wachsendem Umfang auch bei jungen Leuten anzutreffen ist (die davon gar nichts wissen), zeigt der folgende Fall:

Verlaufsbeispiel
Der Student Andreas G., geb. 1962, kam jetzt zur stationären Fastenbehandlung wegen seines Übergewichtes. Er fühlte sich dadurch in seiner Beweglichkeit behindert, hatte aber keine Beschwerden zu klagen. Er kam aus München und trank zu der dort üblichen Kost täglich einen halben Liter Bier. Laboranalytisch fand sich zu Beginn eine Erhöhung der Serum-Harnsäure auf 8,6 mg % und des Serum-Neutralfetts auf 237 mg %, wobei der HDL-Wert mit 34 etwas unter dem Grenzbereich lag. Die übrigen Parameter waren im Bereich der Norm. Am siebten Fastentag war die Harnsäure auf 13,9 mg % angestiegen, ohne irgendwelche Symptome auszulösen. Dennoch wurden zur Entlastung der Nieren 300 mg Allopurinol/Tag bei vermehrter Flüssigkeitszufuhr eingesetzt. Eine am gleichen Tag beim Aufstehen eingetretene leichte hypotone Kreislaufregulationsstörung hat jedoch damit keinen Zusammenhang. Nach der zweiten Fastenwoche war der Serum-Harnsäurewert auf 9,6 mg % zurückgegangen, das Neutralfett auf 130 mg %. Bei dem an sich schon purinarmen vegetarischen Nachfasten blieb das Gewicht auf dem erreichten Stand und die Harnsäure fiel auf 8,3 mg % noch etwas ab.

Therapiemöglichkeiten

Harnsäurewerte in dieser Größenordnung sprechen mit großer Wahrscheinlichkeit dafür, daß sie nicht nur aus dem Fastenstoffwechsel, sondern aus Ablagerungen im Depotgewebe stammen. Zwar konnte durch die Zugabe von Allopurinol die Ausscheidung beschleunigt werden, doch zeigt der Verlauf, daß die Fastenzeit zu kurz war, um eine Normalisierung des Gewichts sowie des Harnsäurestoffwechsels zu erreichen.
Wenn die diätetischen und gymnastischen Richtlinien zu Hause befolgt werden, so kann diese Normalisierung auch auf diesem Wege, wenn auch langsamer erreicht werden.

Bei der Gicht spielen das Überangebot an purinreicher Fleischernährung, der Alkoholkonsum und der Bewegungsmangel die Hauptrolle. Daneben sind neuerdings in wachsendem Umfang auch Pharmaka mit im Spiel (Zytostatika, Diuretika, Antihypertensiva) *(119)*. Die Symptomatologie der Systemüberlastung mit Harnsäure überschneidet sich deshalb vielschichtig mit denjenigen der schon genannten anderen Stoffwechselerkrankungen. Bei diesen hatte das Fasten sich ja bisher bestens bewährt. So lag der Schluß nahe, daß dies auch bei der Urikopathie der Fall sein würde. Aber dies ist nur unter bestimmten Voraussetzungen der Fall. Zwar löst der fastende Organismus die deponierte Harnsäure, doch bildet er mit dem primär einsetzenden Eiweißkatabolismus zusätzlich autochthone Harnsäure. Mit einer solch rapide ansteigenden Serum-Harnsäureschwemme werden die Nieren nicht sogleich fertig. Der Serum-Harnsäurespiegel steigt an, und es kann zu den bekannten kritischen Rückstauerscheinungen kommen. Wie die Fastenketose, die Reduktion der extrazellulären Flüssigkeit und die erhöhte Mineralausscheidung dazu beitragen, ist schon erläutert worden (s. S. 27, 31, *Abb. 7*). Den früheren Fastenärzten waren weder die pathophysiologischen Zusammenhänge noch die moderne prophylaktische Pharmakotherapie bekannt. Deshalb hatten sie mit ihren fastenden Gichtpatienten oft sehr lange, schmerzhafte und fieberhafte Krisen durchzustehen. Verständlicherweise hat deshalb *Zabel* zuletzt das Fasten als Therapie der Gicht nicht mehr empfohlen *(304)*. Auch *O. Buchinger sen.* sprach von langen und schweren Uratausscheidungskrisen, die aber dann letztlich doch noch zum Erfolg geführt haben.

Eine entscheidende Wende brachten hier die beiden Medikamente Allopurinol und Benzbromaron als wirksame Urikosurika *(262)*. Manifest gichtarthritische Patienten reagieren bei kalorienfreier Flüssigkeitszu-

fuhr regelmäßig mit den bekannten schmerzhaften Krisen, meist schon in den ersten Tagen, und zwar Männer vorwiegend in den Großzehengrundgelenken, Frauen bevorzugt in den Fingergelenken. Auch andere Finger- und Zehengelenke, Mittelhand- und -fußbereiche *(298)* und die Iliosakralfugen können betroffen sein. Aber auch im Buchinger-Fasten mit ca. 200 kcal täglich bei reichlicher alkalisierender Flüssigkeitszufuhr sind solche Krisen nicht zu vermeiden. Sie treten dann etwas später und weniger heftig in Erscheinung. Patienten mit einer Hyperurikämie bis zu 8 mg % im Serum, ohne bisherige gichtarthritische Symptome, fasten so meist krisenfrei. Allerdings können mangelhafte Flüssigkeitszufuhr und/oder starker Flüssigkeitsverlust erstmals typische Gichtkrisen auslösen, evtl. auch Nierenschmerzen durch zu hoch konzentrierten Urin.

In den meisten Fällen genügt die Zugabe von 100 mg Allopurinol täglich um solche Störungen zu vermeiden. Nebenwirkungen haben wir davon in über zehn Jahren bisher nicht beobachten können (*Abb. 45*). Um größere Flüssigkeitsverluste zu vermeiden, haben wir aber auf die anfängliche Darmreinigung durch Glaubersalz verzichtet und statt dessen regelmäßig Einläufe verabfolgt, diese dafür täglich. Da schon normalerweise bis zu 20 g der Tagesausscheidung der Harnsäure über den Dickdarm abgewickelt werden, ist von den täglichen Darmspülungen eine Begünstigung der Ausscheidung zu erwarten *(267, 269, 270)*. Ausgesprochen schweißtreibende Maßnahmen wie Saunen und ansteigende Vollbäder sowie größere körperliche Anstrengungen sind kontraindiziert. Neben solchem Flüssigkeitsverlust kann gerade der mit körperlicher Anstrengung verbundene Anstieg der Milchsäure im Serum schnell zu einer Gichtkrise führen *(91)*. Zum Vergleich sei dabei noch einmal an den krisenauslösenden Effekt der Saluretika erinnert *(67, 77)*. Selbst wenn diese wochenlang vorher mg % Harnsäure i. Serum   50 Patienten

Abb. 45 Erhöhte Harnsäurewerte im Serum während des Fastens, typischer Verlauf ohne Medikation und mit Allopurinol (aus: *Lützner, H.*) *(191)*

und nicht einmal regelmäßig eingenommen worden waren, wirken sie nachteilig auf den ganzen Fastenverlauf ein. Die Gewichtsabnahme ist dadurch verzögert, und hypotone Kreislaufregulationsstörungen treten häufiger auf. Die kleine Prise Meersalz, die normalerweise der mittäglichen Fastenbrühe zugefügt wird, entfällt bei Gichtpatienten, Hypertonikern und Nierenkranken. In schwereren Fällen ist die stufenweise Zufügung von Getreideschleimen und Buttermilch zu den Fastengetränken ratsam *(76)*.

Die Dauer einer Fastenbehandlung und ihre Intensität richten sich nach den individuellen Gegebenheiten und den Stadien der Harnsäureinvasion. Um einer langanhaltenden wirkungsvollen Ausleitung der Harnsäure willen darf das Fasten nicht zu kurz sein. In der Regel sollten dazu 21 Fastentage und sieben Nachfastentage zur Verfügung stehen. Einschränkende Befunde müssen natürlich mit berücksichtigt

werden: manifeste Niereninsuffizienz, arteriosklerotische Veränderungen mit koronaren und zerebralen Durchblutungsstörungen. Hier empfiehlt sich die Vorschaltung einer kalorisch reduzierten laktovegetarischen Heilkost als Übergangsdiät.

Die tubulär sekretionssteigernde Wirkung von Benzbromaron hat sich in der Gichttherapie bewährt. Im Fasten kommt es dadurch aber zur schnelleren Harnsäureausleitung und damit Nierenbelastung, weshalb wir dieses Präparat im Fasten nicht verwenden. Eine möglicherweise riskante Kombination dieser beiden Präparate mit Antihypertensiva und Antidiabetika entfällt, da solche im Fasten sowieso überflüssig werden *(65, 72, 237)*. Der dem Fasten folgende purinarme Diätaufbau sollte so gut wie keine Harnsäurebildner enthalten *(25, 75)*. Die Schwierigkeit für die meisten unserer Patienten besteht darin, diese verhältnismäßig einfache Kost auch unter häuslichen Bedingungen durchzuhalten. Es ist die gleiche Schwierigkeit, wie sie in der Therapie aller Risikofaktoren bekannt ist. Deshalb haben auch hier die diätetische Information und die Erziehung zur disziplinierten Mitarbeit vorrangige Bedeutung. Hier wird das Fasten über seine physiologische Wirkung hinaus zu einem Seminar der Selbsterfahrung, positiver Vorsatzbildung und gezielter Verhaltensschulung.

Mit kontrolliertem Fasten, richtiger Ernährung und angemessener medikamentöser Einstellung ist heute auch bei der Gicht Symptom- und Beschwerdefreiheit sowie langfristig die Erhaltung der Arbeitsfähigkeit erreichbar.

Überernährung, Übergewicht, Fettleibigkeit, Fettsucht

Von Übergewicht spricht man nicht erst dann, wenn die Fettpolster an den typischen Körperstellen Bauch, Hüften, Schulter unübersehbar geworden sind. Übergewicht besteht schon, wenn ein noch nicht ohne weiteres sichtbares Mißverhältnis zwischen Körpergröße und Körpervolumen entstanden ist. Dazu muß allerdings erst das »Normalgewicht« definiert werden.
1. Die Broca-Formal: Körpergröße (in cm) –100 = Normalgewicht (in kg) gestattet für Personen mittlerer Körpergröße eine zumeist ausreichende Orientierung.
2. Das optimale Körpergewicht (OKG) ergibt genauere Werte (*Tab. 18*):
Männer: Broca-Gewicht (in kg) – (Broca-Gewicht –52) × 0,2 = Optimales Körpergewicht (in kg)
Frauen: Broca-Gewicht (in kg) – (Broca-Gewicht –52) × 0,4 = Optimales Körpergewicht (in kg)
3. Die Formel nach *Bornhard*

$$\frac{\text{Körpergröße} \times \text{Brustumfang (cm)}}{240}$$

= Normalgewicht (in kg)

führt in Grenzfällen von sehr schmalem bzw. sehr breitem Thorax zur exakteren Bestimmung.
4. Das von amerikanischen Versicherungsgesellschaften in den sechziger Jahren verlangte Idealgewicht

Frauen: Broca-Gewicht – 15 %
Männer: Broca-Gewicht – 10 %
läßt sich allenfalls noch für ganz grazil-leptosome Konstitutionstypen verwenden.
5. Zur Zeit ist in den USA ein *Body Mass Index* (BMI) gebräuchlich, der wesentlich mehr Gewicht gestattet und deshalb mehr für die stämmigeren Pykno-Athletiker geeignet ist (*Tab. 19*).

$$\text{BMI} = \frac{\text{Gewicht (kg)}}{\text{Größe (m}^2)} \text{ Norm } 18-28$$

Darüber hinaus hat sich mir als Orientierungsgrundlage die Erfragung des Körpergewichtes zwischen dem 18. und 22. Lebensjahr bei Frauen, dem 20. bis 25. Lebensjahr bei Männern sehr bewährt. Diese Angaben bestätigen zumeist den aus Größe, Kondition, Alter und Geschlecht ermittelten Schätzwert. Auch der Betreffende selbst kann zu dieser Größenordnung eine persönliche Beziehung herstellen und läßt sich besser dazu motivieren, diesen Gewichtsbereich wieder zu erreichen. Allerdings gibt es auch einige wenige Patienten, die bereits in diesem Alter oder schon in früher Jugend zur Adipositas neigen. Da diese meist zu den extrem Übergewichtigen gehören, kann zunächst von der Erreichung eines Normalgewichts sowieso keine Rede sein. Es müssen deshalb im Einzelfall Nah-, Mittel- und Fernziele im Gespräch ermittelt werden.

Zunahme der Sterblichkeit
bei Über- und Untergewicht in %

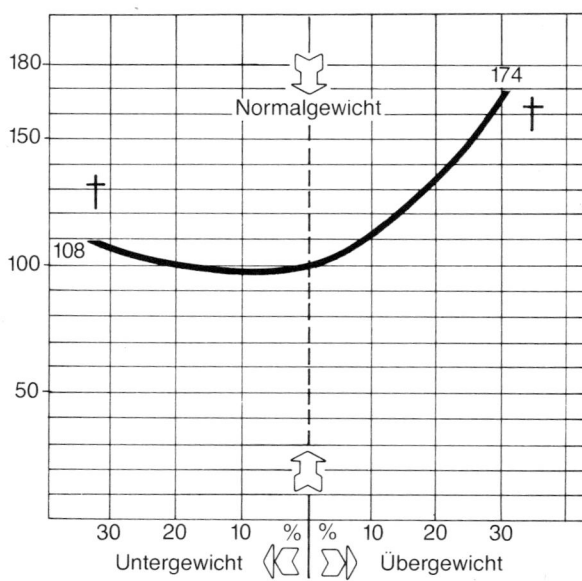

Abb. 46 Beziehung von Lebenserwartung und Gewicht (statistische Untersuchungen der amerikanischen Versicherungsgesellschaften) (nach *Holtmaier*) (*119*)

Stämmige Athleto-Pykniker können so durchaus einmal ein Normalgewicht von plus 30 % nach der Broca-Formel, Frauen von plus 20 % nach der Broca-Formel haben. Andererseits beginnt die Fettleibigkeit bei Leptosomen schon bei 10 % über Broca, die Fettsucht bei plus 30 % nach der Broca-Formel.

Die Übergewichtigkeit aller Grade wird vom Großteil der Bevölkerung hauptsächlich als ein kosmetisches Problem betrachtet, und das nicht nur von Frauen, sondern auch von Männern.

Jeder abschätzige Blick geht bei Übergewichtigen unter die Haut, setzt sie unter Druck: sie befinden sich damit in einem permanenten Streß und Vollzugszwang. Doch ist gerade dieser seelische Dauerdruck der größte Feind eines kontrollierten und erfolgreichen Eßverhaltens. Da ist die Protesthaltung »ich bin rund, na und?« schon besser, genügt aber allein natürlich auch nicht (s. S. 49 Folg.).

Übersehen wird neben diesem Schönheitsstreben und Geltungsbedürfnis, daß Übergewichtigkeit aller Schattierungen ein krankmachender Faktor erster Ordnung ist. Im Rahmen der Gesamtmorbidität spielt die Fettleibigkeit eine herausragende Rolle (*279*). Mit dem Grad der Übergewichtigkeit (*43*) korreliert direkt Häufigkeit und Schweregrad des Diabetes mellitus II. Typ-II-Diabetiker sind so gut wie immer übergewichtig. Diabetiker und Adipöse haben überdurchschnittlich häufig eine Hypertonie mit mehr oder weniger ausgeprägten Zeichen einer muskulären Herzinsuffizienz und/oder koronaren Herzerkrankung. Etwa die Hälfte aller Infarktpatienten sind Diabetiker (*167*). Diabetiker wie Übergewichtige haben häufiger auch hohe Harnsäurewerte, bzw. eine Gicht; bei Gichtpatienten ist der Anteil an Diabetikern signifikant höher als beim Durchschnitt. Diabetiker und Adipöse haben häufiger eine Fettleber und umgekehrt hat

Tabelle 18   Das optimale Körpergewicht, auch als »Idealgewicht« bezeichnet, ergibt sich nach folgender Formel:

OKG für Männer = Broca-Gewicht − (Broca-Gewicht − 52) × 0,2
Broca-Gewicht (in kg) = Körpergröße (in cm) − 100

cm	kg	cm	kg
161	59,2	176	71,2
162	60,0	177	72,0
163	60,8	178	72,8
164	61,6	179	73,6
165	62,4	180	74,4
166	63,2	181	75,2
167	64,0	182	76,0
168	64,8	183	76,8
169	65,6	184	77,6
170	66,4	185	78,4
171	67,2	186	79,2
172	68,0	187	80,0
173	68,8	188	80,8
174	69,6	189	81,6
175	70,4	190	82,4

OKG für Frauen = Broca-Gewicht − (Broca-Gewicht − 52) × 0,4

cm	kg	cm	kg
151	51,4	166	60,4
152	52,0	167	61,0
153	52,6	168	61,6
154	53,2	169	62,2
155	53,8	170	62,8
156	54,4	171	63,4
157	55,0	172	64,0
158	55,6	173	64,6
159	56,2	174	65,2
160	56,8	175	65,8
161	57,4	176	66,4
162	58,0	177	67,0
163	58,6	178	67,6
164	59,2	179	68,2
165	59,8	180	68,8

jeder zweite Leberpatient einen gestörten Kohlenhydratstoffwechsel.

Diese Vielfalt der Kombination und Verflechtung metabolischer, hormonaler und nervaler Regulationsstörungen hat schon *Katsch* veranlaßt, von dem Hyperinsulinismus als »Dyshormonose« und Auslöser eines »Mellitus-Syndroms« zu sprechen. Neuerdings wurde das gemeinsame Vorkommen von Adipositas, Hyperinsulinämie, Typ-II-Diabetes, Hyperlipoproteinämie und Hyperurikämie von *Haller* u. Mitarb. als »metabolisches Syndrom« bezeichnet, das überdurchschnittlich häufig von kardiovaskulären Erkrankungen, Blutgerinnungsstörungen, Fettleber und Cholelithiasis begleitet wird (*108*).

Diese Autoren fanden 9 % aller Fettsüchti-

Tabelle 19   Nomogramm für den Body-Mass-Index, BMI. Das Verhältnis Gewicht/Größe^2 wird nach Anlegen eines Lineals auf der mittleren Skala abgelesen.

gen von diesem metabolischen Syndrom betroffen.

Unter Berücksichtigung des primär gestörten Eßverhaltens bei Adipositas und sekundärer Übersteigerung aller Stoffwechselprozesse möchte ich in diesem Zusammenhang von einem hyperphag-hypermetabolen Syndrom sprechen, ebenfalls unter Einbeziehung der vaskulären Prozesse.

Hyperphag-hypermetaboles Syndrom

Hierbei ist der durch die Hyperphagie ausgelöste *Hyperinsulinismus* (s. S. 107) der »Dynamo«, der die Spirale der Risikofaktoren und Krankheiten antreibt (*Abb. 47*). Mit dieser ausgesprochenen Tendenz Adipöser zur Polymorbidität wird verständlich, daß auch ihre Sterblichkeit in Abhängigkeit vom prozentualen Übergewicht deutlich erhöht ist (*Abb. 46*).

Ursachen der Übergewichtigkeit

Übergewicht kann nach dem Gesetz von der Erhaltung der Energie nur entstehen, wenn mehr Nahrungsenergie zugeführt wird, als zur Deckung des Energiebedarfs für Arbeitsleistung und Wärmeproduktion unter Aufrechterhaltung aller organischen Grundfunktionen benötigt wird. Es war daher naheliegend, das Problem Übergewicht bisher als ein einfaches *Bilanzproblem* zu sehen (*37, 44, 90, 130, 137, 155*). Jahrzehntelang hoffte man, es mit kalorienarmer Kost und viel Bewegung in den Griff zu bekommen – vergebens (*175, 214*). Immer mehr Bücher über Reduktionsdiät (*Hollywood, Taller, Pritikin, Scarsdale*) und Körperschulung in hohen Auflagen haben nichts daran geändert, daß auch heute noch ca. 40 % unserer erwachsenen Bevölkerung übergewichtig sind (*236, 248*).

Die Anwendung dieser monokausalen Ätiologie und Therapie hat versagt. Sie mußte versagen, weil der Mensch nicht nur mit einem Standardmodell einer Maschine einheitlicher Hubräume und PS-Zahlen zu vergleichen, sondern ein unwiederholbar einmaliges und beseeltes Wesen ist.

Die Einbeziehung konstitutionsbiologischer (*166*) und psychosomatischer Überlegungen (*291*) war notwendig, um die multiple und multifaktorielle Ätiologie der Adipositas zu durchschauen (*154, 258*). Im Grunde hat jeder Mensch – so auch der Übergewichtige – existentiell seine ganz persönliche »Faktoren-Konstellation«. Statistisch gesicherte Gemeinsamkeiten lassen jedoch die Einteilung in Gruppen und Verhaltensmuster zu, welche für die einzuschlagende Therapie richtungsweisend werden (*248, 249*).

Faktoren, die zur Adipositas prädisponieren, können angeboren oder im Lauf des Lebens erworben, mehr körperlich oder mehr seelisch oder auch umweltbedingt sein.

1. Die konstitutionelle Disposition.
Die Stoffwechselaktivität hängt sehr stark vom Verhältnis Körpermasse zur Körperoberfläche ab. Je mehr ein Körper sich der Kugelform annähert, umso rationeller und effektiver wird sein Energieumsatz. Dies ist beim *pyknischen* Konstitutionstyp nach *Kretschmer* (*166*) (dem »Ernährungstyp« nach *Karl Huter*) der Fall. Ausgestattet mit

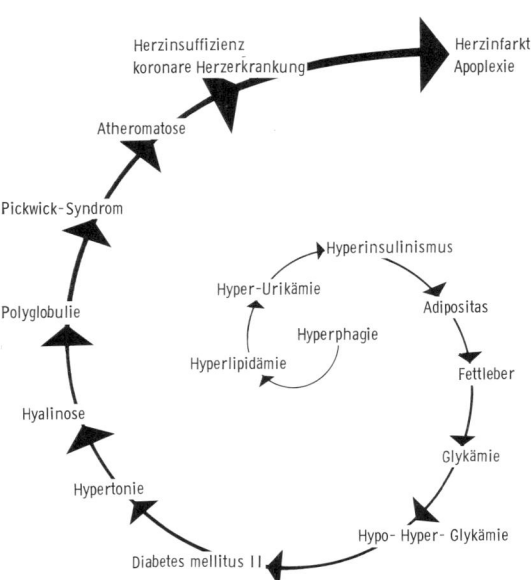

Abb. 47 Eskalation des hyperphag-hypermetabolen Syndroms. Summation der Risikofaktoren

einem üppigen Verdauungspotential, überwiegen bei ihm – im Gegensatz zum leptosomen (Nerven-)Typ – die trophotrop-*anabolen* Funktionen. Dem entsprechen die größeren Gewebsreserven, besonders an Fettgewebe. Aber auch der *Wassergehalt* dieser Gewebe ist beim Pyknomorphen größer. Außerdem braucht er mehr Trinkflüssigkeit und gibt diese auch leichter wieder ab. So muß er zum Temperaturausgleich beispielsweise bedeutend mehr schwitzen.

Nicht jeder Pykniker ist auch adipös, doch ist bei ihm die Tendenz zum Übergewicht deutlich größer (s. auch Kapitel Gewichtsabnahme S. 49).

2. Die hormonalen Einflüsse auf das Körpergewicht bei Mann und Frau.

Über die geschlechtsspezifischen hormonabhängigen Unterschiede der Fettverteilung und der Muskelbildung wurde schon im Kapitel Gewichtsabnahme (s. S. 49) gesprochen. Darüber hinaus ist die Tatsache bedeutsam, daß der Wassergehalt im Fettgewebe der Frauen unter Einfluß der weiblichen Sexualhormone, besonders der Östrogene, größer ist als bei den Männern und damit die Tendenz zur Gewichtszunahme zusätzlich verstärkt wird. Weniger von den Hormonen, als von den veränderten Lebensbedingungen abhängig ist dagegen die Gewichtszunahme in den für die Frauen typischen drei Lebensabschnitten:
– Adipositas vor und nach Eintritt der Menarche,
– Adipositas während und nach einer Schwangerschaft,
– Adipositas im Klimakterium.

Kennzeichnend sind in diesen Phasen oft: der unbezähmbare Heißhunger, Verlangen nach Süßigkeiten mit einem sekundären Hyperinsulinismus sowie allgemeine Unlustgefühle verbunden mit Antriebsschwäche.

Das Leben des Mannes verläuft in dieser Hinsicht eher eintönig. Zwar wird von einem »Climacterium virile« gesprochen, damit aber mehr das »Sitzfleisch« bei überreichlichem Essen und Trinken umschrieben.

Neben diesen beiden »endogenen« Faktoren kommt den exogenen Faktoren in der Ätiopathogenese der Adipositas größere Bedeutung zu.

3. Anerzogene Fehler im Appetenzverhalten.

Kleinkinder werden oft »aus Liebe« überfüttert, aber auch als Kompensation mangelnder Zuwendung – z. B. bei berufstätigen Müttern. Später kann die Disziplinierung zum »Teller leer essen« ein gewohnheitsmäßiges Vielessen auslösen. Auch die Belohnung des Wohlverhaltens oder guter Schulleistungen durch z. B. Süßigkeiten kann dazu führen.

Religiöse Feste und Familienereignisse werden traditionsgemäß mit auserlesenem und überreichlichem Essen und Trinken kombiniert, so daß der eigentliche Anlaß der Feier zweitrangig wird. Üppige Mahlzeiten als Statussymbol werden im Zeitalter des Wohlstandes zur selbstverständlichen Gewohnheit.

In gewissen Berufsgruppen pflanzen sich die ihnen spezifischen Eßgewohnheiten familiär fort, obwohl die Erleichterung der Arbeitsbedingungen eine solch massive Kost gar nicht mehr rechtfertigt – beispielsweise bei Landwirten, Metzgern, Bäckern und Handwerkern.

4. Neurotische orale Kompensation als Ersatzbefriedigung.

Es sind vorwiegend Frauen, die nicht selten auf Streß, Kummer, Konflikte paradox mit hyperphagen Reaktionen antworten und deshalb übergewichtig werden. Enttäuschungen in der Partnerschaft, Mißerfolge im Beruf, soziale Frustrationen werden durch Essen zu überwinden versucht.

Manches Besitzstreben und Absicherungsbedürfnis durch Reserven zeigt sich vorwiegend bei Männern im neurotischen Einverleiben. Es steckt auch im »Gewicht einer Stimme im politischen Rat«, in der Demonstration von Substanz und Kraft im Geschäftsleben. In einer gewissen Weise gehört auch die Unfähigkeit dazu, äußeren Nahrungsreizen jeder Art gegenüber Widerstand zu leisten oder leicht erreichbare Nahrungsmittel – z. B. im Kühlschrank – nicht zu essen.

5. *Gourmands oder Vielesser*
Es gibt Menschen, denen *Essen* mehr als alles andere bedeutet. Die Franzosen unterscheiden hierbei den Feinschmecker »Gourmet« vom Vielesser »Gourmand«. Bei diesem läßt der Appetit mit dem Essen nicht nach, sondern wird größer! Der Nachweis einer familiär-genetischen Ursache steht noch aus.

6. *Essen – weil es sein muß.*
Schließlich gibt es die wahrscheinlich größte Gruppe von Übergewichtigen, die sich aus dem Essen überhaupt nichts machen. Meistens sind es erfolgreiche und vielbeschäftigte Geschäftsleute, welche die täglichen Mahlzeiten mehr als notwendiges Übel betrachten. Mit ihren Gedanken sind sie deshalb meist schon ganz woanders und könnten einem schon nach zehn Minuten nicht mehr sagen, was sie gerade gegessen haben. Von Ernährungslehre wissen sie sowieso nichts und nehmen deshalb aus Unachtsamkeit mehr Kalorien zu sich, als sie brauchen. Auch kommt die Körperschulung in der Hetze des Alltags meist zu kurz und körperliche Arbeit wird von ihnen sowieso nicht verlangt. Also kommt es zum Übergewicht, das sich in dieser Gruppe jedoch meist in mittleren Grenzen hält.
Wie man sieht, hat sich die Nahrungsaufnahme heutzutage weit von ihrem ursprünglichen vitalen Zweck der Stillung des Hungers und der Erhaltung und Ergänzung der Lebensenergie entfernt. Dies ist mit der Grund, warum ernährungsabhängige Krankheiten – und dazu gehört auch die

Adipositas – so schwer *dauerhaft* zu beeinflussen oder gar zu heilen sind.

Adipositas – ein multifaktorielles Syndrom

Damit wird offensichtlich, daß sich diese multifaktorielle Ätiologie der Adipositas auf alle das menschliche Dasein bestimmenden Gegebenheiten erstreckt:
● Auf die genetisch-konstitutionelle Determination durch das Erbgut,
● auf die schicksalhaft vorgegebenen sozialen Bedingungen und Verhaltensweisen in Umwelt und Familie,
● auf den mit der Ausbildung und dem beruflichen Erfolg erreichten sozialen Status und das damit verknüpfte Image.
Das gilt nicht nur für die Adipositas, sondern für alle Risikokrankheiten. Es bedarf eines über diese »bürgerliche Existenz« hinausgreifenden selbstkritischen, Leib und Seele umfassenden Gesundheitsbewußtseins, um die Pathogenität dieser durch Anlage, Tradition und lieb gewordenen Gewohnheiten tief im menschlichen Bewußtsein eingefahrenen Geleise zu erkennen (*240, 248, 294*).
Aber damit allein hat sich noch nichts geändert. Erst der unbeugsame Wille, mit alten Gewohnheiten zu brechen, Abhängigkeiten zu überwinden und selbständig neue, auch unkonventionelle Wege zu gehen, kann den vollen Erfolg, nämlich körperliches, seelisches und soziales Wohlbefinden bringen.

Einem Ursachenkomplex muß immer eine ebenso komplexe Therapie gegenübergestellt werden

Der erste Schritt ist dabei die ganz persönliche, eigene *Standortbestimmung*, z. B.:
Welche innere Stimmung,
welche äußeren Anlässe und Situationen,
welche beruflichen oder familiären Umstände lösen das Bedürfnis nach Essen aus?

Was müßte sich ändern, was kann ich dazu beitragen?

Schaffe ich es allein oder brauche ich Hilfe – vom Arzt, vom Psychologen, vom Diätberater, vom Gymnastiklehrer?

Kann ich mich annehmen, wie ich bin? Wie möchte ich aussehen?

Am Anfang aller Bemühungen stehen fast immer vergebliche Versuche mit verschiedenen Diätvorschlägen. Dann kommen die Mißerfolge mit Appetitzüglern, mit Schilddrüsenpräparaten, mit Quellstoffen und Abführmitteln oder gar mit Diuretika, die nicht nur das mineralische Gleichgewicht stören. Als fast schon pervers bezeichnet *Förster (91)* die Magenbypass- und Dünndarm-Kurzschlußoperation zum Zweck einer verminderten Nahrungsresorption. Auch wird sich der aufblasbare Gummiballon im Magen als Methode der Wahl nicht durchsetzen. Bei all diesen Methoden sind irreversible Nebenerscheinungen und unangenehme Funktionsstörungen häufig. Zuletzt erkennt man:

> Das häusliche, familiäre und berufliche Milieu repräsentiert die Summe der entscheidenden pathogenetischen Faktoren!

Wer findet heutzutage neben all den bekannten Stressoren die Muße, *zu Hause* zur Standortbestimmung über sich selbst wie oben beschrieben nachzudenken? Noch lassen sich unter solchen Bedingungen wirksame Gegenmaßnahmen durchführen. Der Kampf gegen die Fettleibigkeit ist eine der aktuellsten und wichtigsten ärztlichen Maßnahmen, um menschliches Leben sowie Lebensqualität und Arbeitsfähigkeit zu erhalten und zu verlängern. Wie schon gesagt, ist dazu eine mühsame Kleinarbeit mit regelrechter Umschulung nicht nur der Eß-, sondern der meisten Lebensgewohnheiten notwendig. Der Versuch, verbal oder schriftlich oder psychologisch zu überzeugen, reicht bei weitem nicht aus. Es bedarf regelrechter Seminare der Selbsterfah-

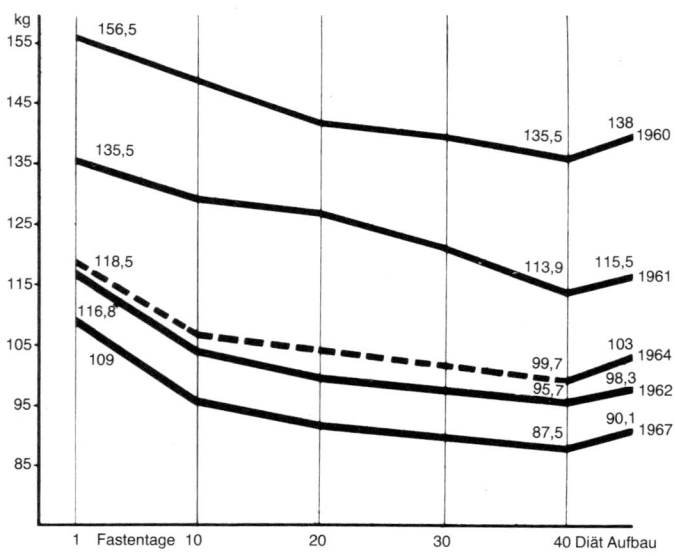

Abb. 48 51jähriger Patient; Normalisierung einer extremen Adipositas in fünf Fastenkuren und durch Änderung der Ernährung (aus: *Fahrner, H.*) (71)

Abb. 49 45jährige Patientin,
Adipositas, Hypertonie

Abb. 50 36jähriger Patient,
161 Fastentage. Siehe auch
Abb. 51a und b

rung, um aus den eingefahrenen Geleisen der Gewohnheit herauszukommen und die neu erlernten Verhaltensmuster dauerhaft beizubehalten. Dazu ist das häusliche Milieu oder gar die gewohnte Arbeitssituation am wenigsten geeignet. Der räumliche und zeitliche Abstand vom üblichen Alltag ist unabdingbare Voraussetzung. Jede Versuchungssituation muß bewußt gemieden werden. Es ist eine uralte Erfahrung, daß

diese notwendige Selbstbestimmung am besten gelingt, wenn man ganz auf feste Nahrung verzichtet und sich in der Klausur des Fastens den inneren Ordnungskräften überläßt (*27, 29, 58, 75, 124, 146, 164, 195*). Nur so lassen sich die notwendigen Korrekturen an einem gestörten Verhaltensmuster anbringen.
Mit einem stationären Fasten und der erfahrenen Anleitung in einem darauf einge-

richteten Haus sind die Erfolgsaussichten immer noch am größten. Durch systematische Schulung können die Weichen nach dem Fasten schon auf die richtige Ernährung, das kontrollierte Eßverhalten und das angemessene Trainingsprogramm umgestellt werden.

Die Fastendauer richtet sich jeweils nach der Gesamtsituation. Meist haben die Übergewichtigen oder gar Fettsüchtigen gar nicht soviel Zeit zur Verfügung, um in einem Gang das Ziel zu erreichen, was in den meisten Fällen durchaus möglich wäre. So ist es einem extrem übergewichtigen Patienten gelungen, in anfänglich kürzeren, später längeren Abständen mit fünf Fastenzeiten zu jeweils 40 Tagen sein Gewicht von 156 kg auf 87 kg zu reduzieren (*Abb. 48*). Eine weitere Patientin kam in 80 Fastentagen ihrem Ziel wesentlich näher, ohne es allerdings ganz zu erreichen (*Abb. 49*). Das bisher längste Fasten in unserer Klinik stand der jetzt 38jährige Herr A. durch, der mit 191 kg/176 cm ankam. Er fastete 161 Tage, d. h. genau 23 Wochen nach *Buchinger*, wobei sein Gewicht auf 124 kg um insgesamt 67 kg zurückging (*Abb. 50*). Der Verwandlungsprozeß des Erscheinungsbildes, des Verhaltens und der Leistungsfähigkeit war außerordentlich eindrucksvoll (*Abb. 51a und b*). Dieser Patient hat inzwischen durch knappe Vollwertdiät sein Gewicht in acht Monaten weiter auf 95 kg reduziert. Aus einem müden alten Mann ist wieder ein sportlicher junger Mann geworden.

Eine gelungene Gegenüberstellung des alten und des neuen Menschen zeigt die Fotomontage unseres Fastenpatienten Dr. *Hofmann* (*Abb. 52*).

Als der damals 44jährige vorwiegend pyknische und 180 cm große Patient zum ersten Mal zu uns kam, hatte er ein Gewicht von 115,3 kg, das er in 16 Fastentagen auf 105,3 kg reduzieren konnte. Erst nach mehreren Jahren war das Gewicht wieder angestiegen, so daß er 1972 mit 117,8 kg erneut

fastete. Nach 17 Tagen war er bei 104,8 kg angekommen. Nach knapp drei Jahren war das Gewicht auf 123 kg wieder angestiegen, und es hatte sich ein Diabetes Typ II eingestellt. Diesmal gelang die Motivation zu einer konsequenten Umstellung in der Ernährung, so daß er sein Gewicht innerhalb eines halben Jahres auf 82,1 kg verringern konnte. Damit hatte sich auch die diabetische Stoffwechsellage ebenso wie der hohe Blutdruck normalisiert. In einem weiteren zwölftägigen Fasten im Jahre 1976 ging das Gewicht von 82,1 weiter auf 73,5 kg zurück. Wie wir jetzt von ihm hören, hat er sein Gewicht seither zwischen 70 und 80 kg halten können.

Um ein vorhandenes Übergewicht abzubauen, bleibt nach dem Gesetz von der Erhaltung der Energie kein anderer Weg als die *negative Stoffwechselbilanz*. Das heißt entweder langfristige Kalorieneinschränkung oder Fasten und Bewegung (s. S. 49 Folg.). Wie erstaunlich dies auch klingen mag, das Erstere verlangt, vor allem unter den gewohnten Lebens- und Arbeitsbedingungen, mehr Disziplin als das zeitlich kürzere Fasten, also gerade das, woran es bekanntlich sowieso fehlt. Außerdem empfinden die meisten bei der Kalorienbeschränkung mehr Hungergefühle als beim Fasten. Die Entscheidung für das eine oder andere sollte im Einzelfall in jeweils ganz individueller Weise getroffen werden.

Welcher Weg auch eingeschlagen wird, immer muß die angemessene Substitution von *Mineralen, Vitalstoffen* und *Vitaminen* gewährleistet sein.

Die Normalisierung des Appetenzverhaltens nach dem Fasten hält unterschiedlich lange an. Ist es gelungen, den normalen Gewichtsbereich zu erreichen, so wird die Rückfalltendenz geringer.

Langfristig reicht jedoch auch die Motivation durch den Fastenerfolg nicht aus. Der zermürbenden Alltagsbelastung und unaufhörlichen Versuchungssituationen gegenüber muß eine regelrechte Strategie der

a)

Abb. 51a und b 36jähriger Patient, extreme Adipositas; Gewichtsabnahme in 161 Fastentagen und 15 Nachfastentagen: 69 kg. Die überdehnte Haut bildete sich weitgehend zurück. Totale Wandlung des Erscheinungsbildes und Besserung der Leistungsfähigkeit

b)

Abb. 52 Diese faszinierende Fotomontage stammt von einem konsequenten Patienten, dazu das sinnige Gedicht. In einer weiteren Fastenkur hat er inzwischen sein Gewicht auf 73,5 kg reduziert und ist wieder in Hochform.

Des Fastenmenschen Metamorphose
Wie solches hier geschehen kann?
Man frage bei Herrn Klepzig an!
Was er zu sagen hat ist gut –
vorausgesetzt, daß man es tut.
Befolgt man aber seinen Rat,
dann schafft man's wirklich, in der Tat!
Ich aber wünsche jeder Kur
von *dem* Erfolg ein bißchen nur!
Bei mir ging fast ein Zentner weg,
doch's Herz blieb auf dem rechten Fleck.
Bis zum nächsten Mal herzlichst
20. 11. 1978   Dr. Helmut Hofmann

Die wichtigsten Vorzüge des Fastens zur Gewichtsreduzierung sind
● raschere Gewichtsabnahme und damit stimulierendes Erfolgserlebnis,
● sofortige Entlastung des gesamten Stoffwechsel- und Kreislaufsystems mit Beseitigung der Risikofaktoren,
● schnellere Normalisierung der neurohormonalen Regulationen,
● nachhaltigere Korrektur des Appetenzverhaltens.

Besser am Platz ist eine Reduktionsdiät bei
● Angst vor dem völligen Nahrungsverzicht,
● Durchführung während voller Berufstätigkeit,
● unbewältigten seelischen Konfliktsituationen, in denen der Patient selbst sich nicht eindeutig für das Fasten entscheiden kann.

»abwehrenden Nachsorge« entwickelt werden. Theoretische Einsicht und verbale Bekenntnisse sind nur ein Anfang, dem *Taten* folgen müssen.
Dazu gehören stundenplanmäßig geregelte individuelle und kollektive Problembesprechung und Diätberatung, körperliche Aktivität mit Konditionstraining und systematische Schulung und Kontrolle des Eßverhaltens, kurz zusammengefaßt: *Arbeit am Charakter* (*17, 27, 29, 32, 96, 110, 124, 125, 249*).

Gastroduodenopathie

Die Auffassung über die Wirksamkeit des Fastens bei Ulcus-ventriculi-duodeni-Diathese und Gastritisneigung war unter den Fastenärzten gegensätzlich (*27, 75, 304*). Dies war der Anlaß, darüber an 223 Patienten mit entsprechender Anamnese vergleichende Untersuchungen anzustellen (*66*). Davon hatten 115 Patienten (78 Männer und 37 Frauen) ein oder mehrmals ein Ulcus duodeni, 45 Patienten (19 Männer und

26 Frauen) ein Ulcus ventriculi und 63 Patienten (35 Männer und 28 Frauen) eine Gastritis durchgemacht.

Bei der stationären Aufnahme zeigten sie alle keine aktuellen Symptome; das beschwerdefreie Intervall lag zwischen einigen Wochen und mehreren Jahren. Bei 30 Patienten mit hoher Rückfallhäufigkeit wurde eine vegetarische Vollwertkost verabfolgt, 193 Patienten fasteten in der beschriebenen Weise nach *Buchinger*. Die durchschnittliche Fastendauer betrug zwölf Tage (zwischen vier und 33 Tagen). Sie bekamen täglich den heißen Leibwickel und in individuell angemessener Weise physikalische Zusatzbehandlungen. Unter diesen Bedingungen fasteten 91 Patienten ohne Beschwerden und mit gutem Erfolg. Bei 40 Patienten waren während des Gesamtverlaufs fortdauernde Beschwerden wie Blähungen, Druckerscheinungen, Sodbrennen und saures Aufstoßen aufgetreten, die über das übliche Maß hinausgingen, den Behandlungserfolg aber nicht wesentlich beeinträchtigten. Der Zusammenhang dieser Beschwerden mit der Aufnahme süßer Obstsäfte und des honiggesüßten Tees war erkennbar. Hier genügte das Weglassen der gesüßten Getränke allein, um weitere Beschwerden, besonders das Sodbrennen, zu verhindern.

Weitere 40 Patienten klagten über sehr unangenehme, meist spastische Oberbauchbeschwerden, die zu einer deutlichen Störung des Befindens und des Verlaufs führten. Die Qualität der Schmerzen wechselte von anfallsweisen bis zu dauerhaften Nüchternschmerzen, von diffuser bis zu streng umschriebener Lokalisation. Oft waren diese mit Blähungen und saurem Aufstoßen kombiniert. Bei dieser Gruppe war der Zusammenhang mit den eingenommenen süßen Getränken noch deutlicher, wieder am meisten, wenn über Sodbrennen geklagt wurde. Hier genügte das Weglassen der Säfte und des Honigs allein nicht. Auch die Zugabe von Getreideschleimen, Ma-

ger- bzw. Vollmilch oder Mandelmilch reichte nicht aus, um die einmal eingetretenen Schmerzen rasch zu beseitigen.

In den wenigen Fällen, die röntgenologisch abgeklärt wurden, ließ sich dennoch der Verdacht auf ein Ulkus- bzw. Gastritisrezidiv nicht bestätigen. Mit einer gezielten Medikation (z. B. Nux vomica D4, Anacardium D3 oder anderen) waren die Symptome früher oder später zu beseitigen. Bei einer anderen Gruppe von zwölf Patienten, die bereits während des einleitenden Obsttages über derartige Beschwerden klagten, wurden von vornherein Getreideschleime und eine der genannten Milchsorten anstelle der Fruchtsäfte und des Honigs gegeben. Diese wurden von allen gut vertragen und brachten die Symptome rasch zum Abklingen. Von einigen wurden Getreideschleime, von anderen Magermilch bevorzugt; beide wirken günstig auf Schmerzen und Sodbrennen. Von den Kräutertees wurden am häufigsten Pfefferminz- und Melissentee nicht vertragen, am besten Schafgarbe und Kamille.

Die individuell angemessene Kombination von Fastengetränken gewährleistet von vornherein einen krisenfreien Verlauf.

Unter unseren Patienten hat inzwischen die Süßempfindlichkeit nicht nur bei solchen mit Ulkus- bzw. Gastritisanamnese zugenommen. Ich führe das auf den Verbrauch vor allem koffein-, aber auch alkoholhaltiger Getränke und von Süßigkeiten zurück.

Ein einziges Mal kam es bei einem 48jährigen Patienten am zwölften Fastentag zu einem akuten Rezidiv eines Ulcus ventriculi. Dieser war bei sommerlicher Hitze stundenlang mit dem Ruderboot auf dem See unterwegs gewesen. Wegen der ohne Vorsymptome plötzlich einsetzenden Krampfschmerzen mußte er die Ruderpartie unterbrechen. Die Verdachtsdiagnose einer gedeckten Perforation wurde bei der unumgänglichen Laparotomie bestätigt. Die Operation nach Billroth II und der postoperative Verlauf waren krisenfrei.

Eine Reihe von Patienten klagten erst nach dem Fastenbrechen über Magenbeschwerden, wobei ebenfalls das Sodbrennen auf süßes Obst und gesüßte Getränke überwog. Außerdem wurde von diesen die Rohkost schlecht vertragen. Durch die Umstellung auf Magenschonkost wurde meist sofort Besserung erzielt, in manchen Fällen war die Aufenthaltsdauer zu kurz, um völlige Symptomfreiheit zu erreichen.

Wird der besonderen Situation einer gastroduodenalen Empfindlichkeit von vornherein Rechnung getragen, so ist gegen ein individuell angepaßtes Fasten nichts einzuwenden. Durch die richtige Auswahl der Fastengetränke kann langfristig eine solche Überempfindlichkeit der Schleimhäute verringert werden. Entscheidend ist meistens die Entwöhnung von ursächlich dahinterstehenden Genußgiften, Koffein, Alkohol, Nikotin, aber auch Süßigkeiten. Dafür bietet das Fasten echte Chancen.

Chronische Hepatopathien

Es ist naheliegend, bei nutritiv-toxischen Leberschäden von einer vollständigen Nahrungs- und natürlich auch Alkoholkarenz eine wohltätige Wirkung zu erwarten. Diese Erwartung wurde durch die Erfahrung der Fastenärzte vielfach bestätigt, allerdings nur bis zu einem gewissen Grad. Die Trennungslinie war früher, mangels meßbarer Leberfunktionsgrößen, sehr unscharf. Das hat sich heute geändert.

Die guten Erfahrungen betreffen vor allem symptomfreie einfache Hepatomegalien bei Adipösen mit oft über handbreiter Leberschwellung durch Fett- und Eiweißeinlagerung. Die Laborparameter können dabei normal oder geringfügig erhöht sein. Im Fasten bildet sich eine solche Hepatomegalie ohne Schwierigkeiten mit erfreulicher Konstanz meist schon nach einer Woche völlig zurück. Toxische Leberschäden und durchgemachte Hepatitiden lassen sich heute mit großer Wahrscheinlichkeit laboranalytisch nachweisen (192, 193). Je nach dem Schweregrad wird zur Normalisierung dieser Befunde ein längeres Fasten, meist bis zur dritten Woche, benötigt. Hierbei ist das Buchinger-Fasten mit seinen ca. 200 kcal KH-Zusätzen dem Null-Kalorien-Fasten überlegen. Damit wird deutlich, daß die Umschaltung auf innere Ernährung im Fasten für die Leber keine totale Arbeitsentlastung bedeutet. Sowohl die Glukoneogenese aus Proteinen wie der gesteigerte Hämoglobin-Bilirubin-Stoffwechsel – um nur die wichtigsten zu nennen – setzen eine weitgehend funktionstüchtige Leber voraus. Ist dies nicht mehr gewährleistet, so ist die schon erwähnte stufenweise Arbeitsentlastung durch Zugabe von Kohlenhydraten und Eiweiß in Form von Buttermilch für den gewünschten Erholungs- und Entschlackungseffekt unentbehrlich. Die laboranalytischen Verlaufskontrollen von Serum-Eiweiß, Serum-Bilirubin und Leberfunktionsproben erlauben erst die exakte Standortbestimmung der therapeutischen Indikation und Effektivität und sind deshalb dringend erforderlich (Abb. 53, 54 und 55).

Durch häufige Bestimmung der SGOT und SGPT während des Fastenverlaufs wurde erkennbar, daß die gesteigerten Transaminierungsvorgänge bei der Glukoneogenese (s. S. 21 Folg.) von einer entsprechenden, meist geringen Erhöhung dieser Werte begleitet werden (Abb. 55). Sie ist demnach als physiologisch zu bezeichnen. Ihre zeitliche Ausdehnung ist der Gradmesser für die quantitativ unterschiedliche Proteolyse im Einzelfall. Das Ausmaß primär erhöhter Leberfunktionsproben und Dysproteinämien bestimmt die Auswahl der Fastenge-

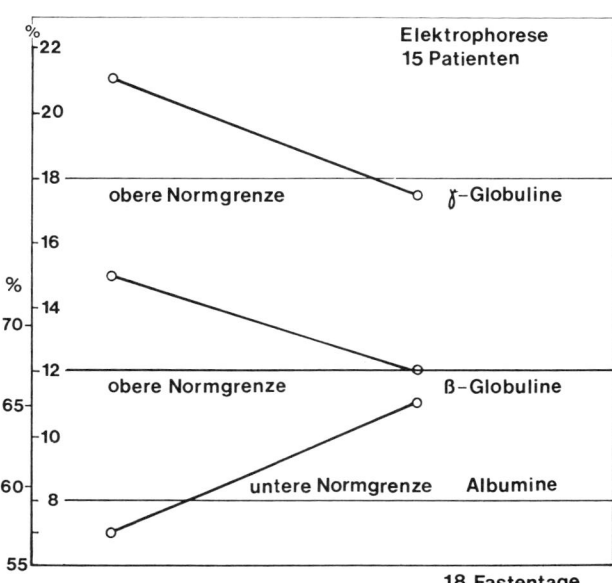

Abb. 53 Dysproteinämie durch Fasten gebessert (Mittelwerte) aus: *Lützner, H.* (*192*)

tränke; durch reichliche Zugabe von Buttermilch wird auch bei einer chronisch progredienten bzw. toxischen Hepatose das Fasten seine heilsame Wirkung bewähren. In einer breit angelegten Studie über Fasten bei Leberkranken hat *Zimmermann* neben üblichen Laborparametern auch Leberbiopsien angefertigt (*Abb. 56a und b*). Dabei wird erkennbar, wie die großtropfige Fettablagerung in den Leberzellen mit dem Fasten vollständig verschwindet. Bei dieser Abgabe von Fett und physiologischer Flüssigkeit, die bis zu 50 % des Lebergewichtes betragen kann, besteht eine gewisse Ähnlichkeit mit dem Verhalten des Fettgewebes im Fasten.

Sehr bedeutsam ist die Verlaufsschilderung eines 60jährigen Patienten, dessen histologisch gesicherte chronisch aggressive Hepatitis jeder Behandlung – auch mit Kortison und Imùrek® – trotzte. Nach 15 Fastentagen, unter Zugabe von 1 l Buttermilch täglich, hatte sich nicht nur der gesamte Laborstatus erheblich gebessert, auch die Kontrollbiopsie ergab nur noch geringe ent-

zündliche Aktivitäten. Nach einem Vierteljahr waren die Laborbefunde, einschließlich BSG und Bilirubin, normal und eine weitere Punktion nicht mehr erforderlich.

Wird während eines normalen Fastens ein Anstieg der Transaminasen beobachtet, so ist selbstverständlich auch an die Aktivierung einer nutritiv-toxischen oder posthepatitischen Leberschädigung zu denken und sofort durch Zugabe von Buttermilch zu kompensieren. In den meisten Fällen aber steckt ein *Fehlverhalten* des betreffenden Patienten dahinter, der der Versuchung, Alkohol zu konsumieren, nicht widerstehen konnte. Die Leber reagierte darauf im Fasten sofort mit einem Anstieg der Transaminasen.

Fasten mit all seinen Modalitäten ist auch dann noch eine aussichtsreiche Behandlungsweise chronisch Leberkranker, wenn andere Methoden versagen. Auch hier darf der Hinweis nicht fehlen, daß Dauer und Intensität des Fastens – die Dosis also – individuell streng nach dem Einzelfall auszurichten sind (*Abb. 57*). Für den Dauerer-

Abb. 54 Normalisierungstendenz der γ-GT im Fasten (aus: *Lützner, H.*) (*192*)

Abb. 55 Verhalten der Serum-Transaminasen im Fasten A nach *Jungmann* (*147*) B nach *Voigt* u. Mitarb. (*290*)

folg ist auch hier wieder die Umstellung der Ernährung und der Lebensweise entscheidend. Dazu benötigt ein solcher Patient laufende Informationen sowie die intensive Motivation durch den Hausarzt, um den Belastungen und Versuchungen des Alltags besser widerstehen zu können. Bei Alkoholkranken ist die permanente Gruppentherapie (z. B. Anonyme Alkoholiker) unverzichtbar.

a) Vor Fastenbehandlung

b) Nach Fastenbehandlung

Abb. 56   a und b   Rückbildung der Leberverfettung nach Fasten (aus: *Zimmermann, W.*) (*305*)

Chronische Obstipation, Dyspepsie

Alle an sich von der Natur so perfekt gesteuerten vegetativen und animalischen Funktionen zeigen beim heute »überzivilisierten« Menschen eine überhöhte Störanfälligkeit. Das zeigt sich am deutlichsten bei der an sich so selbstverständlichen Darmentleerung. Die Tendenzen zur verlängerten Verweildauer und Obstipation überwiegen, doch sind auch zu häufige und durchfällige Stuhlentleerungen nicht selten.

Schon die hygienische Erziehung zur Sauberkeit im Kindesalter ist grundlegender Anlaß zu einer Neuorientierung der Darmentleerung. Man ist darauf dressiert, den Stuhldrang zu unterdrücken, weil man nicht dann und da darf, wann und wo man gerade müßte. Aber auch bewußt wird der Stuhldrang unterdrückt, weil man jetzt gerade keine Zeit hat, weil es sich jetzt nicht schickt oder weil man Wichtigeres zu tun hat. Damit wird der natürliche Reflexme-

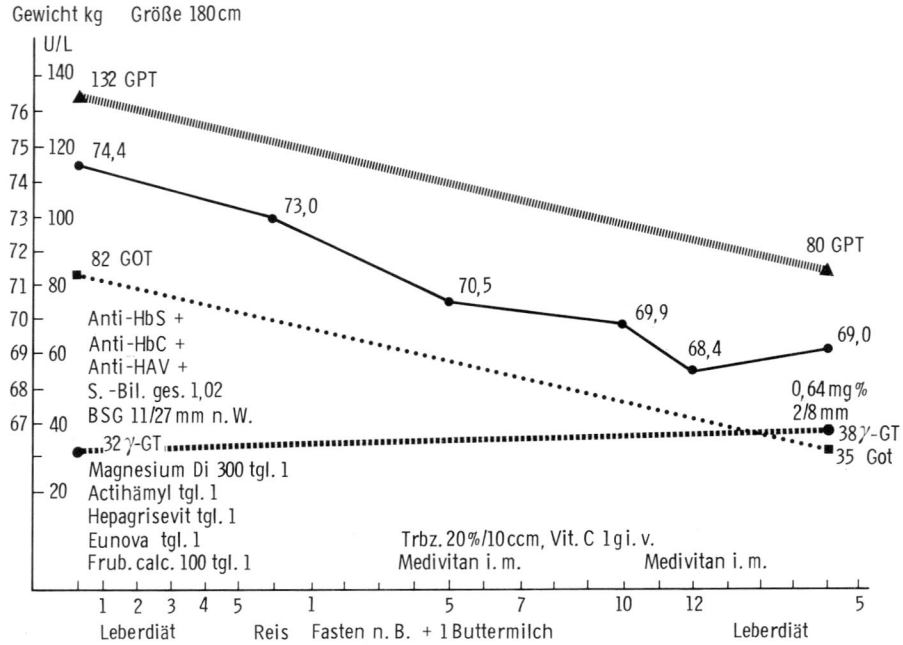

Abb. 57   60jähriger Patient, chronisch aggressive Hepatitis

chanismus nachhaltig gestört. Kommt dazu noch eine sitzende Bewegungsweise mit ungenügender körperlicher Betätigung, eine schlaffe Bauchdecke, z. B. nach Geburten, sowie ungenügendes Angebot an Schlakkenstoffen wie Zellulose und Pektinen mit der Nahrung, so wird die Verstopfung perfekt und der Griff zur Abführpille unvermeidlich. Die Folgen eines chronischen Abführmittelmißbrauchs werden meistens unterschätzt. Es sind dies Mineralverluste, vor allen Dingen an Kalium, aber auch Magnesium und Kalzium, die Beeinträchtigung der Bakterienflora im Kolon, chronische entzündliche Reizzustände an der ganzen Darmschleimhaut mit erhöhter Endotoxinbelastung und zunehmender Disposition zu Divertikulose, Polypose und zuletzt Karzinose.

Auch hier erweist sich das Fasten wiederum als die Maßnahme, die den gesamten Ursachenkomplex einheitlich, leiblich und see-

lisch, zu erfassen vermag. Wenn keine Nahrung mehr zugeführt wird, gelingt es leichter, den überdehnten und trägen Darm zur Entleerung zu bringen. Allerdings zieht sich dieser Reinigungsprozeß länger hin, als von den meisten Patienten erwartet. Es ist immer wieder erstaunlich zu sehen, wie lange sich trotz der regelmäßigen Einläufe, Darmbäder und Bittersalzgaben die Kotballen in überdehnten Dickdarmabschnitten halten können. Nicht selten kommen noch in der dritten bis vierten Fastenwoche erstaunlich große Stuhlmengen zusammen mit alterierter Darmschleimhaut zum Vorschein.

Erst dann findet das Gedärm langsam wieder zu seinem normalen Tonus zurück. Das geht verständlicherweise nicht immer ohne kritische Nebenwirkungen und vor allem nicht so schnell, wie sich das manche erhoffen.

Nach einem Fasten aber hat sich die ganze

Ausgangslage geändert. Der Enddarm ist entleert, die Schleimhaut kann sich regenerieren, der Tonus normalisieren. Seelisch ist man bereit, sich durch eine biologisch vollwertige Ernährung wieder auf eine autonome Darmtätigkeit einzustellen. Die Findung der im Einzelfall richtigen Kostform ist für die dauerhaft ausreichende Darmentleerung genauso wichtig wie der vorangegangene Reinigungsprozeß im Fasten. Deshalb muß in den Nachfastentagen genügend Zeit für den Kostaufbau, eventuell in Verbindung mit einer Symbioselenkung zur Verfügung stehen. Gerade der Wiederaufbau einer Eubakterie im Kolon gelingt nach dem Fasten besonders gut, läßt sich aber ebenfalls nicht in drei Tagen bewerkstelligen. Als weitere nützliche Hilfsmaßnahmen haben sich die Kolonmassagen, Bindegewebsmassagen und Fußsohlenreflexzonenmassagen bewährt. Natürlich gehört auch die Stärkung der Bauch- und Beckenbodenmuskulatur durch gymnastische Übungen dazu. Für die spastische Form der Obstipation bringt das autogene Training noch zusätzliche Entspannung im gesamten Splanchnikusbereich, vorwiegend durch die Plexusübung.

Eine häufige Folge der chronischen Obstipation sind Dyskinesien im Bereich des Pankreas und der Gallenwege mit Blähungsdyspepsien. Diese sind nach einem angemessenen Fasten meistens verschwunden oder wesentlich gebessert.

Chronische Enteropathie, M. Crohn, Colitis ulcerosa

Die systematische Ruhigstellung des gesamten Magen-Darm-Traktes ist auch die Methode der Wahl bei allen chronischen Enteritiden und ulzerösen Kolitiden. Erst durch die Entlastung von der normalen Verdauungstätigkeit und vor allen Dingen durch die Distanzierung von allen Genußgiften wie Alkohol, Nikotin und Koffein kann der entzündliche Schleimhautprozeß zur Ruhe kommen, und die Entleerung der blutig tingierten Schleimmassen läßt nach. Obwohl die betroffenen Patienten meist nicht übergewichtig sind, muß solange wie möglich gefastet werden, um der Darmschleimhaut die Zeit zu lassen, sich völlig zu regenerieren, aber auch, um eine seelische Umstimmung und Stabilisierung zu erreichen. Dann sind die Resultate der Fastenbehandlung außerordentlich günstig und halten auch erfreulich lange an. Das beste Beispiel dafür lieferte der amerikanische Kollege *Jack Goldstein*. Er beschreibt seinen jahrzehntelangen Kampf mit der Colitis ulcerosa nüchtern und fachkundig zugleich (*98*). Alle eingesetzten schulmedizinischen Maßnahmen waren entweder wirkungslos oder verschlimmerten die Situation, obwohl die kompetentesten Kapazitäten auf diesem Gebiet konsultiert worden waren. Zuletzt war ihm die totale Kolektomie vorgeschlagen worden! Kein Wunder, wenn er in eine tiefe Depression verfiel, zumal er seine Leistungsfähigkeit schwinden sah und seine berufliche und menschliche Existenz auf dem Spiele stand. So, wie *O. Buchinger sen.* auf seinem Leidensweg mit der Infektpolyarthritis, wurde auch *Goldstein* von einem Laien, nämlich seiner Frau, auf das Fasten und die Diätetik aufmerksam gemacht. In *Robert Gross*, New York, fand er einen zuverlässigen Fastenarzt, der mit ihm ein 42tägiges reines Tee- und Wasserfasten durchstand. Sein Gewicht fiel dabei von 140 auf 108 um 32 Englische Pfund. Nach einem 30tägigen stufenweisen Diätaufbau war sein Gewicht wieder auf 138 Englische Pfund angestiegen, und er fühlte sich so wohl wie lange Jahre nicht mehr. Der Chirurg, der ihm den Dickdarm hatte entfernen wollen, war einige Zeit später von seinem guten Zustand überrascht.

Die meisten Patienten nehmen sich nicht genug Zeit – weder für das Fasten, noch für den nachfolgenden Diätaufbau –, um ihre Obstipation, Dyspepsie, Enterokolitis richtig auszuheilen. Damit ist die Wirkung unvollständig und begrenzt, der Rückfall beinahe schon vorprogrammiert. Schon nach einem halben oder dreiviertel Jahr werden die unvermeidlichen pathogenen Lebens- und Berufsumstände sowie die Verführbarkeit zu den fragwürdigen Lebensgenüssen die alten Mißstände wieder herbeigeführt haben. Dennoch ist für eine gewisse Zeit die biologische Ordnung wiederhergestellt worden, und bei regelmäßig wiederholtem Fasten lassen sich größere Schäden doch vermeiden oder länger hinausschieben. Tröstlich ist, daß ein kleiner Teil – ich schätze ihn auf 20 % der Patienten – konsequent bleibt und damit den größtmöglichen Nutzen aus seiner Fastenzeit ziehen kann.

So schreibt unsere Patientin, Frau D. K., geboren 1969, auf unsere Anfrage am 18. 3. 90: »Seit meinem ersten Aufenthalt 1985 in der Klinik Buchinger – klinische Diagnose: Colitis ulcerosa mit Befall bis zum mittleren Transversum – bin ich beschwerdefrei. Zu dieser Zeit hatte ich auch alle Medikamente abgesetzt und mußte seither nicht mehr auf sie zurückgreifen. Eine besondere Diät halte ich nicht ein, ich ernähre mich jedoch seit 1985 vegetarisch.«

> Das Fazit lautet auch hier: Fasten, Lebensreform und Änderung der Gesinnung gehören zum vollen Erfolg.

Asthma bronchiale, chronische asthmatoide Bronchitis (die obstruktiven Atemwegserkrankungen)

Die reversible asthmatische Dyspnoe ist das obligate Zentralsymptom obstruktiver Ventilationsstörungen. Das klinische Krankheitsbild ist unspezifisch, denn das Symptom verrät weder die auslösenden Inhalationsallergene noch die genetische Immunprogrammierung oder gar eine psychoreaktive Disposition. Zahlreiche Noxen bakterieller, toxischer, chemischer, physikalischer, meteorologischer, energetischer und psychischer Art können in unterschiedlicher Kombination ein klinisch gleichartiges Bild auslösen (*Abb. 58*).

Als Folge der Antigen-Antikörper-Reaktion werden aus Mastzellen pharmakologisch aktive Überträgerstoffe freigesetzt, die entweder als schnelle (Histamin) oder langsame Mediatoren (Leukotriene) den Bronchiolenspasmus, die gesteigerte Drüsensekretion sowie die Schleimhautödematose durch gesteigerte Kapillarpermeabilität auslösen (*255*).

Dabei wirken beta-adrenerge Faktoren abschwächend, cholinerge stimulierend. Daraus ergeben sich die gebräuchlichen pharmakotherapeutischen Ansatzpunkte: Antihistaminika, Beta-Sympathikomimetika, Anticholinergika.

Indirekt wirksam sind die Kortikosteroide. Diese Medikamente sind im Notfall unentbehrlich, im Normalfall können sie im Fasten stufenweise, teilweise oder ganz abgebaut werden.

Wie läßt sich nun die günstige Wirkung des Fastens erklären? Schon der Abstand vom gewohnten Milieu mit der Entlastung von beruflichen und häuslichen Pflichten führt – nach anfänglicher kurzer Stimulation – zu einer generellen vegetativen Entspannung. Dabei folgt phasenhaft der Sympathikolyse die Parasympathikolyse in immer kleineren Amplituden bei abnehmender Frequenz bis zur Erreichung größtmöglicher Stabilität und Ökonomie. Dazu gehört auch die

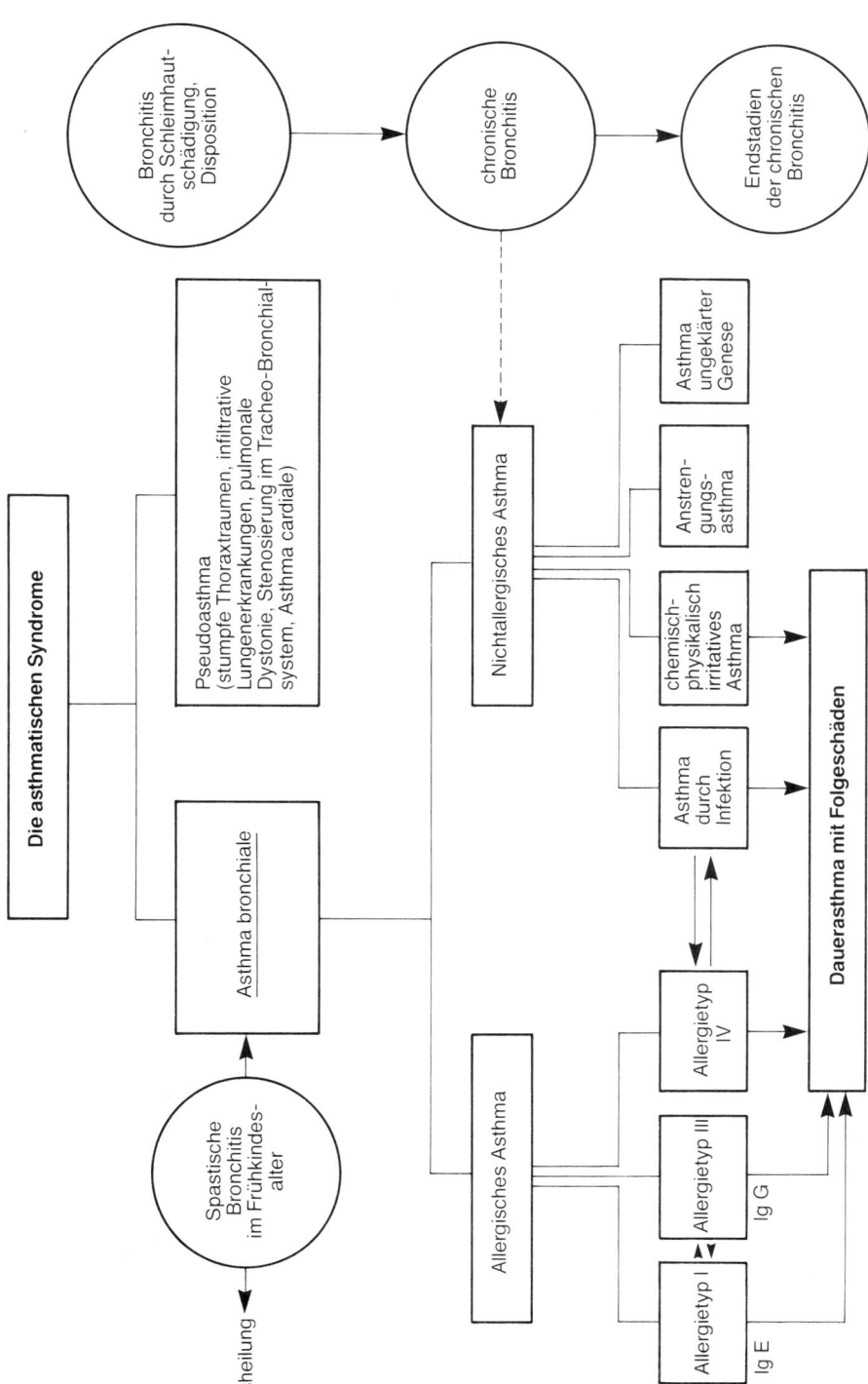

Abb. 58   (Aus: *Ruppert, V.,* (255))
Asthmatische Syndrome: Noxen unterschiedlicher Art können klinisch ähnliche Krankheitsbilder verursachen

Broncholyse. Im Rahmen der Trockenlegung aller Schleimhäute im Fasten gehen auch die Hypersekretion der Bronchialdrüsen und die ödematöse Verquellung des Flimmerepithels zurück. Die Bronchospasmolyse kann direkte Folge eines verminderten Vagotonus sein. Mit der Drosselung der Granulozytenaktivitäten im Fasten (s. S. 31) geht – dem Verlauf nach zu schließen – auch eine Hemmung der Mastzellendegranulation und damit der Histamin- bzw. Leukotrienausschüttung einher.

Die bei primär allergischen Formen durch Polyallergisierung sich immens vermehrenden Immunglobuline (vor allem IgE und IgG) (230) kommen im Fasten vermehrt zum Abbau, während die Albumine geschont bzw. restauriert werden (Abb. 53). Dennoch sind die allergischen Immunkomplexe der inneren Verdauung nicht so ohne weiteres zugänglich und verhalten sich hierin ähnlich wie die rheumatischen Paraproteine. Erst ein langes und intensives Fasten eröffnet hier neue Möglichkeiten, jedoch für den einzelnen in unterschiedlichem Ausmaß. Das frühzeitige und regelmäßig wiederholte Fasten bietet die größeren Chancen.

Auch hier bringen verhältnismäßig wenige den Mut und die Ausdauer für ein langzeitiges Fasten auf. Die innere Einstellung zur Krankheit und der Genesungswille werden zu bedeutenden Faktoren, die den Verlauf mitbestimmen. Dazu vier Beispiele.

Verlaufsbeispiel
Herr K. N., 54jährig, stationäre Behandlung vom 21. 2. bis 18. 3. 1983. Diagnose: chronische asthmatoide Bronchitis. Familie: ohne Befund. Vom zwölften Lebensjahr an Neigung zu Bronchitis mit Atembeschwerden. War dann in den Jahren 1945 bis 1975 völlig beschwerdefrei. Nach einer Strumektomie im Jahre 1975 setzte das Leiden mit Husten, Verschleimung und zeitweiser Atemnot wieder ein. Der Patient hatte bis dahin 25 Jahre lang täglich 20 Zigaretten geraucht und wegen dieser Beschwerden aufgehört. 1978 verlief ein Allergietest positiv auf Katzenhaare und Schimmelpilz. Der Patient ist selbständig, vorwiegend im Büro tätig und hat keine familiären oder beruflichen Probleme. Eine Dauertherapie mit Prednison, wie sie die Deutsche Klinik für Diagnostik (DKD) vorgeschlagen hatte, wurde von ihm bisher abgelehnt; er hatte vorwiegend Berotec® Aerosol Spray benutzt, kam damit aber in letzter Zeit nicht mehr aus und mußte immer öfter Volon® i.v. bekommen, zuletzt zwei Tage vor der Aufnahme.

Um eine grundlegende Besserung zu erfahren, entschloß er sich deshalb zum Fasten. Der leptosome Patient war zu Beginn über allen Lungenpartien stark verschleimt und hatte große Mühe abzuhusten. Entsprechend kam es schon bei kleineren Anstrengungen zu Atemnot, die zum Stehenbleiben zwang, z. B. bei schnellerem Gehen oder auf der Treppe. Er konnte keine Spaziergänge mehr unternehmen, da er alle fünf Minuten stehenbleiben mußte und schwere Anfälle riskierte.

Nach 14 Fastentagen mit täglichen Kamilleninhalationen gelang die Entschleimung weitgehend und die Leistungsfähigkeit nahm so zu, daß er auch an Gymnastikgruppen teilnehmen konnte, ohne in Atemnot zu kommen. Die Vitalkapazität stieg entsprechend von 3 200 auf 3 600 cm^3 an. Die Medikation mit Sultanol®, Euphyllin® retard und Berotec® Spray konnte systematisch reduziert werden. Nach 18 Fastentagen war der Patient ohne Medikation, während des ganzen diätetischen Aufbaus beschwerdefrei, konnte größere Spaziergänge unternehmen und auch Steigungen langsamen Schritts überwinden, ohne stehenbleiben zu müssen. Der gesamte Verlauf war krisenfrei, der Erfolg sehr erfreulich. Der Patient fühlte sich nach seinen eigenen Worten so wohl wie schon lange nicht mehr.

Verlaufsbeispiel

Frau K. R., 37jährig, stationäre Behandlung vom 30. 5. bis 27. 6. 79 und 17. 4. bis 17. 5. 1980. Diagnose: Asthma bronchiale, allergische Rhinitis und Dermatitis. Familie: Schwester Milchschorf, später Asthma. Die Patientin hatte 18jährig eine Stirnhöhlenoperation, danach Heuschnupfen, verstärkt nach den Schwangerschaften 1965 und 1967, danach zunehmend Bronchitis mit Husten und asthmatoider Atembehinderung. Bekam damals Kortisone, Volon® 40 und 80, und nahm an Gewicht zu. Außerdem trat ein Gesichtsekzem auf, das schwer zu beeinflussen war. Der Versuch einer gezielten Desensibilisierung nach Allergietests brachte keinen Erfolg. Jahrelange Behandlung mit Diätkuren, tiefenpsychologische Behandlung einschließlich autogenem Training brachten keine wesentliche Änderung. Im März 1979 schwerer akuter Asthma-Anfall mit Einweisung auf die Intensivstation. Danach Dauertherapie mit Aethosal Spray, Tuttozymtherapie. Abhängigkeit der Symptome von den Jahreszeiten, aber auch von familiären und beruflichen Belastungen. Hat beim ersten Mal 22 Tage gefastet und in den ersten 14 Tagen häufig nächtliche Hustenanfälle mit Schleimentleerungen durchstehen müssen, wobei Inhalationen mit Emser Salz und Senfwickel wertvolle Dienste leisteten. Im nachfolgenden Diätaufbau war die Patientin beschwerdefrei, konnte an Spaziergängen und Gymnastikgruppen teilnehmen und benötigte keine Medikation außer gelegentlichen Gaben von Cuprum aceticum D4.

Bei der Wiederaufnahme im April 1980 gab sie an, bis vor wenigen Tagen keine Medikamente und vor allem kein Kortison mehr benötigt zu haben. Erst anläßlich einer grippalen Infektion mit penicillinbehandelter Sinusitis frontalis beiderseits traten wieder heftige Hustenattacken mit schwerer Atemnot auf, die sie gerade noch mit Etoscol® Aerosol beherrschen konnte. Sie entschloß sich deswegen wieder zu erneutem Fasten.

Diesmal fastete die Patientin 24 Tage, wurde schon in der ersten Woche beschwerdefrei und konnte auffällig viel und gut schlafen. Auch diesmal wurden Inhalationen mit Bronchoforton® als sehr wohltuend und hilfreich empfunden (*Abb. 59*). Nach telefonischer Rücksprache hat der Erfolg bis heute angehalten, allerdings ist hinzuzufügen, daß die berufliche und familiäre Belastung erheblich geringer geworden ist.

Verlaufsbeispiel

Frau H. Sch., 27jährig, stationärer Aufenthalt 1961, Diagnose: Asthma bronchiale, allergische Diathese. Familie: Hautallergie der Mutter. Die Patientin hat bis zum siebten Jahr zweimal Lungenentzündung und häufig Bronchitis mit Pseudokrupp durchgemacht. Danach beschwerdefrei bis zum 26. Jahr, in dem wieder allergischer Schnupfen mit urtikariellen Hauterscheinungen und anschließend asthmatoider Bronchitis auftrat. Diagnostische Hauttests und Desensibilisierungsversuche verliefen ergebnislos. Sie bekam anfänglich Eigenblutspritzen, danach Fortecortin® oral mit anfänglicher Besserung, aber erheblicher Gewichtszunahme, Knöchelödemen und Bartwuchs. Deshalb stationäre Aufnahme vor fünf Monaten, die Patientin bekam dort zweimal ACTH und Volon®-Tabletten neben physikalischen Maßnahmen, ohne dauernde Besserung.

Nach einleitendem Rohkost- und Obsttag 21 Fastentage und sieben Aufbautage. Die Patientin konnte schon in der ersten Woche die Aludrin-Inhalationen durch Kamilleninhalationen ersetzen und war in der zweiten Woche frei von Atemnot. Die Vitalkapazität war von 2 100 auf 3 000 cm^3 angestiegen. Physikalische Maßnahmen sowie die segmentale i.c.-Quaddelung brachten weitere Besserung. Die Patientin konnte ohne Beschwerden spazierengehen und auch Steigungen überwinden.

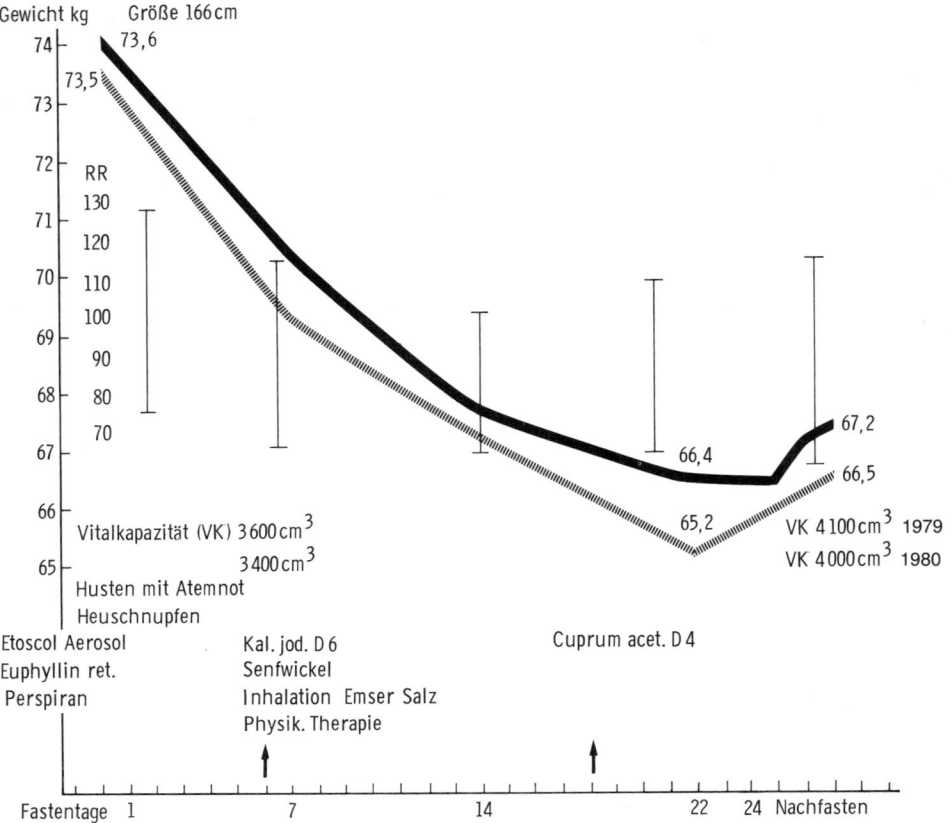

Abb. 59   37jährige Patientin, Asthma bronchiale, allergische Rhinitis, ekzematöse Dermatose im Mittelgesicht, Genitalmykose (▥ 1979 ▰ 1980)

Nach genau 21 Jahren schrieb die Patientin auf Anfrage: »Nach dem monatelangen Krankenhausaufenthalt brachte damals die Fastenkur die erste Erleichterung. Inzwischen hatte ich immer wieder Rückfälle, einmal lag ich auf der Intensivstation mit Herzversagen und Atemnot und brauchte immer wieder Kortisonpräparate. Dadurch staute sich immer viel Wasser in mir, und außerdem esse ich durch den ständigen Appetit zuviel, so daß ich ohne Fastenzeiten gar nicht auskomme.

Während des Fastens geht es mir immer am besten. Ich habe bis zu 28 Tagen allein gefa-

stet; jetzt hoffe ich auf weitere Besserung, denn der seelische Druck, der das Asthma stark beeinflußte, ist nun gewichen, nachdem mein Mann unseren Betrieb verkaufen konnte.«

Verlaufsbeispiel
Frau G. Sch., 49jährig, stationärer Aufenthalt vom 23. 3. bis 5. 5. 80, Diagnose: chronische asthmatoide Bronchitis, chronisch rezidivierende Dermatomykose, berufliche Streßsituation. Familie: unauffällig. Als Kind Tonsillektomie, Appendektomie und Ausräumung beider Kieferhöhlen. Im Win-

ter 1972/73 nach grippalem Infekt erstmals asthmatoide Bronchitis. Bekam Urbason® i.v. und Volon® i.v. Im Dezember 1976 Rezidiv nach grippalem Infekt, das wiederum kurzfristig mit Kortisonen gebessert wurde. Nach Uterusoperation im Jahre 1977 schwere Asthma-Anfälle. Hat sich davon in Davos erholen können. Seither sind Sultanol®-Inhalationen ausreichend. Störend ist die Pilzinfektion, die auf antimykotische Behandlung nicht mehr anspricht. Hat berufliche Probleme.

Die Patientin fastete zuerst 19 Tage und setzte nach einem fünftägigen Zwischen-

aufbau weitere zehn Fastentage zu. Erst nach einer nächtlichen Asthma-Attacke am 13. Fastentag, die mit Senfwickel und Kamilleninhalation abklang, setzte eine fortlaufende und anhaltende Besserung ein. Während der zweiten Fastenperiode kam es kurzfristig zu einer generalisierten Rötung des Mittelgesichts, die spontan nach wenigen Tagen wieder abklang. Außerdem heilte die Genitalmykose in der Zwischenzeit ab. Insgesamt trat eine wesentliche Besserung des Allgemeinzustandes ein, und die Patientin konnte sich ohne Atembehinderung frei bewegen (*Abb. 60*).

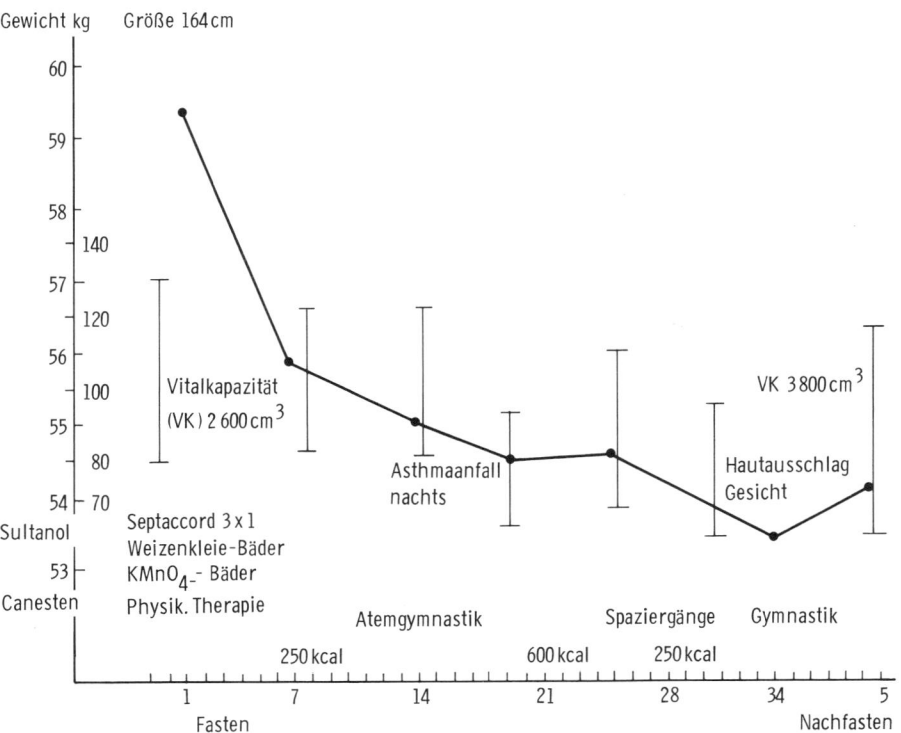

Abb. 60 49jährige Patientin, chronische asthmatoide Bronchitis, persistierende Genitalmykose, Spondylose, Spondylarthrose der Halswirbelsäule und Lendenwirbelsäule

Rhinitis, Sinubronchitis

Sehr viele Patienten geben spontan an, daß sich nach einer Fastenbehandlung ihre Infektanfälligkeit im oberen Nasen-Rachen-Raum wesentlich gebessert oder gar verloren habe. Die dabei zugrundeliegende Allergisierungstendenz und Infektabwehr-schwäche wird vom Fasten insgesamt positiv angesprochen (*124*). *Zimmermann* (*305*) hat zwei erfolgreich verlaufende Fastenbehandlungen chronisch rezidivierender Sinusbronchitiden im Röntgenbild festgehalten (*Abb. 61*).

Nierenerkrankungen

Der im Fasten sparsamer werdende Eiweißstoffwechsel erleichtert den Nieren langfristig die Ausscheidung stickstoffhaltiger Stoffwechselschlacken. Deshalb hat sich das der Situation angemessene Fasten im Verein mit der Kostumstellung auf eine eiweißarme Ernährung bei allen Nierenerkrankungen immer wieder praktisch bewährt.

Eine Patientin mit chronischer Nephritis fastete jährlich drei Wochen lang und konnte damit zehn Jahre lang ihre erhöhten Rest-

Abb. 61 Der schleimhautabschwellende Effekt des Fastens bei Rhinosinubronchitis (nach *Zimmermann*) (*305*)

stickstoffwerte jedesmal auch für längere Zeit danach normalisieren. Allerdings nahm die Urämie von Jahr zu Jahr zu, so daß bei ihrem letzten Aufenthalt nur noch eine eiweißarme Diät, nicht aber ein Fasten durchgeführt werden konnte. Bis dahin hatte die Patientin voll gearbeitet. Zwar konnte auch das Fasten das Nierenversagen letzten Endes nicht mehr aufhalten, doch hat es sicher der Patientin ein paar weitere wertvolle Lebensjahre geschenkt. Ähnliche Erfahrungen wurden wiederholt von Fastenärzten berichtet (27, 124, 271).

Seit der Einführung der künstlichen Niere sind solche Patienten selten geworden. Ist aber ein Patient einmal den regelmäßigen Anschluß an die künstliche Niere gewöhnt, so kann man ihn nicht mehr fasten lassen. Das dabei gestörte Säure-Basen-Gleichgewicht könnte noch zusätzlich in Unordnung gebracht werden; die kochsalz- und eiweißarme Vollwertdiät ist deshalb vorzuziehen. Bei älteren und nicht nur den übergewichti-gen Patienten finden sich häufig leicht erhöhte Kreatininwerte im Serum, oft parallel mit einer Hyperurikämie, nicht selten isoliert, als Zeichen einer beginnenden Nephrosklerose. Im Fasten steigt infolge des gesteigerten Muskelzellumsatzes auch das Kreatinin parallel zur Harnsäure an, um dann häufig im nachfolgenden Diätaufbau in den Normalbereich zurückzukehren. Dabei wird das Fasten subjektiv wohltuend empfunden, auch wenn sich die Normalisierung der Kreatininwerte nicht immer sofort, sondern erst nach ein bis zwei Wochen einstellt. Die Einhaltung einer ausgewogenen kochsalzarmen Vollwertkost ist deshalb immer notwendig. (*Abb. 7 u. 8*)

Eine Besserung der Isosthenurie bei Schrumpfniere ist nicht mehr zu erwarten. Trotzdem wird durch die eingeschränkte Stickstoffbilanz das Fasten als allgemeine angenehme Entlastung empfunden (27, 187).

Hauterkrankungen

Endogenes Ekzem (Neurodermitis)

Für die Vielzahl ekzematöser Hautveränderungen fand mein Lehrer *Gottron* eine einprägsame und praktikable Einteilung. Er unterschied:

das vulgäre Kontaktekzem,
das allergische Ekzem als Antigen-Antikörper-Reaktion auf endogene und exogene Substanzen,
das seborrhoische Ekzem,
das konstitutionell-endogene Ekzem (Neurodermitis).

Diese endogene Ekzemform ist gekennzeichnet durch eine genotypisch fixierte dystope Hautstruktur mit allgemein erhöhter Reizbarkeit. Sie tritt bereits im Säuglingsalter als Milchschorf, im Schulalter als Beugeekzem und bei Erwachsenen als dif-fus-polytope Neurodermitis mit zunehmender Lichenifikation in Erscheinung.

Eine Heilung im Sinne einer Restitutio ad integrum ist a priori nicht möglich. Die Therapie muß sich damit begnügen, entzündliche Reizzustände, sekundäre Allergisierung und bakterielle Infektionen zu verhindern und vor allem den *Juckreiz* zu stillen.

Diese Erkrankung gibt dem Therapeuten große Probleme auf, vor allem, wenn man auf die permanente Anwendung kortisonhaltiger Salben, Cremes und Lotionen verzichten will. Meist kommen solche Patienten sehr spät nach vielen generalisierenden Rezidiven zum Fasten und können sich nur mit mehr oder weniger intensiver Kortisonsalbenbehandlung einigermaßen über die Runden bringen. Dabei ist ja der nachteilige Effekt der Kortisone auf den Alterungsprozeß der Haut bekannt.

Auch im Fasten kann man nicht sofort die äußere Kortisonanwendung absetzen, sondern muß sie stufen- und etappenweise einschränken. Mit der Dauer des Fastens beruhigt sich der entzündliche Prozeß; Hautschuppung und Juckreiz gehen zurück.

Mit dem Fasten und nachfolgender Umstellung auf eine individuell abgestimmte laktovegetarische Roh- bzw. Vollwertkost gelingt häufig die allgemeine Umstimmung der Reaktionslage mit teilweiser Rückbildung der Herde, verminderter Entzündungsbereitschaft und vor allem nachlassendem Juckreiz. Meist reichen dann einfache Heilmittel wie Weizenkleiebäder, partielle Eispackungen und milde indifferente Lotiones bzw. Cremes aus, so daß kortison-, antiallergika- oder antibiotikahaltige Salben nur noch bei akuten Rückfällen benötigt werden.

Im Einzelfall ist jedoch die günstige Fastenwirkung unterschiedlich ausgeprägt. Dazu folgende Beispiele:

Verlaufsbeispiel
Eine 52jährige Patientin hatte mit dem Eintritt ins Klimakterium eine massive Verschlimmerung eines seit Kindheit in begrenztem Umfang bestehenden endogenen Ekzems mit Ausbreitung über den ganzen Körper erfahren. Die Patientin litt vor allem unter dem heftigen Juckreiz, und der ganze Körper war trotz der Salbenbehandlung mit Kratzeffekten übersät. Obwohl sie mit ihrem Körpergewicht an der unteren Grenze der Norm lag, ließen wir sie in der bekannten Weise fasten. Schon am Ende der ersten Fastenwoche kam es zu einer massiven entzündlichen Exazerbation am Unterbauch und an beiden Beinen, der zwei Tage später punktförmige, blutige Extravasate der Hautkapillaren folgten. Glücklicherweise ließ sich die Patientin dadurch nicht beirren, sondern fastete mutig weiter, insgesamt 21 Tage lang. Überra-

schenderweise hörte der Juckreiz mit diesem akuten Schub fast völlig auf, und im weiteren Fastenverlauf gingen auch die entzündlichen Veränderungen weitgehend zurück. Die Patientin fühlte sich so wohl wie seit langem nicht mehr und benötigte zur Hautpflege nur noch einfache Öl-in-Wasser-Emulsionen. Dieser Erfolg hielt ein ganzes Jahr an, dann setzte vor allem der Juckreiz wieder ein. Ein nach 15 Monaten wiederholtes dreiwöchiges Fasten brachte zwar wieder eine gewisse Linderung, aber keinen vergleichbaren Gesamteffekt mehr.

Verlaufsbeispiel
Wesentlich günstiger war die Fastenwirkung bei dem 36jährigen Patienten Herrn M. Dieser hatte sein Leben lang mit einem angeborenen seborrhoischen Ekzem zu kämpfen. Um von der permanenten Kortisontherapie loszukommen, hatte er vor zwei Jahren eine Eigenblutserum-Injektionsbehandlung nach *Theurer* durchführen lassen und für etwa ein halbes Jahr eine spürbare Erleichterung gehabt. Danach kam das Ekzem langsam wieder, näßte stärker als vorher und bildete sehr unangenehm borkige Beläge am ganzen Stamm, den Extremitäten und dem behaarten Kopf. Außer einigen Stellen an Kinn und Nasenpartie war das Gesicht einigermaßen freigeblieben. Der Juckreiz war oft unerträglich, da auch Kortisonsalben nur noch kurze Zeit linderten.

Als der Patient recht verzweifelt zu uns kam, war die ganze Haut übersät mit blutigen Kratzeffekten. Er begann zu fasten. In den ersten drei Wochen wurde die Haut zwar trockener, aber Juckreiz und Kratzeffekte bestanden unverändert weiter. Erst nach der vierten Fastenwoche ließ der Juckreiz nach und die Schuppenbildung ging zurück. Zwischen dem 30. und 40. Fastentag waren auch die Kratzeffekte abgeheilt, und die Haut war bis auf drei kleine Stellen am behaarten Kopf völlig reizlos. In den Ellenbeugen und an einigen anderen kleineren

Stellen kamen die alten flächenhaften Lichenifikationen zum Vorschein. Nach Diätaufbau und Einstellung auf eine laktovegetarische Vollwertkost reiste der Patient beschwerdefrei ab und ist es bis heute geblieben. Wir hatten Gelegenheit, uns bei seiner Wiederaufnahme nach eineinhalb Jahren selbst davon zu überzeugen.

Verlaufsbeispiel
Frau U. B., Theologiestudentin und Hausfrau. Als Säugling Milchschorf, als Schulkind bis zum zwölften Lebensjahr Asthma bronchiale. Mit 17 Jahren Ulcus duodeni bei familiären Schwierigkeiten (kein Rezidiv). Nach der Geburt des Sohnes mit 25 Jahren Verstärkung der Hauterscheinungen in den Beugen, nach der zweiten Geburt (Tochter) mit 27 Jahren auf Gesicht, Hals, Hand- und Fußrücken. Sie mußte Kortisonpräparate in Form von Tabletten und Salben anwenden. Bei einem Auslaßversuch unter Gaben homöopathischer Medikamente seitens des Hausarztes (Sulfur, Phosphor, Arsen) breitete sich das Ekzem über den ganzen Körper aus, mit starkem Juckreiz.
Die 28jährige Patientin war in reduziertem Allgemeinzustand. Bei einer Größe von 167 cm wog sie 57 kg. Sie bekam vier Wochen lang eine vegetarische Vollwertkost und Heilerde innerlich. Nachhaltig gute Wirkung, über zwei Jahre ohne Kortison. Mit 30 Jahren erneuter Schub durch seelische Belastung seitens ihres Theologiestudiums. Diesmal 16 Fastentage mit zehn Nachfastentagen mit sofort einsetzender guter Wirkung auf die Haut. Gewichtsabnahme von 67 auf 59,9 kg. Langanhaltende Besserung für zwei Jahre. Mit 36 Jahren erneuter Ekzemschub nach einer lange nicht erkannten Eierstockentzündung. Auch nach Abheilung dieser Entzündung wechselndes Befinden mit deutlicher Verschlimmerung der entzündlichen und juckenden Hautpartien – nicht zuletzt auch im Gesicht –, weshalb sich die Patientin wieder

zum Fasten entschloß. Die 38jährige vorwiegend pyknische Patientin (167 cm/74,5 kg) fastete 19 Tage nach *Buchinger* mit nachfolgendem fünftägigen Diätaufbau. Dabei normalisierte sich die Dermatose kontinuierlich und krisenfrei und nur einige lichenifizierte Hautflächen wiesen auf die alte Erkrankung zurück.
Seither kommt die Patientin regelmäßig alle ein bis zwei Jahre zum Fasten und hat jetzt das vierte Jahr keine Kortisonsalben mehr benötigt. Allerdings stellte sie sich in ihrer Ernährung konsequent auf eine laktovegetabile Vollwertkost um.
Dabei wird evident, daß der *Langzeiterfolg* – vor allem bei chronischen Krankheiten – nicht nur vom Fasten und seiner regelmäßigen Wiederholung, sondern ebenso von der Umstellung der Lebensweise, speziell der Ernährung, abhängt.

Psoriasis vulgaris

Sie kann sich bei jungen Menschen und nach längerem Fasten weitgehend zurückbilden. Bei einer 25jährigen Pharmazie-Studentin waren die ausgedehnten Psorisisherde an Ellbogen, Knien und Unterschenkeln nach 24 Fastentagen bis auf wenige Pünktchen verschwunden. Ich sah die Patientin erst ca. acht Jahre später wieder. Sie hatte inzwischen ihr Studium abgeschlossen, geheiratet, zwei Kinder geboren und betrieb jetzt mit ihrem Gatten eine große Apotheke. Nach der Geburt des zweiten Kindes waren die psoriatischen Herde plötzlich wieder aufgeflammt, aber nicht nur an den alten Stellen, sondern jetzt auch am behaarten Kopf. Das Fasten konnte diesmal die Herde verkleinern und abblassen lassen, aber nicht mehr zum Verschwinden bringen wie das erste Mal. Danach wiederholte Fastenzeiten brachten in Kombination mit UV-Bestrahlungen immer wieder erfreuliche Besserungen. Damit konnte der Gesamtzustand in erträglichen Grenzen gehalten werden.

Gewicht kg

Abb. 62 51jährige Patientin, Adipositas, Psoriasis, Hypertonie, Diabetes mellitus

Ein anderer jetzt 58jähriger Patient, der seit ca. 15 Jahren regelmäßig fastet, kam mit einem handtellergroßen Psoriasisfleck in der Kreuzbeingegend, der sich in den ganzen Jahren nicht verändert hat. Der Patient kam primär wegen seines Übergewichtes und Blutdrucks sowie seiner Blutfettwerte, die sich regelmäßig normalisieren lassen; der Psoriasisherd stört ihn nicht und bleibt so unbehandelt.

Manche Patienten reagieren auf seelische Belastungen prompt mit Aufflammen und weiterer Verbreitung ihrer psoriatischen Herde (289). Auch dabei entfaltet das Fasten, durch seine Distanzierung von der Alltagsproblematik, eine günstige Wirkung.

Nach diesen Erfahrungen ist auf einen unterschiedlichen Entstehungsmodus und die differenten Erscheinungsformen der Psoriasis vulgaris zu schließen.

Auch bei Frau W. heilte eine disseminierte Psoriasis vulgaris während ihres ersten Fastens (48 Tage) völlig ab. Das nach einem Jahr auftretende Rezidiv konnte nur noch gering gebessert werden (*Abb. 62*).

Allergische Hauterkrankungen

In erythematöser, vesikulöser und urtikarieller Form sprechen sie auf das Fasten gut an. Sie klingen in der Regel früher oder später ab, gelegentlich nach einem passageren Wiederaufflammen in der ersten Fastenwoche. Nur in wenigen Fällen wurden Allergietests und Desensibilisierungsversuche unternommen. Bis auf einen einzigen Fall waren sie erfolglos verlaufen. Noch schwieriger ist es, den Nachweis endogener Allergene zu erbringen. Ursächlich ist wohl zuerst an chronisch entzündliche und degenerative Darmschleimhautveränderungen zu denken, mit deren Sanierung in einem längeren Fasten auch die Hauterscheinungen abklingen. Auch hier sind kritische Eruptionen nicht selten.

Seltener liegt ein Herdgeschehen zugrunde, so daß die meist urtikariellen Hautreaktionen erst nach der Sanierung zur Ruhe kommen können.

Trotz aller unterschiedlicher Ergebnisse, die mit der Art und Dauer der Erkrankung zusammenhängen, kann ich die Erfahrungen *Otto Buchingers sen.* voll bestätigen: »Hautkrankheiten antworten fast ausnahmslos prompt auf jedes längere Fasten mit Rückgang von Entzündung, Schuppung und Juckreiz.«

Frauenkrankheiten und Geburtshilfe

Frauen aller Altersstufen kommen meistens nicht primär wegen ihrer gynäkologischen Beschwerden zum Fasten, sondern weil sie übergewichtig sind. Oft sind jedoch diese Symptome durch die Adipositas entscheidend mitausgelöst. Das betrifft sowohl die Regelstörungen wie die klimakterischen Kreislaufsymptome. Sofern Hormonpräparate eingenommen werden, ist meist die Dosis oder die Zusammensetzung einzelner Wirkstoffe nicht stimmig oder sie sind überhaupt entbehrlich. Bei genügend langer Aufenthaltsdauer ist deshalb ein »Auslaßversuch« möglich, der die etwaige Neueinstellung erleichtert. Es ist bekannt, daß übergewichtige Frauen auch ohne Hormontherapie vor allem Östrogene im Fettgewebe speichern, welche sowohl für die Regelstörungen wie die klimakterischen Symptome verantwortlich gemacht werden, ja sogar für die Entwicklung von Mammakarzinomen.

Mit der Gewichtsabnahme und im Abstand von zu Hause lassen sich Regelstörungen oft normalisieren und klimakterische Symptome bessern (s. auch Abschnitt Hormonelle und neurovegetative Steuerung).

Geburtsvorbereitung

Von großer Bedeutung für den ganzen Schwangerschaftsverlauf ist die richtige Vollwerternährung und das Weglassen aller Genußgifte. Schon sechs Wochen vor dem errechneten Geburtstermin sollte man auf eine rein laktovegetarische Vollwertkost mit Bevorzugung der flüssigen Formen in bedarfsgerechter Kalorienmenge umsteigen. In den letzten acht Tagen genügen ein Liter Butter- oder Mandelmilch oder Magerquark und ein Liter wenn möglich frisch gepreßter Frucht- oder Gemüsesäfte, viertelliterweise und abwechselnd den Tag über eingenommen, zur ausreichenden Versorgung für Mutter und Kind. Die Entleerung des Darmes und die weitgehende Entlastung des Abdomens von der Verdauungsarbeit erleichtern und verkürzen den Geburtsverlauf bis hin zur schmerzfreien Geburt. Bei übergewichtigen Müttern darf man damit auch schon viel früher anfangen. Vorsorglich werden Vitamin- und Mineralkonzentrate noch dazu gereicht.

Über eine notwendige Gewichtsverminderung und *Thromboseprophylaxe vor Operationen* wurde schon gesprochen (s. S. 30, *Abb. 15*).

Nach *schweren Traumen* ist ein modifiziertes Buchinger-Fasten unter Zugabe von viermal ¼ bis ½ l Buttermilch als flüssiger Ernährung einer Diät vorzuziehen (*238*).

Kinderwunsch

Leider habe ich jene Patientinnen, die wegen bisher unerfülltem Kinderwunsch zum

Fasten kamen, nicht statistisch erfaßt. Jedoch habe ich noch fünf Frauen in Erinnerung, deren Kinderwunsch nach einem Fasten in Erfüllung gegangen war. Vier Frauen waren völlig gesund und boten auch bei wiederholter eingehender Untersuchung durch ihren Gynäkologen keinen krankhaften Befund. Zwei davon waren normalgewichtig, drei leicht übergewichtig. Drei Frauen wurden nach dem ersten Fasten von 16–21 Tagen schwanger und gebaren gesunde Kinder, die vierte Patientin nach einem wiederholten Fasten. Die fünfte Patientin hatte mehrere Eileiterentzündungen durchgemacht und wir hatten deshalb die Hoffnung auf eine Schwangerschaft bei ihr aufgegeben. Nach acht Jahren mit regelmäßigen, jährlichen Fastenzeiten zwischen zwölf und 18 Tagen bekam die Patientin zuletzt dennoch ein gesundes Kind. Ob auf diese Weise mehr Buben als Mädchen zur Welt kommen, wie *O. Buchinger sen.* vermutet hat, konnte ich nicht nachprüfen.

Sofern keine Gegenindikationen bestehen, lohnt sich auch in solchen Fällen das Fasten.

Erkrankungem des rheumatischen Formenkreises

Fassen wir mit *Miehlke* alle schmerzhaften Affektionen der Gelenke, der Wirbelsäule und der sie umgebenden Weichteile zusammen, so sind davon 20 Millionen Bundesbürger betroffen; in den USA verursachen diese Erkrankungen 66 % aller Krankheitskosten (*4, 219*). Die Ätiologie ist vielschichtig und die übersichtliche Einteilung schwierig. Zwischen den primär entzündlichen und den primär degenerativen Formen gibt es alle Übergänge mit Kombinationen bakterieller, viraler, allergischer, immunologischer, hämatologischer, rheologischer und nutritiv-toxischer Entzündung (*219*). Dazu kommen noch psychosomatische und hereditäre Einflüsse (*96, 291, 295*).

Es kann sich auf der Basis eines bestimmten Genotyps, zum Beispiel HLA-B 27 plus, nach Exposition mit Umwelt-Antigenen z. B. durch Yersinia-Infektion eine Yersinia-Arthritis entwickeln oder eine Monarthritis nach Morbus Crohn (*7*). Letzten Endes münden sie alle früher oder später in den Circulus vitiosus zwischen Erregung der Nozirezeptoren mit ischämisierendem Muskelkrampf (Wegziehreflex) einerseits und der schmerz- und ödemauslösenden Prostaglandin (E II)- und Leukozytenüberproduktion durch infiltrierende Granulozyten, Phagozyten, Mastzellen sowie nackter Harnsäure- bzw. Hydroxyl-Apatitkristalle. Je früher die Therapie in diese Prozesse eingreifen kann, desto günstiger die Erfolgsaussichten.

Es sollen jetzt Erfahrungen und Beobachtungen mit dem Heilfasten bei der chronisch-rheumatischen Polyarthritis, der Infektarthritis, den degenerativen Gelenkerkrankungen und der generalisierten Tendomyopathie besprochen werden (*27, 77, 109, 225, 245, 278*).

Chronisch-rheumatische Arthritis

Diese Erkrankung gehört noch immer zu den schwer zu beeinflussenden Krankheiten, besonders, wenn sie schon eine gewisse Chronizität erreicht hat. Sind einmal Knorpeldefekte, Kapselschrumpfungen und Muskelatrophien eingetreten, so lassen sich diese nur noch geringfügig oder gar nicht mehr rückgängig machen. Diese Erfahrung wird von allen Fastenärzten einhellig geteilt (*59, 194*).

Die zwei Grundregeln von *Eisenberg* (*59*) gelten nach wie vor:

1. Die volle Wiederherstellung gelingt nur, wenn es noch nicht zu solchen degenerativen Veränderungen gekommen ist.
2. Besonders im Anfang muß oft und vor allen Dingen lange gefastet werden.

Auch nach meiner Erfahrung ist die übliche Fastendauer von zwei bis drei Wochen viel zu kurz; man muß mit vier bis sechs Wochen reiner Fastenzeit rechnen. Diese Forderung stößt auf gewisse Schwierigkeiten, denn die Erkrankten sind zumeist leptosome Frauen und eher untergewichtig. Zwar würde das radikale Null-Kalorien-Fasten die intensivsten Wirkungen entfalten, doch muß der gestörten Mikrozirkulation und Einbuße an Vitalität durch die Chronizität des Leidens Rechnung getragen werden. Vor allem müssen die Eiweißreserven geschont werden durch Zugabe von entsprechenden Mengen an Buttermilch. Diese hat gegenüber einem erhöhten Angebot an Kohlenhydraten in Form von Obst- und Gemüsesäften den Vorteil, daß die Glukoneogenese aus Organeiweiß gebremst und gleichzeitig der »mesenchymale Großraum« (*Buttersack*) zur Lipolyse und Entspeicherung geöffnet wird.

Ebenso wichtig wie das Fasten selbst ist die richtige Zusatzbehandlung. Dazu gehören vor allem durchblutungsfördernde Maßnahmen wie ansteigende oder wechselwarme Teilbäder, Kräutervollbäder, heiße Packungen mit Fango, Heilerde, Moor, schonende Muskelmassagen, krampflösende Dehnübungen und tonisierende Übungsbehandlung. Dabei sind die entzündlichen Bereiche weit von der Peripherie her vorsichtig anzugehen. Während der schmerzhaften und fieberhaften Phasen sind natürlich die entsprechend befristete Bettruhe und Schonung angezeigt.

Eine systematische Darmentleerung, ausleitende Maßnahmen über die Nieren und die Haut sowie Umstimmung durch Eigenblutbehandlung mit oder ohne Zugabe von Echinacin bzw. Viscum-album-Präparaten gehören zum Programm. Auch bringt der gezielte homöopathische Feinreiz noch weitere Hilfen. Von großer Bedeutung ist die Umstellung auf eine laktovegetabile Vollwerternährung nach dem Fasten. Bei Milchunverträglichkeit bietet die rein vegetarische Intensivkost nach *Schnitzer* eine ausreichende Eiweißversorgung. Damit läßt sich das Rückfallrisiko wesentlich einschränken.

Sind die Patienten, wie zumeist, schon langzeitig rheumatologisch vorbehandelt, so müssen sie erst langsam von den gewohnten Salizylaten, Butazonderivaten, Indometazinen, Kortison- und Goldpräparaten entwöhnt werden. Dabei muß vorab entschieden werden, ob das im Einzelfall noch möglich bzw. sinnvoll ist. Durch die jahrelange Einnahme solcher Medikamente werden die bindegewebigen Strukturen buchstäblich konserviert und fixiert und sprechen dann nur sehr langsam oder gar nicht mehr auf Fasten und naturgemäße Heilmethoden an. Bekannt sind die glukokortikoidinduzierten schweren Myopathien (*246*). Die regenerative Wirkung des Fastens, der Diät und der genannten Naturheilverfahren wird dadurch erschwert und verlangsamt. Diese Behandlung erfordert deshalb ein besonderes Engagement sowohl vom Arzt wie vom Patienten. Wo die oft noch erstaunlichen Heilwirkungen dieser Methoden liegen, soll jetzt in einigen Fällen aufgezeigt werden, aber auch ihre Grenzen.

Verlaufsbeispiel (Chronische Polyarthritis)
Frau B. R. (52jährig, leptosom, 168 cm/ 58,1 kg) erkrankte 14 Monate vor der stationären Aufnahme an einer fieberhaften Erkältung. Wenige Tage danach traten schmerzhafte Schwellungen der Finger-, Hand- und Ellbogengelenke auf. Später waren auch beide Schulter- und die Kniegelenke betroffen, nur die Hüftgelenke waren frei geblieben. Die Patientin konnte die Hand nicht zur Faust schließen und nicht mehr zugreifen, die Ellbogen nicht durchbeugen und strecken. Der Versuch einer

Blut-Salz-Kur bei einer Ärztin brachte keine Besserung. Sie hat sich danach sofort entschlossen, zu einer Fastenbehandlung zu uns zu kommen.

Bei der Aufnahme fanden wir schmerzhafte und heiße Schwellungen an den Fingergrundgelenken 2 bis 5 beiderseits und an einigen Mittelgelenken, besonders Zeige- und Ringfinger. Die Beweglichkeit in den Handgelenken war schmerzhaft behindert, in den Ellbogen auf etwa 30 Grad beiderseits reduziert, die Schulterelevation schmerzhaft. Eine Kniebeuge konnte nicht durchgeführt werden, die Hüft-, Fuß- und Zehengelenke waren frei.

Laboranalysen: C-reaktives Protein positiv, Rheumafaktor positiv, ASL-O negativ, AST-O negativ, BSG 20/45, Eiweiß-Elektrophorese: Albumin 44,0, α_1-Globulin 5,0, α_2-Globulin 14,0, β-Globulin 13,0, γ-Globulin 24,0, Gesamteiweiß 7,4 g %, RR 135/75 mm Hg, Pulsfrequenz 104/min, Temperatur morgens rektal 38,2 °C.

Nach zwei einleitenden Diättagen nach *Bircher* sowie einem Reistag fastete die Patientin 41 Tage nach *Buchinger*. Bis in die fünfte Fastenwoche hinein traten entzündliche und schmerzhafte Krisen an den betroffenen Gelenken mit Temperaturen und nachfolgenden Schweißen auf. Die Patientin konnte sich meist nur wenig bewegen. Erst in der sechsten Fastenwoche kam es zum entscheidenden Durchbruch, die Temperaturen klangen ab, die Krisen wurden schwächer und seltener. Im nachfolgenden Diätaufbau bildeten sich die Schwellungen

Abb. 63   52jährige Patientin, primär chronische Polyarthritis seit 14 Monaten, akute Entzündungen der Fingergrund- und Handgelenke beiderseits, Rheumafaktor (RF) und C-reaktives Protein (CRP) positiv

zurück, die Beweglichkeit in allen Gelenken kam zusehends wieder, die Patientin konnte wieder Spaziergänge unternehmen und langsam steigern. Am Ende der siebten Woche sahen die Laborwerte wie folgt aus: C-reaktives Protein negativ, Rheumafaktor negativ, BSG 10/27, Albumin 53,5, α_1-Globulin 4,0, α_2-Globulin 9,5, β-Globulin 8,5, γ-Globulin 24,5, Gesamteiweiß 7,1 g % (*Abb. 63*).

Die Patientin hat danach eine strenge laktovegetarische Diät eingehalten und sich so vollständig erholt, daß sie die immer wieder geplante Wiederholung des Fastens von einem zum anderen Jahr hinausschob und schließlich absagte. Bis heute, 13 Jahre nach der erfolgreichen Fastenbehandlung, ist die Patientin gesund und beschwerdefrei geblieben. Sie hat sich allerdings ganz systematisch an ihre gewählte Diätform gehalten. Dies teilte sie uns auf Anfrage mit.

Zusammenfassung: Eine typische, postinfektiöse chronische Polyarthritis konnte ein Jahr nach Erkrankungsbeginn durch ein langdauerndes Fasten und konsequente Diätumstimmung dauerhaft zur Abheilung gebracht werden. Bestimmend für diesen günstigen Verlauf war der verhältnismäßig frühe Einsatz der Fastentherapie und das Fehlen einer vorangegangenen Chemotherapie.

Verlaufsbeispiel
Frau S. E., 66jährig, leptosom, 155 cm/ 50,6 kg. Die Patientin hatte 1973 nach einer Grippeschutzimpfung trotzdem einen fieberhaften Infekt mit massiver Kehlkopfentzündung bekommen und wurde mit Penicillin behandelt. Im Januar 1974 traten starke schmerzhafte Schwellungen an Hand- und Fingergelenken vorwiegend rechts auf, die zu einem dreimonatigen Krankenhausaufenthalt führten. Dort wurden Kortison-Injektionen verabfolgt, die nur vorübergehende Wirkung hatten. Während der anschließenden Moorbadbehandlung kam es zu erneuten fieberhaften Schmerzreaktio-

nen. Auch eine erneute Kortisonbehandlung im Rheuma-Krankenhaus brachte keine Besserung mehr. Es wurde deshalb 1975 eine Kieferoperation zur Entfernung von Zahnsplittern durchgeführt, um einen möglichen Herd zu beseitigen; auch das brachte keine Wende. Im Gegenteil, es traten vermehrt rezidivierende Schübe der chronischen Polyarthritis auf. Es wurde der Patientin deshalb eine Goldkur vorgeschlagen, die sie aber ablehnte. Statt dessen hat sie sich zum Fasten entschlossen.

Der 24tägige Fastenverlauf war kritisch mit wechselnden rheumatischen Beschwerden in den betroffenen Gelenken, anfänglich starkem Herzklopfen und teilweise Fieberreaktionen. Am 18. Fastentag trat eine generelle Urtikaria am Stamm auf, die sich auf Kalzium-Injektionen besserte. Auch im nachfolgenden streng laktovegetarischen Diätaufbau nach *Bircher* traten noch heftige Schmerzzustände an den Fingergelenken auf, die mit Quarkumschlägen behandelt wurden. Die Patientin war auch zuletzt nicht völlig beschwerdefrei, konnte aber auf die vorher benötigten schmerzstillenden Mittel verzichten. Erst drei Monate später berichtete die Patientin eine wesentliche Besserung ihres Befindens.

Nach zwei Jahren kam es erneut zu entzündlichen Schmerzreaktionen an den betroffenen Gelenken, so daß die Patientin erneut schmerzstillende und antirheumatische Medikamente einnehmen mußte. Da sie diese vom Magen her schlecht vertrug, hat sie 1979 erneut 21 Tage gefastet und wiederum eine wesentliche Besserung erreicht, die ebenfalls etwa zwei Jahre anhielt. Trotz eines Wiederholungsfastens von 21 Tagen im Jahre 1981 kam es im weiteren zu einer Ausdehnung der entzündlichen Reaktion über Hand- und Fingerlenke hinaus auf die Knie- und Schultergelenke; deshalb kam die Patientin 1983 erneut zum Fasten. In den ersten 14 Fastentagen traten unangenehme Schmerzreaktionen in allen betroffenen Gelenken auf, jedoch wurden keine Analgetika benötigt. Nach 32 Fastentagen war die Patientin weitgehend beschwerdefrei und konnte nach erfolgtem Diätaufbau größere Spaziergänge unternehmen und leichte gymnastische Übungen machen. Nach drei Monaten teilte sie mit, daß sie sich seit langem nicht mehr so wohl gefühlt habe, ohne Schwierigkeiten ihren Haushalt und Garten versorgen könne und nur gelegentlich homöopathische Mittel benötige.

Die Gewichtsabnahme war durch dieses lange Fasten größer als sonst, jedoch wurde die Grenze von minus 15 % nach der Broca-Formel nicht unterschritten. Doch ist anzunehmen, daß die den rheumatischen Entzündungsprozeß unterhaltenden Autoantigene dabei verstärkt zum Abbau kamen. Leider konnten keine Laboranalysen zur Verlaufskontrolle durchgeführt werden.

Verlaufsbeispiel

Frau R. G., 65jährig, leptosom, 161 cm/ 65,2 kg. Die Patientin hatte etwa seit dem 45. Lebensjahr immer wieder heftige Kopfschmerzen, weshalb regelmäßig Badekuren durchgeführt wurden, die jedes Mal geholfen hatten. Mit dem Eintritt in die Menopause traten erstmals schmerzhafte entzündliche Schwellungen an Fersen, Fußgelenken, später Finger-, Hand-, Ellbogen- und Kniegelenken auf, zunächst rechts mehr als links. Die Erstbehandlung im Krankenhaus wurde mit Überwärmungsbädern und Pyriferinjektionen durchgeführt, brachte aber keine befriedigende Wirkung, so daß zuletzt ein Decortinstoß eingesetzt wurde. Die Wirkung war nur kurzdauernd; eine nachfolgende systematische, meist homöopathische Weiterbehandlung konnte die Verschlechterung nicht aufhalten. Deshalb kam die Patientin nach knapp einem Jahr zum ersten Mal zum Fasten. 30 Fastentage nach *Buchinger* und nachfolgend die diätische Einstellung auf laktovegetarische Vollwerternährung brachten eine deutliche und monatelang anhaltende Besserung. Da die Patientin sich in ihrer Ernährung nie

Abb. 64   65jährige Patientin, chronische Polyarthritis; 14. Fasten

ganz konsequent umgestellt hatte, kam es danach erneut zu Rezidiven, wobei mit regelmäßigem Fasten zwischen 16 und 24 Tagen immer wieder Linderung erreicht wurde. Dennoch ging der Prozeß weiter; die Synovektomie am Grundgelenk des linken Zeigefingers und am rechten Handgelenk brachte keine ermutigenden Resultate, so daß von weiteren Eingriffen abgesehen wurde. Dagegen brachten im weiteren Verlauf durchgeführte Fastenbehandlungen immer wieder Linderung in den rheumatischen Prozeß, der nie ganz zur Ruhe kam. Im Jahre 1982 wurde deshalb ein 42tägiges Fasten nach *Buchinger* mit Zugabe von Buttermilch durchgeführt (*Abb. 64*). Danach war die Patientin erstaunlich beweglich und beschwerdefrei. Dennoch meldeten sich schon nach sechs Wochen die alten Beschwerden wieder. Die Wiederholung der 40 Fastentage ein Jahr darauf hatte nicht mehr diese durchschlagende Wirkung.

Dennoch kann man sich der Meinung der Patientin anschließen, die sich wie folgt äußerte: »Ich glaube, daß mich die 14 Fastenbehandlungen seit 1963 bis jetzt vor dem Rollstuhl bewahrt und arbeitsfähig und beweglich erhalten haben.«

Zusammenfassung: Die Patientin kam verhältnismäßig spät zur Fastenbehandlung, war vorher wiederholt mit Kortison behandelt worden und hat auch zwischendurch die strenge vegetarische Ernährung nicht durchgehalten.

Die beste Fastenwirkung war bei ihr immer dann zu beobachten, wenn das Gewicht unter 54 kg gesenkt werden konnte (d. h. minus 10 bis 15 % nach der Broca-Formel). Die Annahme liegt nahe, daß erst in diesem Gewichtsbereich die Autoimmunsuppression durch Fasten zur Wirkung kam.

Verlaufsbeispiel (*Juvenile, rasch progrediente chronische Polyarthritis*)

Frl. A. R. L., geb. 1965, war vom 5. 6. bis zum 24. 7. 1984 in unserer stationär-klinischen Behandlung.

Schon in ihrem 14. Lebensjahr erkrankte die Patientin 1979 an rheumatischer Polyarthritis. Von September 1979 bis November 1980 wurde mit Metalcaptase® 450 mg/Tag und Imbaral 3 × 1 Dragee/Tag therapiert. Von Februar 1981 bis Dezember 1983 wurde dreimal wöchentlich das Gold-Präparat Tauredon® (je 50 mg) injiziert. Trotzdem mußte wegen des progressiven Verlaufs im Dezember 1980 die Resektion der proximalen Handwurzelreihe mit Interpositions-Arthroplastik rechts durchgeführt werden, im Juni 1982, nach vorheriger Entfernung einer Bakerzyste die Synovektomie am linken Knie, und im Dezember 1982 die Synovektomie des rechten oberen Sprunggelenkes. Trotz allem kam der Prozeß nicht zum Stillstand.

Bei der stationären Aufnahme klagte die Patientin Ruhe- und Bewegungsschmerzen in Zehengrund- und Sprunggelenken, beiden Knien, in den Hüftgelenken, links mehr als rechts, in beiden Schultergelenken, dem linken Ellbogen, den Hand- und den Fingergrundgelenken beiderseits. Auch die Beweglichkeit der HWS war schmerzhaft behindert, besonders morgens. In letzter Zeit kam eine schmerzhafte Behinderung des Kauens und Sprechens durch Befall des Kiefergelenkes, vorwiegend links, dazu. Sie war dadurch in der gesamten Beweglichkeit behindert, mit hinkendem Gang.

Alle diese Gelenke waren mehr oder weniger blaß verdickt und außerordentlich berührungs- und bewegungsempfindlich. Durch den Bewegungsmangel war es an den Extremitäten zu einem ausgeprägten Muskelschwund gekommen und der Mund konnte nur etwa 1 bis 1 ½ cm geöffnet werden. Besonders in der letzten Zeit, wohl auch unter dem Einfluß der Anstrengung der Reifeprüfung, kamen Kreislaufsensationen mit Herzklopfen, Schwindel und Schwächegefühl dazu sowie Appetitlosigkeit und Gewichtsabnahme.

So wog die Patientin bei der Aufnahme bei einer Körpergröße von 163 cm 50,1 kg und war damit, auch im Hinblick auf ihren leptosomen Habitus, schon im unteren Grenzbereich des Normalgewichtes.

Wegen des allgemeinen Erschöpfungszustandes begannen wir die ersten zehn Tage mit einer vegetarischen Vollwertkost und verabfolgten regelmäßig hohe Dosen Vitamin C mit den Mineralen Kalium und Magnesium sowie Traubenzucker i.v. und B-Komplex i.m., während des siebenwöchigen Aufenthaltes insgesamt elfmal. Danach begannen wir ein Fasten nach *Buchinger* mit Zugabe von zweimal 1/8 l Buttermilch, das 30 Tage durchgehalten werden konnte. Dabei ging das Gewicht auf 43,5 kg zurück, um in den zehn Nachfastentagen wieder auf 44,3 kg anzusteigen. Die bisherige Therapie mit Salicylaten 1/2 g mehrfach täglich wurde, vor allem wegen der bestehenden Anämie, weggelassen; statt dessen wurde symptomatisch mit Bryonia D3, Apis D6, Rhus tox. D6 im Wechsel therapiert, während der Diätphasen Ferronovin® dazu gegeben. Außerdem bekam die Patientin je auf D12 verdünntes Eigenblut oral regelmäßig zugeführt, zuletzt noch in der D6-Form. Eine systematische physikalische Therapie war zunächst wegen der ausgesprochenen Schmerzhaftigkeit nicht möglich; jedoch konnte bald mit einer vorsichtigen Massage und Übungsbehandlung begonnen werden, die sich langsam steigern ließ. Dabei spielten vor allem isometrische Übungen eine Rolle.

Nur sehr langsam gingen die schmerzhaften Schwellungen zurück und die Beweglichkeit wurde besser. Der deutlichste Erfolg zeigte sich in der vierten Fastenwoche, in der auch das Hinken wesentlich besser wurde und systematisch die isometrischen Übungen intensiviert werden konnten. Nur

in den letzten beiden Fastentagen klagte die Patientin Hungergefühle. Der Diätaufbau verlief krisenfrei, die Stuhlregulierung kam ausreichend in Gang. Die täglichen Temperaturmessungen zeigten nur in den ersten 14 Tagen eine leichte morgendliche Erhöhung.

Insgesamt war Frl. L. wieder zuversichtlicher geworden durch den Rückgang der Schmerzhaftigkeit und die Erfolge, die sie durch ihre eigenen Übungen erreichen konnte, z.B. längere Spaziergänge über zwei Stunden, schmerzfreies Treppensteigen; die Beweglichkeit der Kiefer wurde wieder größer, die Schmerzgrenze bei Bewegung war deutlich rückläufig, die allgemeine Kraft hatte zugenommen, die störenden Schwächegefühle und das Herzklopfen waren nicht wieder aufgetreten. Sie hatte hinterher sehr guten Appetit und nahm relativ gut an Gewicht zu.

Die Fortsetzung einer strengen vegetarischen Ernährung, über die wir die Patientin detailliert unterrichtet haben, ist unbedingt erforderlich, um den Anfangserfolg weiter auszubauen und den Prozeß zum Stillstand zu bringen.

Die Wiederholung des Fastens ist nach Ablauf eines Jahres zu empfehlen.

Eine während der Nachfastendiät aufgetretene kurze Verschlimmerungszeit ist typisch für diese Phase nach dem Fasten und als Rebound-Effekt zu verstehen.

Entsprechend dem klinischen Befund und dem subjektiven Befinden zeigten auch die Laboranalysen Besserungstendenz. Am ausgeprägtesten war dies bei dem C-reaktiven Protein der Fall, immer noch signifikant bei der BSG und dem Rheuma-Faktor.

Noch wichtiger aber ist, daß Frl. L. wieder Mut gefaßt hatte. Durch eine exakte diätetische und gymnastische Einstellung wurde ihr die Möglichkeit gegeben, selbst an ihrer weiteren Gesundung mitzuarbeiten.

Morbus Reiter
(Urethro-okulo-synoviales Syndrom)

In den letzten Jahren hat die Zahl erfolgreicher Fastenbehandlungen bei rheumatischer Arthritis verschiedener Erscheinungsformen (pcP, Morbus Reiter, Polyarthritis psoriatica) erfreulich zugenommen. Eine entscheidende Mitwirkung ist dabei der konsequenten Umstellung der Ernährung auf vegetarische Vollwertkost zuzusprechen. Hierbei muß der Hausarzt auch Diätberater sein (*198, 199, 202, 203, 204*).
Der Morbus Reiter wird dem rheumatischen Formenkreis zugeordnet, wobei genetisch fixierte Gewebsantigene – z. B. HLA-B-27 wie beim Morbus Bechterew – in ca. 70 % der Fälle nachgewiesen werden konnten. Meist werden Männer befallen. Therapeutisch wird symptomatisch-medikamentös vorgegangen mit den bekannten Risiken der Nebenwirkungen bei unbefriedigender Effektivität.
Über die erfolgreiche Fasten- und Ernährungstherapie in zwei Fällen berichtet *Lützner* 1988 wie folgt (*205*).

Verlaufsbeispiel
Herr G., W., ein 50jähriger Schreiner, leidet seit dem 20. Lebensjahr unter Urethritiden, Iritiden und Sinusitiden. 1972 litt der damals 34jährige an einer schweren »Polyarthritis rheumatica«, die seither mit Glukokortikoiden, Antibiotika und Antirheumatika wie Amuno® und Voltaren® behandelt worden war. Nach einjähriger Arbeitsunfähigkeit wurde 1977 die Berentung geplant, zumal sich mit dem Anstieg des Gewichts ein Diabetes mellitus Typ II eingestellt hatte. 1979 wurde die Diagnose eines HLA-B-27-positiven Morbus Reiter gestellt. Die Ernährungsumstellung mit Verzicht auf tierisches Eiweiß aus eigener Initiative brachte dem Patienten eine erste Besserung seiner Symptome. Nach zweimaligem Fasten von 24 bzw. 21 Tagen sowie nachfolgender Umstellung auf eine fleischfreie, frischkostreiche und eiweißopti-mierte Vollwertkost klangen die Symptome vollständig ab. Seit sieben Jahren ist der Patient beschwerdefrei und voll arbeitsfähig. Nach der Gewichtsabnahme von 90 kg auf 68 kg ist auch der Diabetes behoben.
Dieser Erfolg einer dauerhaften Ausheilung ist dem beispielhaften Engagement des Patienten zu verdanken.

Verlaufsbeispiel
Frau M., M., eine 45jährige normalgewichtige Krankenschwester erkrankte nach rezidivierenden Kopfinfekten in der Jugend in ihrem 18. Lebensjahr an einer chronisch rezidivierenden Polyarthritis. Mit 22 Jahren kam die urologische Symptomatik dazu, zwischen dem 30. und 35. Lebensjahr die Konjunktivitis, Chorioretinitis, Optikusatrophie und Glaskörpertrübung. Die Diagnose Morbus Reiter wurde im 28. Lebensjahr gestellt. Zwei Jahre lang bestand der Verdacht auf eine Myokardbeteiligung. Frau M. mußte ihren Beruf als Krankenschwester aufgeben und konnte selbst ihren Drei-Personen-Haushalt nicht mehr bewältigen. Die Gehstrecke mit Klappstühlchen betrug allenfalls noch 50 m. Die Patientin berichtet selbst ihre Krankengeschichte: »Allein wieviele qualvolle Jahre vergingen, bis die Krankheit als Morbus Reiter diagnostiziert wurde. Von ärztlicher Seite wurde alles Erdenkliche getan, leider ist mir dabei keine Hilfe zuteil geworden. Monatelange Klinikaufenthalte, Behandlung mit Antibiotika, Antirheumatika, Kortisonen und Psychopharmaka trieben mich in eine immer tiefere Sackgasse. Als *hoffnungsloser* Fall wurde ich entlassen.«
In einem sechswöchigen stationären Heilverfahren hat die Patientin als »letzte Rettung« 31 Tage gefastet. Danach wurde sie in einem elftägigen Nachfasten auf eine erweiterte Frischkost mit 1 200–1 600 Kalorien eingestellt. Gleichzeitig fand eine vorsichtig dosierte Physiotherapie statt. Nach 17 Fastentagen trat die erste Besserung mit Erweiterung der Gehstrecke ein. Die ent-

scheidende Wendung des seit 25 Jahren bestehenden Leidens vollzog sich zwischen dem 20. und 31. Fastentag. Die vorher außerordentlich druckempfindliche, gestaute und kaum verschiebliche Körperdecke wurde ebenso wie die darunterliegenden, tieferen Gewebsschichten schmerzfrei. Damit erweiterte sich die Gehstrecke ohne Stühlchen bis zu 1 km. Gleichzeitig kam es zur Entstauung des schmerzhaften Lymphödems in beiden Beinen, und die enorm schmerzhafte Steifigkeit im Iliosakralbereich löste sich mindestens zur Hälfte. Bemerkenswert war während der Fastenzeit die Entleerung übelriechender Kotmengen durch Einläufe.

Jetzt kann die Patientin wieder schlafen, verträgt Sonne und kaltes Wasser. Dauertachykardie, Atemnot und Gliederschwäche sind heute weitgehend verschwunden. Die depressive Grundstimmung hellte auf.

In beiden Fällen hat langes Fasten *und* die konsequente Umstellung der Ernährung den dauerhaften Erfolg gebracht, der zur Nachahmung geradezu verpflichtet.

Sjögren-Syndrom

Dieses Syndrom wird als multifaktorielle Autoimmunreaktion zum rheumatischen Formenkreis gezählt, jedoch nicht als selbständiges Krankheitsbild angesehen. Kennzeichnend ist die Trias Polyarthritis, Keratoconjunctivitis sicca, Parotitis. Dabei kommt es trotz Hypertrophie zur reduzierten Sekretion der Speichel- und Tränendrüsen, dem Austrocknen der Schleimhäute im Magen-Darm- sowie im Genitalbereich und zu einer pcP-ähnlichen Polyarthritis. Blutsenkung, Rheumafaktoren, antinukleäre Faktoren und Gammaglobuline sind signifikant erhöht. Meist werden Frauen im Klimakterium davon befallen. Das Krankheitsbild ist relativ selten, die eigentliche Ursache unbekannt.

Die symptomatische Therapie mit Kortisonen, Antibiotika, Antirheumatika und Immunsuppressiva ist belastend und wenig erfolgreich.

Verlaufsbeispiel

Frau L., G., Hausfrau, geboren 1921, kam 1975 in unsere stationäre Behandlung, nachdem zwei Jahre zuvor im Krankenhaus ein Sjögren-Syndrom diagnostiziert worden war. Zur Vorgeschichte gab die Patientin häufige Anginen im Kindesalter an. Drei normale Spontangeburten 1942, 1947 und 1949, Appendektomie 1955, Resektion eines benignen Unterkieferwinkellymphknotens 1966 sowie rezidivierende Thrombophlebitiden am rechten Unterschenkel 1968 bis 1970, die nach Phlebektomie sistieren. 1971 Tonsillektomie. 1975 wurde eine fünfwöchige gynäkologische Blutung durch Abrasio beendet. Danach Menopause ohne störende Begleiterscheinungen. Nach wenigen Monaten traten im gleichen Jahr zum ersten Mal Schwellungen an den Ohrspeicheldrüsen auf, erst rechts, dann auch links. Die zuerst im Krankenhaus eingeleitete Kortisontherapie mußte wegen eines akuten Ulcus duodeni abgesetzt werden. Seitdem bekam sie bis zu 150 mg Imurek® täglich in Kombination mit Antibiotika sowie künstliche Tränenflüssigkeit zum Einträufeln. In den letzten sechs Wochen waren schmerzhafte Schwellungen der kleinen Fingergelenke, vorwiegend rechts, dazugekommen, so daß erneut eine Kortisontherapie in Erwägung gezogen wurde. Da schon die bisherige Therapie der Patientin auf den Magen geschlagen war, und sie nicht erneut ein Ulcus riskieren wollte, kam sie jetzt in der Hoffnung zu uns, mit dem Heilfasten zumindest eine Linderung der Symptome zu erreichen.

Die 54jährige mesosome Patientin war mit 81 kg bei einer Körpergröße von 171 cm übergewichtig. Die Ohrspeicheldrüsen waren geschwollen und druckempfindlich und die Grund- und Mittelgelenke des zweiten bis vierten Fingers waren schmerzhaft verdickt, rechts mehr als links. Endgradige Behinderung des Faustschlusses.

Nach einem einleitenden Obsttag fastete die Patientin 20 Tage lang und baute danach sieben Tage mit laktovegetabiler Vollwertkost auf. Sowohl am siebten Fastentag wie am vierten Aufbautag kam es zu einer leichten Temperatursteigerung und Schwellung der Parotiden, während sich die Fingergelenke fortlaufend besserten. Die Patientin bekam zusätzlich Vitamin C i. v., eine Eigenblutpräparation oral, sowie leichte Bewegungstherapie. Obwohl die Blutsenkung von 39/67 auf 51/82 mm n. W. und die Gammaglobuline von 32,9 auf 36,1 angestiegen waren, fühlte sich die Patientin zuletzt beschwerdefrei, gut erholt und beweglich und alle Symptome waren abgeklungen.

Während der nächsten beiden Jahre benötigte sie keine Medikamente. Im August 1977 kam es zu einer hochfieberhaften Bronchopneumonie, die stationär mit Antibiotika i. v. behandelt werden mußte. Wenig später traten auch die Parotitiden wieder auf. Das verordnete Metalcaptase®-Präparat nahm sie aus Angst vor Nebenwirkungen nur unregelmäßig ein. Um davon ganz loszukommen, erschien die Patientin im Oktober 1978 erneut zu einem Fasten. Während des stufenweisen Abbaus der Metalcaptase®-Therapie gaben wir sieben Tage lang eine Vollwertkost mit 1 600 Kalorien und leiteten dann mit einem Reistag eine zehntägige Fastenperiode ein, der sechs Aufbautage folgten. Am vierten und zehnten Fastentag kam es zu einem Temperaturanstieg auf 39,1 bzw. 38,7 °C mit schmerzhafter Parotisschwellung beidseits, jedoch ohne Gelenkreaktionen. Danach klangen die Symptome völlig, wenn auch langsam, ab, nur die morgendlichen Temperaturen waren noch leicht erhöht. Diese Besserung hielt vier Monate lang an. Danach folgten relativ selten leichtere und kürzere Schübe ohne Gelenkbeteiligung, die mit zeitlich begrenzten Gaben von z. B.

Amuno® beherrscht werden konnten. Die Dauertherapie mit Imurek® lehnte sie ab. Jetzt lebt die Patientin sehr gesundheitsbewußt, hält ihr Gewicht bei 75 kg und fühlt sich wohl, trotz einer Blutsenkung von 57/100 mm n. W.

Polymyalgia rheumatica

Diese schmerzhafte muskuläre Bewegungsbehinderung im Schulter- und Beckengürtel, an Oberarmen und Oberschenkeln befällt vor allem ältere Menschen, und Frauen häufiger als Männer (3 : 1). Es bestehen passager subfebrile Temperaturen, die Blutsenkung ist erhöht, der Rheumafaktor negativ. Ursächlich wird eine chronisch-rheumatoide Arteriitis angenommen und antiphlogistisch mit Kortisonen behandelt.

Verlaufsbeispiel
So wurde auch Frau H., S. aus Island, geboren 1927, wegen ihrer chronischen myalgischen Beschwerden im Schultergürtel und an den Oberschenkeln seit 1982 mit Prednisolon, zuletzt 10 mg täglich, therapiert. Dabei hatte sie 20 kg an Gewicht zugenommen. Mehr als durch die nie ganz verschwundenen Schmerzen fühlte sie sich durch das Übergewicht kosmetisch beeinträchtigt. Mit einem Heilfasten wollte sie jetzt auf den Rat von Freunden sowohl das Übergewicht wie die Schmerzen loswerden.

Als sie im Januar 1986 zu uns kam, brachte sie 90 kg auf die Waage bei einer Größe von 171 cm. Die Blutsenkung war mäßig erhöht, der Rheumafaktor negativ, die Temperaturen normal. Wir begannen mit einer sechstägigen auf 800 Kalorien reduzierten Vollwertkost und leiteten nach einem Reistag ein Fasten ein, begleitet von den üblichen Maßnahmen der Darmreinigung. Im Verlauf der ersten 14 Tage wurde die Prednisolondosis stufenweise von 10 mg auf zuletzt 2,5 mg alle drei Tage reduziert und zur Linderung der vorwiegend nächtlichen Schmerzen abends ein Zäpfchen Amuno®

50 verabfolgt. Auch in der dritten Fastenwoche kam es zu keiner merklichen Besserung, weshalb wir ACTH, anfänglich 20 E in der Hoffnung dazugaben, über die Anregung der eigenen Kortisonproduktion der Schmerzen Herr zu werden. Nach anfänglicher Besserung wurden die Schmerzen eher kritisch, so daß wir auf die anfängliche Prednisolontherapie, 10 mg täglich, zurückgreifen mußten.

Nach 35 Fastentagen war *keine* merkliche Besserung eingetreten. Tröstlich war die Gewichtsabnahme von 90 kg auf 77 kg, die auch im Aufbau gehalten werden konnte. Der Rückgang der Blutsenkung von 20/47 auf 8/21 mm n. W. hatte sich klinisch nicht ausgewirkt. Auf Anfrage schrieb sie zehn Monate später, daß sich ihr Zustand nicht gebessert habe und eine laktovegetabile Ernährung auf Island nicht durchführbar sei. Auch habe sie unter der Kortisontherapie wieder an Gewicht zugenommen. Wie ihr Hausarzt hoffe sie auf eine spontane Rückbildung im Lauf der Zeit. Eine zweite Anfrage im Februar 1990 hat sie nicht mehr beantwortet.

Offensichtlich konnte das Fasten bei dieser myalgiekranken Frau weder Heilung noch Linderung bringen. Es ist schwer zu sagen, warum das Heilfasten beim Morbus Reiter und beim Sjögren-Syndrom zum Erfolg führte, nicht jedoch bei dieser Patientin mit Polymyalgia rheumatica.

Polyarthritis psoriatica

Verlaufsbeispiel

Frau U.-Ch. D., geb. 1934, befand sich vom 11. 1. bis zum 25. 2. 1984 in unserer stationären Behandlung.

Diese Patientin war vom Hausarzt zum Fasten eingewiesen worden, nachdem ein seit dem 15. Lebensjahr bestehender polyarthritischer Prozeß sich in zunehmendem Maße als therapieresistent erwiesen und die Arbeitsfähigkeit der als kaufmännische Angestellte arbeitenden Patientin in Frage gestellt hatte.

Der Vater litt, wie seine drei Geschwister, an Diabetes mellitus und war 65jährig an einem apoplektischen Insult gestorben. Die Mutter leidet an Polyarthritis.

Die Patientin war 1955 wegen häufiger Anginen tonsillektomiert, 1956 appendektomiert und 1971 strumektomiert worden. Außer den üblichen Kinderkrankheiten hatte sie 1941 eine Diphtherie und 1967 eine Gelbsucht durchgemacht. Eine Tochter wurde geboren, 1982 trat, nach Curettage, die Menopause ein.

In den vielen Jahren hat Frau D. fast alle gängigen Antirheumatika, unter anderem auch Resochin® und von März bis August 1979 Kortisone verabfolgt bekommen, ohne besonderen Effekt; sie hat sie ausnahmslos auch schlecht vertragen. Auch eine sechswöchige Moor-Badekur habe keine nachhaltige Wirkung gehabt. Damals wurden wegen der Magenempfindlichkeit Voltaren® 100 als Zäpfchen 1–2× täglich und abends 1 × 1 Adumbran® gegeben.

Alle Serumanalysen auf Rheumafaktoren waren bislang negativ gewesen.

Bei der Aufnahmeuntersuchung klagte die Patientin nicht nur tags und bei Bewegung, sondern auch nachts in Ruhe oft unerträgliche Schmerzen, derzeit vor allem in der linken Schulter, den Fingergelenken rechts mehr als links, den Zehen und Fußgelenken ebenfalls rechts mehr als links, sowie der ganzen Wirbelsäule, speziell LWS und Hüftkreuzbein-Fugen beiderseits, letztere mehr nachts. Die vegetativen Funktionen waren in Ordnung.

Die 49jährige mesosome Patientin war in gutem Allgemeinzustand (163 cm/63 kg). Auffällige Veränderungen innerer Organe fanden sich nicht. Der Kreislauf war intakt, RR 130/80 mm Hg, Pulsfrequenz 80/min.

Bewegungsapparat: Muskuläre Verspannung der langen Rückenstrecker bei geringer großbogiger Skoliose. FBA: 10 cm, Schober 10/12 cm, Rotation der HWS ein Drittel reduziert. Entzündliche Rötung und Schwellung, Berührungs- und Bewegungsschmerz der Fingergelenke rechts, besonders im 2. und 3. Strahl, sonst Mittel- und Grundgelenke bevorzugt, linksseitig nur angedeutet. Solche Veränderungen zeigten die Zehengelenke, rechts deutlicher als links, die Fuß- und Schultergelenke, letztere besonders links mit Reduzierung der seitlichen Elevation auf ca. 75 Grad.

Am behaarten Kopf sowie in der Nabelmulde fanden sich nicht entzündliche, scharf begrenzte Rötungsbezirke mit feinlamellöser Schuppung als Symptome einer Psoriasis vulgaris, welche der Patientin kürzlich aufgefallen waren.

Obwohl in der Literatur der Befall der Fingerendgelenke bei langjährig vorangegangener psoriatischer Dermatose als typisch beschrieben wird, spricht der bisher seronegative Verlauf und der Befall des ganzen zweiten, dritten und zeitweise auch fünften Strahls für das Vorliegen einer Polyarthritis psoriatica.

Nachdem sich Fasten bei der chronischen Polyarthritis meistens gut bis sehr gut bewährt hat, lag es nahe, auch bei dieser Patientin den Weg der Fastentherapie einzuschlagen, obwohl bisher Erfahrungen mit dem Fasten bei dieser Erkrankung nicht mitgeteilt worden sind.

Nach zwei überleitenden Tagen mit vegetarischer Kost bzw. Reis und Obst, führten wir die Patientin in typischer Weise mit der Darmreinigung durch 30 g Glaubersalz in das Fasten nach *Buchinger* hinein. Wegen der Magenempfindlichkeit gaben wir ihr anstelle der Obstsäfte abends Reis- bzw. Haferschleim, morgens und mittags wie gewohnt Kräutertee, mittags die gewürzte Gemüsebrühe und ansonsten Mineralwässer nach Bedarf. Die Darmreinigung erfolgte durch Einläufe bzw. zwei Kaffeelöffel Bittersalz in zwei- bis dreitägigen Abständen.

An physikalischen Maßnahmen bekam Frau D. Rückenmassagen mit Heusackauflagen zweimal wöchentlich, Stangerbäder zweimal wöchentlich und Sauna einmal wöchentlich. Darüber hinaus wurden zwei- bis dreimal wöchentlich aktive und passive Dehnungs- und Bewegungsübungen sowie isometrische Übungen durchgeführt und täglich Eispackungen an die betroffenen Gelenke verabfolgt.

Nach Bedarf wurde die Segmentbehandlung, meist mit Plenosol® in steigender Dosierung angewandt und homöopathische Mittel wie Apis D6, Rhus tox. D6, Dulcamara D2 und Bryonia D2 der Symptomatik entsprechend eingesetzt, zweimal auch kleine Dosen von ACTH (8 E und 12 E).

Trotz kritischer Schmerz- und Entzündungsreaktionen, speziell am dritten, zehnten und 26. Fastentag, verlängerten wir das Fasten bis zum 40. Tag, um die erwünschte generelle Umstimmung zu erreichen. Was sonst meist gelingt, trat diesmal nicht ein. Auch am 40. Fastentag und den nachfolgenden vier Aufbautagen hatte die Patientin noch Schmerzen, vor allen Dingen nachts, am ganzen Rücken und ausstrahlend in den 10. bis 12. Interkostalraum, links mehr als rechts. Wegen einer lebensbedrohlichen Erkrankung der Mutter mußte die Patientin die diätetische Nachfastenzeit stark abkürzen (*Abb. 65*).

Das lange Fasten war ansonsten von der Patientin – in der zweiten Hälfte unter Zugabe von zweimal 1/8 l Buttermilch täglich – gut vertragen worden. Um so größer war die beiderseitige Enttäuschung, daß insgesamt nur eine mäßige Linderung der Schmerzen und Besserung der Beweglichkeit erreicht werden konnte. Die Psoriasisherde waren etwas blasser, aber sonst unverändert geblieben.

Die Patientin wurde auf eine laktovegetarische Kost eingestellt und in hausärztliche Betreuung entlassen.

Am 15. 10. 84 meldete sich die Patientin am Telefon und berichtete folgendes: Ungefähr vier bis fünf Wochen nach dem Fasten hätten die Gelenk- und Rückenschmerzen noch angehalten, dann seien sie ziemlich schnell und so gut wie völlig verschwunden.

Abb. 65   49jährige Patientin, Polyarthritis psoriatica

Trotz großer familiärer Belastung (Pflege der kranken Mutter) und halbtäglich beruflichem Einsatz fühle sie sich sehr wohl und beschwerdefrei und wolle ihrer Freude darüber telefonisch Ausdruck verleihen. Der Hausarzt habe sich gewundert, daß sie, im Gegensatz zu früher, gar nicht zu ihm in die Sprechstunde kommen müsse und die ganze Familie sei glücklich über die Besserung ihres Leidens.

Auch wenn dies bisher der erste und einzige Fall einer solchen Erkrankung in meiner bisherigen Fastenpraxis war, ermutigt das günstige Resultat zur weiteren Empfehlung. Der Eintritt der Besserung vier bis sechs Wochen nach einem Fasten ist nichts Ungewöhnliches und ist auch bei anderen Krankheitsbildern zu beobachten.

Polytendomyopathie

In zunehmendem Maße begegnet man bei älteren Menschen polytopen Schmerzsyndromen an den Weichteilen des Bewegungsapparates, die je nach ihrer Lokalisation als Zervikalsyndrome, Dorsalgien, Lumbalgien, Periarthritiden, Insertionstendinosen und Arthralgien differenzierbar

sind. Sie lassen sich durch umschriebene Druckempfindlichkeit gut lokalisieren und finden sich bevorzugt an den periostalen Insertionen und den bindegewebigen Scheiden der Arm- und Beinmuskulatur, ebenso entlang der ganzen Wirbelsäule und dem Beckenkamm.

Auslösende Ursachen sind Fehl- und Überbelastung bei Sport und Arbeit, Verletzungsfolgen nach Unfällen und Operationen, Stoffwechseleinflüsse (Hyperurikämie, Kalzinose, Diabetes mellitus, Hyperlipidämie), Durchblutungsstörungen (Unterkühlung, Gefäßveränderung) und nicht zuletzt psychische Faktoren (*Tab. 20*).

So wird dieses Krankheitssyndrom geradezu zum Abbild leib-seelischer Verkrampfung, Verschlackung und zuletzt Verschleiß (*41, 42, 145*).

Auch hier wird der freiwillige Nahrungsverzicht im Abstand vom alltäglichen Dysstreß zur Grundlage der Therapie. Zusammen mit Wärmeanwendungen, Massagen, Dehn- und Entspannungsübungen, aber auch der Selbstbesinnung und geistigen Neuorientierung wirkt das Fasten hier geradezu kausal. Auch hier muß lange genug gefastet werden. Beim folgenden Beispiel ist eine Beinverkürzung mit Fehlhaltung und -belastung als Poliomyelitisfolge gleichzeitig mit permanenter familiärer und seelischer Überforderung die Ursache der Symptomatik.

Verlaufsbeispiel

Frau K. H., 41jährig, mesosom, 166 cm/ 72,2 kg. Die Patientin erkrankte mit einein-halb Jahren an einer Poliomyelitis und behielt eine Hypotrophie mit Beinverkürzung zurück; 26jährig wurde operativ eine Korrektur des Spitzfußes vorgenommen. Seit etwa acht Jahren plötzlich auftretende schmerzhafte Schwellungen an den Unterarmen, Händen, Handgelenken, aber auch Knie-, Fußgelenken und Fußsohlen, die im Verlauf von zwei bis drei Tagen abklingen, aber eine Verfärbung zurücklassen, die sich erst längere Zeit später zurückbildet.

Alle Laboranalysen, zuletzt in der Universitätsklinik in Basel, konnten keinen rheumatischen Prozeß aufdecken. Die Behandlung mit Butazolidin® und anderen Rheumamitteln brachte keine Besserung. Auch die Extraktion herdverdächtiger Zähne blieb ohne Erfolg.

Augenfällig waren die Verkürzung des rechten Beines als Poliofolge und die Narben nach operativer Spitzfußkorrektur. Besonders bemerkenswert waren aber die druckschmerzhaften Sehnenansätze im Bereich der Ellbogen-, Hand-, Knie- und Fußgelenke sowie entlang der Wirbelsäule und an den Schulterblättern.

Laboranalytisch war lediglich die BSG mit 12/29 leicht erhöht, die Rheumafaktoren negativ.

Während des jetzt eingeleiteten Fastens

Tabelle 20 Die Symptomsprache psychorheumatischer Schmerzen nach *295*

Einteilung	Bedeutungsgehalt
1. Psychosomatische Zervikalgie	Emotional erschwerte Be-Haupt-ung, hartnäckiges Gesichtswahren
2. Psychosomatische Dorsalgie	Trauer, Verzweiflung, Mutlosigkeit oder kompensierende aufrechte Zwangshaltung
3. Psychosomatische Lumbalgie	Psychische Überbelastung, Sprunghaftigkeit, Frustration, besonders bei gestörter Sexualität
4. Psychosomatische Brachialgie	Gehemmte Aggression: Wut, Zorn (Symbol: Geballte Faust)
5. Psychosomatische Beinbeschwerden	»Nicht mit beiden Beinen auf der Erde stehen«, »Nicht Fuß fassen können«, »Schwache Knie bekommen«

nach *Buchinger* traten die oben beschriebenen Reaktionen am linken Handrücken, am linken Großzehengrundgelenk, am rechten Kleinzehenballen, am rechten Handrücken sowie am linken Handrücken auf. Am 22. Fastentag kam es zu Reaktionen an einem Stiftzahn oben rechts. Trotz Schweißausbrüchen und Hitzegefühl war kein Temperaturanstieg zu messen. Während des Fastens wurden zusätzlich Vollmassagen, Beinmassagen, wechselwarme Kneippgüsse sowie eine abgestufte Eigenblutbehandlung verabfolgt. Im diätetischen Aufbau kam es nochmals zu einer Reaktion am rechten Ringfinger. Als die Patientin nach einem Jahr wiederkam, berichtete sie, daß diese Reaktion die letzte gewesen war. Sie hatte inzwischen noch gelegentlich leichte Beschwerden in den kleinen Fingergelenken, aber ohne lokale entzündliche Schwellung. Diesmal klagte die Patientin hauptsächlich über Lumbalgien und Dorsalgien und berichtete von einer vermehrten beruflichen und familiären Belastung durch Pflege alter Familienmitglieder. Das Gewicht ist mit 64,5 kg jetzt im Normbereich, die BSG mit 4/14 normal.

In 14 Fastentagen und fünf Nachfastentagen klangen auch diese Beschwerden vollständig ab, wobei Heusackauflagen und Massagen als hilfreich empfunden worden waren. Am Ende der zweiten Fastenwoche kam es zu Reaktionen am linken Kleinfingermittelgelenk und am linken Mittelfingermittelgelenk mit blasser schmerzhafter Schwellung, die rasch wieder abklang. Der Stiftzahn oben rechts war inzwischen extrahiert worden, ohne Herdbefund.

Zusammenfassung: Die Fehlbelastung durch Schwächung und Verkürzung des rechten Beins sowie die seelische Überlastung hatten zum typischen polytopen Beschwerdebild geführt. Dazu kam noch das Erscheinungsbild einer Erythema-nodosum-ähnlichen Vaskulitis, deren Ursache unbekannt blieb. Durch das Fasten wurde in jeder Hinsicht eine eindrucksvolle Besserung erreicht und die Patientin war monatelang beschwerdefrei. Da sich die häuslich-berufliche Belastungssituation nicht geändert hatte, war das Rezidiv mit Dorsalgie, Lumbalgie, Ischialgie verständlich.

Durch regelmäßiges Fasten alle zwei bis drei Jahre ist die Patientin beschwerdefrei geblieben und von Medikamenten unabhängig geworden. Sie fühlt sich – auch beruflich – wieder voll leistungsfähig.

Degenerative Gelenkerkrankungen

Degenerative Gelenkerkrankungen beginnen nicht erst im Alter. Allzuoft setzt ihre Entwicklung schon im dritten Lebensjahrzehnt ein, meist im Zusammenhang mit Traumen und speziell an der Wirbelsäule. Jedoch werden die meist unterschwelligen oder bewegungsabhängigen Beschwerden lange Zeit nicht ernst genommen oder mit Analgetika unterdrückt. Damit wird dem degenerativen Prozeß Vorschub geleistet, denn Analgetika unterdrücken nicht nur die entzündungsfördernden Prostaglandine E, sondern ebenso die Mukopolysaccharidproduktion und damit die Knorpelregeneration.

Bei den meist älteren Menschen, die deshalb zur Behandlung kommen, findet sich eine höchst individuelle Kombination genetischer, konstitutioneller und lebensgeschichtlicher Faktoren, welche die üblichen Alterserscheinungen beschleunigen, verstärken oder beides zugleich (257). Letztlich münden sowohl primäre wie sekundäre Osteo-Arthropathien in denselben Endzustand eburnisierender Gelenkdegeneration ein.

Deshalb hat *Letterer* von einer Gelenkkatabiose gesprochen. Für den therapeutischen Ansatz ist es unerläßlich, diese multifaktorielle Ätiologie individuell soweit wie möglich abzuklären (*42*). Hierbei wirken *Altersvorgänge als Schrittmacher*. An dem Zeitpunkt des Auftretens der Erscheinung lassen sich hormonale Einflüsse erkennen, so bei den Heberdenschen und Bouchardschen Osteophytosen der Fingergelenke, die vorwiegend bei Frauen im Klimakterium mit dem einsetzenden Östrogenabfall auftreten.

Ernährungseinflüsse wie Hyperlipidämie und Diabetes mellitus provozieren nicht nur in erhöhtem Maße Angiopathien, sondern auch Arthropatien. Bei erhöhter Harnsäure ist damit zu rechnen, daß sie sich nicht nur gezielt oligartikulär ablagert, sondern in Phasen erhöhter Serumkonzentration das gesamte Bindegewebe durchseuchen kann. Der Anteil an der Schmerzauslösung ist allerdings schwer zu bestimmen, weil die Serumwerte nicht immer repräsentativ sind (*293*).

Welche Folgen die Besetzung des bindegewebigen Raumes mit Stoffwechselrückständen haben kann, hat *Greiling* am Beispiel der Arthropathia alcaptonurica erläutert und damit eine einleuchtende Theorie über die Pathogenese von Knorpeldegenerationen generell aufgestellt (*100*).

Nicht nur die Homogentisinsäure, sondern auch andere Stoffwechselparameter verschieben den pH-Wert im Blut und damit automatisch auch in der Synovialflüssigkeit nach der sauren Seite (Hyperglykämie, Hypercholesterinämie, Hyperlipidämie, Hyperurikämie, Porphyrie). Damit werden die Enzyme des Gelenkstoffwechsels blokkiert und der Knorpelabbau von innen her in Gang gebracht.

Aber nicht nur Stoffwechselüberlastungen, sondern auch Hypoxidosen jeder Art lösen diesen Selbstauflösungsprozeß und damit die Arthrose aus. Eine solche Hypoxidose wird zum Beispiel durch die anhaltende Überhöhung des axialen Gelenkdrucks durch Übergewicht provoziert. Es ist deshalb nicht verwunderlich, wenn statisch gesehen die tragenden Gelenke häufiger degenerieren. So sind bevorzugt die Kniegelenke, die LWS und nicht viel seltener die Hüften betroffen. Danach folgen Fußgelenke und die Wirbelsäule. Sehr viel seltener degenerieren Schulter- und Ellbogengelenke, Sternoklavikular- und Kiefergelenke.

Jede Arthrose kann durch entzündliche Schübe (immunologisch, rheumatisch, infektiös, fokaltoxisch, traumatisch) aktiviert werden. Dabei greifen die Lysosomen der polymorphkernigen Leukozyten die Außenfläche des Gelenkknorpels an und beschleunigen so den degenerativen Prozeß bis zu dem bereits erwähnten Endstadium der kompletten Katabiose.

Die Wirkung des Fastens bei degenerativen Gelenkerkrankungen

Die Regeneration des Knorpelgewebes hängt von der organspezifischen Hyaluronatproduktion in der Knorpelzelle selbst ab. Dazu ist die Anwesenheit sämtlicher Enzyme des Zitratzyklus (Lactat-Glutamat-Malat-Dehydrogenasen), der Glykolyse (Hexokinase) wie der ATP-Synthese erforderlich. Diese bewerkstelligen die Kollagen- und Proteoglykansynthese und werden von der Synovia und der Knorpelsubstanz selbst produziert. Die Aktivität dieser Enzyme hängt vom pH-Wert der Gelenkflüssigkeit ab. Die Gelenkflüssigkeit selbst ist ein getreues Dialysat des Blutes mit derselben Konzentration an Elektrolyten, Glukose, Cholesterin, Neutralfett. Für ihren pH-Wert entscheidend ist der Gehalt an den sauren Metaboliten, Milchsäure, Fettsäure, Harnsäure, Aldehyde, Oxalsäure und Ketonen. Mit dem Absinken des Synovial-pH-Werts in den sauren Bereich wird die Fermentaktivität der Knorpelsynthese zunehmend gehemmt. Die übersäuerte Stoffwechselsituation wird also zum erstrangigen pathogenetischen Faktor der Knorpeldegeneration.

Das Fasten greift auch in diesen Prozeß durch die Umschaltung auf innere Ernährung und Verdauung in spezifischer Weise ein.

Die mit der Flüssigkeitsabgabe der ersten drei bis vier Fastentage verbundene Entquellung führt sofort zu einer entsprechenden hydrostatischen Entlastung der ganzen unteren Körperhälfte, besonders der dazugehörigen Venen, Lymphbahnen und tragenden Gelenke. Gerade diese Gelenke sind bei vorliegender Arthrose immer venös-lymphatisch gestaut. Die intervertebralen Venen der LWS sind bis auf 4 mm und mehr erweitert (*145*). Auch an den Kniegelenken treten besonders im medialen Gelenkbereich und in der Kniekehle solche Venen- und Lymphstauungen häufig sehr deutlich in Erscheinung, während sie an den Hüftgelenken weniger gut erkennbar sind. Dagegen zeigt der arterielle Anteil der Gefäßversorgung periartikulär eher obliterierende Tendenz.

Die Verschiebung der allgemeinen Stoffwechsellage in den ersten 14 Fastentagen nach der sauren Seite hin kann die kurzdauernden Schmerzkrisen dieser Phase mit erklären. Trotzdem kann schon jetzt auf Analgetika und Antirheumatika verzichtet werden. Auch auf Gelenkergüsse wirkt sich diese Verringerung des extravasal-extrazellulären Flüssigkeitsvolumens günstig aus. Meist resorbieren sie sich im Verlauf von drei Fastenwochen. Ist aber die Viskosität des Ergusses schon sehr hochgradig, so ist in seltenen Fällen die Entlastungspunktion erforderlich.

Erst in der dritten und den weiteren Fastenwochen wirkt sich die Befreiung des Blutes von sauren Metaboliten und Stoffwechselschlacken auf den internen Gelenkstoffwechsel besonders günstig aus. Dies entspricht auch den Erfahrungen, die bei den rheumatischen Gelenkerkrankungen ge-

macht wurden (s. S. 152). Im Gegensatz zu den Rheumatikern sind die Arthrotiker meist übergewichtig, so daß von der dritten Woche ab auch die Gewichtsreduzierung durch statische Entlastung die Diffusionsvorgänge und damit die Sauerstoffversorgung und Ernährung des Knorpels verbessert. Der Patient registriert eine bessere Beweglichkeit, Verlängerung der Gehstrecke und geringe Schmerzhaftigkeit auch beim Gehen auf der Treppe.

In den nichttragenden Gelenken der Arme, Schultern, Schlüsselbeine und oberen BWS und HWS wird meist erst jetzt etwas von der schmerzbefreienden Fastenwirkung spürbar. Die begleitende Verkrampfung der periartikulären Muskelzüge ist ebenso wie die entzündlichen Reizzustände der periostalen Sehnenansätze nur langsam auflösbar. Lösende Massagen, Wärmeanwendungen, entspannende Bäder und Unterwassermassagen, lockernde Dehnübungen und Schräglagen sind deshalb unentbehrliche Hilfsmaßnahmen. Zur Verbesserung der Mikrozirkulation empfehlen sich außerdem hyperämisierende Maßnahmen (Elektrotherapie, Rubefacientia); Anwendung von Heparinsalben und Anlegen von Blutegeln sind durch Verbesserung der Fließeigenschaften wertvolle Mithilfen (s. S. 75ff).

Als Tiefenwirkung des Fastens ist die Feinarbeit innerer Verdauung an der Synovia, den Gelenkkapseln und den Kapillarmembranen meist erst in der vierten Fastenwoche zu erwarten. Wieweit sie dem einzelnen Patienten zugemutet werden kann, muß der richtigen Beurteilung überlassen bleiben. Variationen der Fastengetränke eröffnen hier weitere Möglichkeiten, wie sie bei den Rheumatikern schon besprochen wurden. Eine vermehrte Hydroxiprolinausscheidung der länger Fastenden dokumentiert die Aktivierung der Stoffwechselvorgänge und Aufräumungsarbeiten in diesem Bereich (*145*). Allergische, rheumatische, fokaltoxische Einflüsse bestimmen den Fastenverlauf mit und können jederzeit kritische Reaktionen auslösen. Deshalb ist generell dem stationären Fasten der Vorzug zu geben. Im Hinblick auf die Chronizität des Leidens und das hohe Durchschnittsalter der Patienten sind die Fastenerfolge als bemerkenswert gut zu bezeichnen, zumal wir damit von der belastenden Arzneimittelbehandlung weitgehend wegkommen.

Der Dauererfolg steht und fällt mit der Erhaltung bzw. Erreichung eines Normalgewichtes unter optimaler Ernährung sowie der eventuell notwendigen Entwöhnung von Genußgiften (298). Gerade dem durch Arthrosen belasteten Personenkreis wird es durch seine Behinderung schwer gemacht, durch körperliche Aktivität Gewicht abzunehmen. Am ehesten gelingt dies noch durch Schwimmen und Radfahren oder auch isometrische Übungen. Hauptsache bleibt die Beschränkung der Nahrungszufuhr. Wer aber existiert schon freiwillig und langdauernd an der Grundumsatzgrenze? Den meisten fällt es viel leichter, ein- oder zweimal im Jahr zu fasten, um die notwendige Entlastung herbeizuführen, als sich fortwährend einzuschränken. Auf diese Weise läßt sich die verbliebene Restbeweglichkeit und damit auch Selbständigkeit noch recht lange erhalten, und z. B. die Implantation einer Prothese dagegen hinausschieben.

Prämorbide Erschöpfungszustände und Funktionsstörungen

Während sich die eigentlichen »Risikopatienten« trotz Übergewicht, Hypertonie, Hyperlipidämie, Hyperglykämie und Hyperurikämie verhältnismäßig lange unbeeinträchtigt, leistungsfähig und »symptomarm« fühlen, ist es bei den »Erschöpften« und »vegetativ Dystonen« gerade umgekehrt! Gewicht, EKG und die üblichen Laborbefunde sind bei ihnen geradezu ideal, doch ihre Klagen scheinen endlos und unerschöpflich.

Während erstere meist zu den sthenischen Athleto-Pyknikern zu rechnen sind, gehören letztere überwiegend zu den asthenischen Meso- bzw. Leptosomen nach *Kretschmer* (*166*). Ihre vitalen Reserven erscheinen offensichtlich geringer und erklären z. T. ihre psychisch-existentielle Problematik, die sie oft schon von Jugend an begleitet.

Sie lauern geradezu darauf, daß man ihnen einen »zu niedrigen Blutdruck« oder »zuwenig Kalzium, Magnesium oder Eisen im Blut« bescheinigt, um ihnen ihr Leiden plausibel zu machen. Solche, auch »kleinen« Befunde mögen sicher eine gewisse Rolle spielen. Doch auf die zumeist dahinter stehende Konfliktsituation kommen sie – wie übrigens die meisten Patienten – nur ungern zu sprechen. Ihnen erscheinen ihre konstitutionellen Indispositionen sich mit den vielschichtigen Lebensproblemen zu einem unentwirrbaren Knäuel zu verwickeln, über den man besser schweigt.

Um keinen Preis wollen sie als »Neurotiker« oder gar »Drückeberger« abgestempelt werden, denn diese Patienten fühlen sich krank. Und zu einer Krankheit gehört auch der »beweisende« Körperbefund. Dieses Dilemma erschwert oft den Zugang zu der zugrunde liegenden Problematik (*154, 258, 291*).

Erst wenn mit dem Vertrauen zum Therapeuten, dann zu sich selbst und zum eigenen Körper das leib-seelische Gleichgewicht wieder hergestellt ist, kann mit der Einübung des Fastens und mit der Körperschulung begonnen werden. Vorher aber muß der »Gespannt-Erschöpfte« erst einmal zur Ruhe gebracht werden. Das geschieht durch verstehende Gesprächsführung, durch lösende Körperhaltungen

(*Gindler, Scharschuch, Feldenkrais*), durch die beruhigende Autosuggestion beim Autogenen Training bei knapper Vollwerternährung mit zusätzlicher Abdeckung des überdurchschnittlichen Vitaminbedarfs dieser Menschen – besonders an den Vitaminen B_1, C, E und F und dem Mineral Magnesium. Das gelingt einmal nach fünf oder acht Tagen, ein andermal erst nach vier Wochen oder noch später (*88*). Hier müssen Arzt wie Patient geduldig warten können, bis mit der Entkrampfung leiblich wie seelisch die »Fastenreife« erreicht worden ist. Dann erst kann das richtig dosierte Fasten zur Harmonisierung der gestörten Grundfunktionen wie zum vertieften Selbstverständnis führen. Ist damit auch die Befreiung von so vielen bisher lästigen Symptomen – angefangen von Kopfschmerzen über Schlafstörungen bis hin zu Stuhlverstopfung – verbunden, so wird das Fasten zum »großen Erlebnis«. Der verkrampfte Leib-Seelen-Knäuel ist entwirrt, die Wende vollzogen zur besseren Einsicht, besserer Lebensführung und Problembewältigung und damit auch zu besserer Befindlichkeit.

Fasten und Alter

Der steile Anstieg der Lebenserwartung bei gleichzeitigem Geburtenrückgang hat zu einer erheblichen prozentualen Zunahme älterer Menschen über 60 Jahre in der Bundesrepublik geführt, von ca. 8 % im Jahr 1900 auf ca. 16 % im Jahr 1990 (*149, 283*). Dadurch werden die Probleme des Alterns und der Alterskrankheiten für Arzt, Patient und Gesellschaft immer aktueller. Über die möglichen Ursachen des Alterns haben sich die Gelehrten aller Zeiten den Kopf zerbrochen und darüber eine Vielzahl von mehr oder weniger gut begründeten Theorien entwickelt. Gute Übersichten über die Literaturfülle finden sich bei *Bürger* (*34*), *Theiner* (*283*) und derzeit in den »Sandoz Lectures in Gerontology« (*149*).
Eben erst wurde die Vorstellung von *Hayflick*, daß der genetische Code in der Zelle die Anzahl der Zellteilung auf ca. 50 begrenze (Hayflick Limit) von *Donner-Rencklas* hypophysärer Hormonuhr mit dem Decreasing Oxygen Consumption Hormon (Todeshormon) abgelöst, so hört man von den »Sandoz Lectures in Gerontology 88« interessante neue Gesichtspunkte. Danach entscheidet der Zustand der *Zellmatrix* in Abhängigkeit von Umweltfaktoren – speziell der *Ernährung* – als »Mikromilieu-Faktor« über Regenerationsfähigkeit und Lebensdauer der Zelle. Gelingt es nämlich nicht, den »Zellmüll« – also angedaute, denaturierte Zellenzyme im »Output« rechtzeitig zu eliminieren, wird die Zelle auf zweierlei Weise in Mitleidenschaft gezogen. Entweder kommt es zur Verlangsamung der Zellerneuerung und damit der Verminderung der Regenerationsfähigkeit, angefangen von Wundheilungsstörungen bis hin zur völligen Immuninkompetenz (»Homöostenose«). Oder aber es schießen die proliferativen Vorgänge über mit der Folge arteriosklerotischer Gefäßveränderungen oder karzinomatöser Entartung. Werden die nicht proliferierenden Zellen – z. B. im Gehirn – von dieser »Zellmüll-Degeneration« betroffen, so entwickelt sich daraus der Morbus Alzheimer. Mit anderen Worten, nicht nur die Gewebs-, auch die Zellverschlackung ist die Wurzel allen Übels! So überrascht es uns nicht, daß die Gerontologen um *Roy Walford* aus Texas bei Versuchen mit Nagetieren durch »akalorisches Fasten« (nur kalorienfreie Flüssigkeit) den biologischen Alterungsprozeß erheblich, d. h.

um bis zu 70% verlangsamen konnten (*292*). Sicher kann man die mit Tieren gemachten Erfahrungen nicht ohne weiteres auf den Menschen übertragen. Das gilt bekanntlich speziell für die medikamentösen Tierversuche, da jede Spezies ihren eigenen biochemischen Entgiftungsmodus besitzt. Sehr viel besser lassen sich die Wirkungen natürlichen Verhaltens – wie z. B. des Fastens – bei Tier und Mensch miteinander vergleichen. Wenn es bei Tieren möglich ist, mit der Entschlackung durch Fasten bis in die einzelne Zelle hinein das Leben zu verlängern, warum dann nicht beim Menschen?

Diese Untersuchungsergebnisse ergänzen unser bisheriges Wissen über die Gewebsreinigung und Entschlackung durch Fasten aufs beste (s. S. 25), Abschnitt Regeneration) und bestätigen die generelle Erfahrung der Fastenärzte über die tiefgreifende erneuernde und »verjüngende« Wirkung des Fastens (*82, 84, 205*).

Dabei geht es nicht nur um die zeitliche Verlängerung, sondern ebenso sehr um die qualitative Verbesserung des Lebens, körperlich wie seelisch-geistig gesehen.

Daß wir mit vernünftiger Lebensweise, Vollwerternährung und regelmäßigem Fasten nicht erst beginnen sollten, wenn wir krank, alt und gebrechlich geworden sind, ist inzwischen hinlänglich bekannt gemacht worden. Dennoch gelingt es immer noch nur wenigen, sich strikt an diese Regeln zu halten.

Wie in den vorausgehenden Kapiteln gezeigt wurde, kann das Fasten in vielen Krankheitsfällen Hilfe und Heilung bringen. Dasselbe gilt auch für ältere Menschen (*82*)! Doch muß bei ihnen, den vorbestehenden organischen Veränderungen und Leistungsminderungen entsprechend, besonders Rechnung getragen werden. Viele von ihnen haben nicht nur eine, sondern mehrere Krankheiten zugleich. Es liegt also eine Multimorbidität vor, die mit den Jahren in typischer Weise zunimmt (*168, 169*).

Dementsprechend bekommen sie von ihren behandelnden Haus- bzw. Fachärzten Medikamente verordnet, oft ohne daß der eine von der Therapie des anderen weiß. Dazu kommen häufig noch Arzneimittel vom Heilpraktiker und Vitamin- und Vitalstoffpräparate (*84*). Mit der Anzahl der Jahre nimmt die Medikation zu, wird zur Übermedikation. Darin kommt auch die zunehmende Passivität im Verhalten zum Ausdruck, die Hilfe nur von außen erwartet und die Initiative anderen überläßt. Alles in allem: der Mensch wird heutzutage zwar älter, aber gleichzeitig auch anfälliger und kränker und in seiner Lebensqualität oft erheblich beeinträchtigt.

Auch im Alter ist das Fasten bei richtiger Anwendung möglich und hilfreich. Die bisher besprochenen Kriterien der Indikationen sowie der Gegenanzeigen des Fastens gelten auch für den alten Menschen. In der Gesamtbeurteilung für den Einstieg, die Intensität und die Dauer des Fastens muß im Einzelfall die verbliebene »Vitalität« berücksichtigt werden.

Das »biologische Alter« hat Vorrang vor dem Kalenderalter. Das heißt, daß sich individuell auch für den 50- oder 60jährigen das Fasten bereits verbieten kann, während es für einen 70- oder 80jährigen noch möglich ist. Über 80jährigen wird man immer seltener zum Fasten raten können. Im Zweifelsfall sollte man einer angemessenen Vollwertdiät als Basistherapie den Vorrang geben, z. B. auch schon bei geringfügigen Hinweisen auf eine zerebrovaskuläre Insuffizienz oder gar eine Dementia senilis.

Wenn wir schon bei Patienten jüngeren und mittleren Alters das Heilfasten nach *Buchinger* vorziehen, so kommt selbstverständlich ein Null-Kalorien-Fasten bei alten Menschen überhaupt nicht in Frage. Meistens benötigen sie zusätzlich ein eiweißhaltiges Getränk in Form von Buttermilch, je nach individuellem Bedarf bis zu viermal 1/4 l täglich und die Mischung von Karottensaft 1/8 l mit einem Eßlöffel Sonnenblumenöl ein- bis zweimal täglich. Damit verabfolgen wir ca. 600 kcal täglich und kommen in den Übergangsbereich zur unterkalorischen Vollwerternährung, sei es in flüssiger Form oder überwiegend als Rohkost. Entscheidend ist hierbei das reichliche und natürliche Vitamin- und Mineralangebot bei sparsamer Kalorienzahl (s. S. 69, *Tab. 8* und Abschnitt Vitamine).

Diese Form kann bei guter Verträglichkeit sowohl als stufenweiser Einstieg in, als auch Ausstieg aus dem Fasten eingesetzt werden. Die so eingebettete Fastenzeit beträgt zwischen sieben und 14 Tagen. Generell lautet meine Empfehlung für die Fastenzeit, weg von zu Hause, von der Arbeit, vom gewohnten Milieu in die »Klausur« zu gehen an einen stillen Ort unter fachkundiger Leitung und Pflege, und das gilt besonders für ältere Menschen.

Auch die physikalische, gymnastische und entspannende Begleittherapie wird altersgemäß eingesetzt und dosiert. Bei diesem Vorgehen können Medikamente in erheblichem Umfang eingespart und bei Fortführung der empfohlenen Ernährung und Lebensführung auf Dauer reduziert werden. Mit Sicherheit läßt sich so die Qualität des letzten Lebensabschnitts verbessern und wahrscheinlich auch – in Analogie zu Tierversuchen (*292*) – die Lebenserwartung weiter erhöhen.

Akut fieberhafte Erkrankungen

Zumeist sind diese die Folge von Infektionen, danach folgen ursächlich Intoxikationen und Allergien. Bei allen stehen die Symptome Appetitlosigkeit, Durchfall, Fieber, Durst und Schmerz im Vordergrund. Damit signalisiert der Organismus, daß er zur Energieeinsparung die Verdauungsarbeit einstellt und die Ausscheidung und Entgiftung über den Darm beschleunigt. Normale oder übermäßige Nahrungszufuhr würde ihn in dieser Situation nur belasten. Das Durstgefühl steigert die Flüssigkeitsaufnahme, womit das flüssige Volumen konstant gehalten und zur Entgiftung mehr Schweiß und Urin gebildet werden kann.

Flüssigkeitsersatz durch reichliche Zufuhr von Mineralwässern, Kräutertees, Honig und Zitrone, heißen Obstsäften bei gleichzeitiger Darmreinigung durch Kamilleneinläufe – sofern diese nicht aus anderen Gründen, wie akutem Abdomen kontraindiziert sind – stellt die Methode der ersten Wahl dar. Wie lange dieses Fasten dauern soll, hängt vom Einzelfall ab. Oft genügen bei banalen Infekten schon ein bis zwei Tage, meist werden nicht mehr als drei Tage benötigt. Hält der fieberhafte Zustand länger an, muß rasch verfügbare Energie und leicht resorbierbares Eiweiß zugefügt werden. Dazu eignet sich am besten die Buttermilch, die, mit Hagebutten- oder Sanddornsirup versetzt, mit etwa ein bis zwei Liter über den Tag und die Nacht verteilt gereicht werden kann. Bei Behinderung der Flüssigkeitsaufnahme oder bei Erbrechen und Brechreiz müssen zum Ausgleich des Wasser- und Mineralhaushalts Infusionen angelegt werden, denen alle notwendigen Vitamine und Spurenelemente beigefügt werden können.

Sind die Abwehrkräfte erkennbar geschwächt, so müssen diese mit allen zur Verfügung stehenden Mitteln stimuliert (Echinacin-Mistel-Extrakte, Eigenblutbehandlung), notfalls unterstützt (Bakterizide, Sulfonamide, Antibiotika) werden. Wie nach jedem Fasten muß der Übergang zur normalen Ernährung stufenweise und hier der Besonderheit der Erkrankung angepaßt erfolgen.

Suchtverhalten

Menschen, die in einer suchtähnlichen Abhängigkeit von Genußgiften und Medikamenten stehen, zeigen zu ihrem eigenen Verhalten eine ausgesprochen labile und ambivalente Einstellung. Je größer die Abhängigkeit, desto häufiger das raffinierte *Überspielen* oder *Ableugnen* der Abhängigkeit. Solange der Patient selbst nicht von der Notwendigkeit der Entwöhnung zutiefst überzeugt und bereit ist, seine ganze Kraft zum Verzicht einzusetzen, ist deshalb jeder Versuch von vornherein aussichtslos. Wenn eine solche Abhängigkeit besteht, ist es nicht mehr möglich, Konzessionen zu machen in der Form, daß man etwa kleine Mengen Alkohol oder Nikotin gestattet. Hier hilft nur die absolute langfristige Karenz.

Anders ist die Lage beim Durchschnitt der sogenannten mäßigen Trinker. Zwar sind sie nicht sofort existentiell gefährdet, jedoch sind sie auch nicht bereit, diesen Genuß einzuschränken, selbst wenn sie wissen, daß das Übergewicht und die Symptome der Risikofaktoren hauptsächlich damit zusammenhängen. Nicht wenige realisieren gar nicht, daß sie einen schon nicht mehr harmlosen Grad von Abhängigkeit entwickelt haben. Zwar gelingt es bei diesen, noch im Fasten die nötige Distanz zu halten, doch ist die Gefahr, unter den gewohnten häuslichen Umständen rückfällig zu werden, groß. Die systematische Weiterbetreuung in Gruppen, wie etwa den Anonymen Alkoholikern, ist zur Rückfallprophylaxe unerläßlich. Bei schwer Alkoholsüchtigen ist nach meiner Erfahrung auch mit dem Fasten keine Umstimmung mehr möglich.

Eine zunehmende Bedeutung gewinnt der Arzneimittelabusus sowohl mit Stimulanzien wie mit Sedativa. Steht genügend Zeit zur Verfügung, d. h. mindestens vier Wochen, so bieten sich echte Chancen einer dauerhaften Entwöhnung und Umstellung auf unbelastende Medikamente. Im übrigen macht das Fasten an sich schon die Mehrzahl der üblicherweise eingenommenen Medikamente überflüssig. Es wäre nun aber absolut verkehrt, sie alle unbesehen sofort abzusetzen. Viele von ihnen können nur langsam und *stufenweise* abgebaut werden, um unangenehme Nebenwirkungen zu vermeiden.

Reaktive Depression

Seelische Belastungen führen zur Enthemmung des Appetits und damit zum Kummerspeck. Andererseits drückt sich die Unfähigkeit mancher Jugendlicher, ihr Leben zu meistern, in der völligen Nahrungsverweigerung der Anorexia nervosa aus.

Können Störungen der zwischenmenschlichen Beziehungen oder geschäftliche Schwierigkeiten nicht mehr allein psychisch-moralisch bewältigt werden, so ist die Flucht in ein solches Fehlverhalten unausweichlich. Am häufigsten ist die orale Überkompensation durch Überernährung bis hin zur Eßsucht und die Abhängigkeit von Genußgiften (vor allem Alkohol) und Medikamenten (Sedativa, Psychopharmaka, Narkotika, Analgetika). Das Bewußtwerden des eigenen Versagens und die nachfolgende Angst und Scham führen solche Menschen mehr und mehr in eine Isolation, aus der sie allein nicht mehr herauskommen und die leider immer öfter zum Suizid führt.

Wenig bekannt ist dagegen, daß sowohl das Fehlverhalten wie die zugrundeliegenden Verstimmungen durch ein Fasten günstig beeinflußt werden können. Hier entfaltet es die ganze Breite seiner leib-seelischen Wirksamkeit auch dann noch, wenn starke endogen-konstitutionelle Dispositionen mit hereinspielen.

Verlaufsbeispiel
Die 51jährige vorwiegend pyknische Frau G. F. erlebte mit dem Tod ihres Vaters vor 25 Jahren die erste schwere seelische Erschütterung. Unter dieser ausgesprochenen Vaterbindung war auch ihre Ehe nicht voll zur Entfaltung gekommen, obwohl sich beide Partner redlich bemühten. Diese Instabilität führte, zusammen mit geschäftlichen Belastungen, schon vor sechs Jahren zu schweren depressiven Verstimmungen. Dreimal mußte die Patientin in einer psychiatrischen Klinik aufgenommen werden und bekam 14 therapeutische Elektroschocks. Auch danach konnte sie sich, trotz permanenter Psychopharmakotherapie, nur mühsam über Wasser halten, und das Gewicht nahm unaufhaltsam zu. Als im Februar 1982 eine Schenkelhalsfraktur, trotz dreimaliger Operation und Spongiosa-Implantation schlecht heilte, lag die Patientin monatelang im Bett und konnte sich dann nur im Rollstuhl bzw. mühsam auf Gehstützen fortbewegen.
Durch diese Bewegungsbehinderung nahm sie allen diätetischen Bemühungen zum Trotz unaufhörlich weiter zu und kam auch dadurch seelisch völlig aus dem Gleichgewicht. Nächtliche Weinkrämpfe mit Stöhnen und Zucken und Zittern an allen Gliedern traten auf. Sie konnte niemanden mehr sehen, hatte Angst vor Menschen und begann, sich abends regelmäßig mit Wein zu betrinken, alles in allem eine verzweifelte Situation.

Bei der stationären Aufnahmeuntersuchung fielen vor allem die pastöse Verquellung und die mimische Starre auf, hinter der sich die Patientin wie hinter einer dicken Mauer ängstlich zu verbergen suchte. Einleitend bekam die Patientin in der ersten Woche eine 800-kcal-Diät, wobei die Psychopharmaka Limbatril®, Metrotonin®, Deanol, Adumbran® systematisch abgebaut und durch Mineralsubstitution, Pflanzenextrakte und abends L-Tryptophan ersetzt wurden. Danach gelang der Einstieg in das Buchinger-Fasten, das 42 Tage lang mühelos durchgehalten wurde. Gleichzeitig bekam die Patientin täglich Unterricht in Einzelgymnastik, abwechselnd Lymphdrainagen, Bürstenbäder und Fußmassagen. Die Patientin, die zuerst nicht mehr in der Lage war, sich selber zu pflegen, wurde so wieder übungsfähig und machte im Gehen auch ohne Gehstützen erstaunliche Fortschritte. Das Grimassieren, die Weinkrämpfe und das zwanghafte Kauen verloren sich vollständig, so daß auch die Reparatur der Gebißschäden vorgenommen werden konnte.
Besonders eindrucksvoll waren zuletzt der entspannte Gesichtsausdruck und die gelöste Haltung. Die Patientin war wieder kontaktfähig geworden und unternahm in neugewonnener Aktivität und Zuversicht auch längere Spaziergänge ohne Gehstützen, denn auch die Schmerzen an der rechten Hüfte hatten sich durch die Gewichtsabnahme von 12 kg erheblich gebessert. In dem diszipliniert durchgehaltenen Nachfasten bei ca. 1 000 kcal täglich konnte sie das erreichte Gewicht halten und war zuletzt fest entschlossen, ihre Berufstätigkeit, die sie jahrelang nicht mehr hatte durchführen können, wieder aufzunehmen.

Multiple Sklerose

Den Anregungen von *Kousmine* (*163*) folgend, haben wir in den letzten fünf Jahren bei chronisch Kranken das Buchinger-Fasten durch Zugabe von reichlich Vitaminen (A, C, B-Komplex, E, F), Aminosäuren (Cystein), Mineralen (Kalium, Magnesium) und zweimal 1/8 bis 1/4 l Buttermilch täglich ergänzt (ca. 400–600 kcal täglich). In zunehmendem Maße haben nicht nur Patienten mit chronischer Polyarthritis, sondern immer häufiger auch Multiple-Skle-

rose-Patienten diese Behandlung als sehr hilfreich empfunden und eine Besserung des Befindens, der Beweglichkeit und der Leistungsfähigkeit mit teilweiser Rückbildung neurologischer Symptome erlebt. Über die Dauer der Erfolge kann noch keine Aussage gemacht werden. Auch bei diesen Patienten wurde die Umstellung auf eine vollwertige laktovegetabile Kost durchgeführt und zur Weiterführung dringend empfohlen.

Abb. 66   62jähriger Patient, vorbeugendes Fasten

Vorbeugendes Fasten

Wer hat schon eine solch eiserne Konstitution, ein solch fehlerfreies Verhalten und solch unbelastende Lebensbedingungen, daß nicht im Laufe von Jahren sich Funktionsstörungen, Verschleißerscheinungen, Ablagerungen und gar Organveränderungen einstellen könnten? Langsam und unmerklich entwickeln sie sich, noch ohne merkbare Symptome zu machen.

Vorbeugend, im strengen Sinn des Wortes, kann man ein Fasten dann nennen, wenn eben noch keine Krankheitssymptome aufgetreten sind, wenn Kreislaufverhalten und Labordaten noch keine Risikofaktoren erkennen lassen. Das sind nach neuesten statistischen Untersuchungen weniger als 20 % der erwachsenen Bevölkerung. Diese freiwillige Nahrungsenthaltung ist dann wie

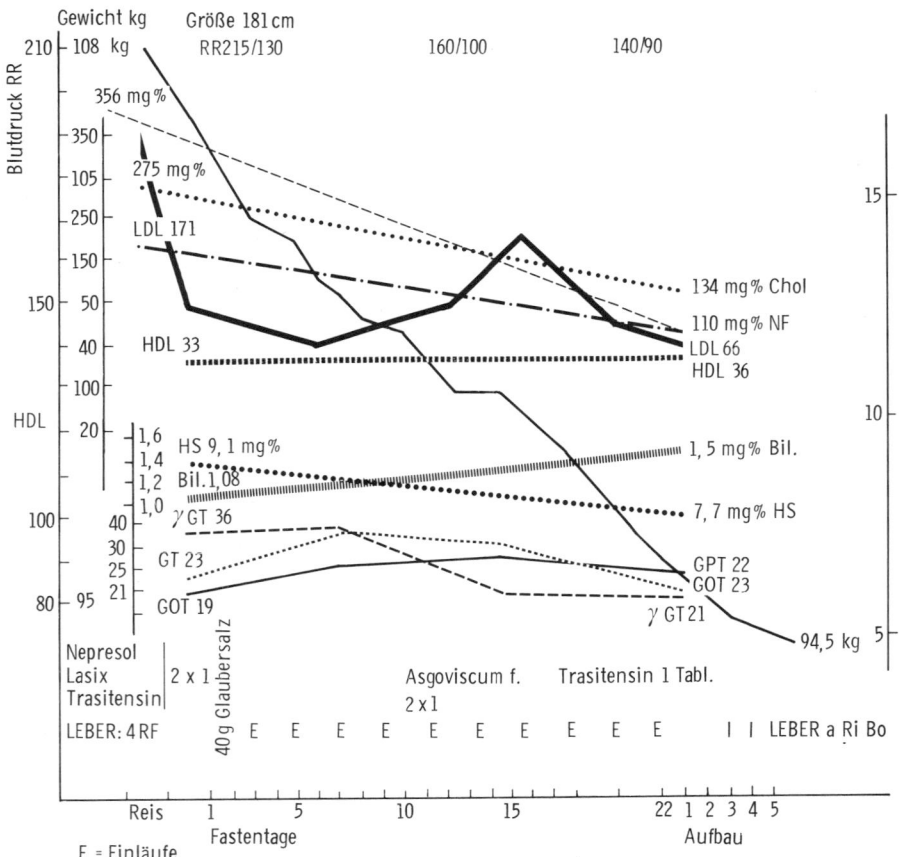

Abb. 67 62jähriger Patient, Hypertonie, Adipositas, Hyperlipidämie, Hyperurikämie, Hypertonie; mit einem 22tägigen Fasten ist es gelungen, alle vorliegenden Risikofaktoren zu normalisieren. Auch eine nur befristete Besserung von Hypertonie, Hyperlipidämie, Hypercholesterinämie, Hyperurikämie, einer Fettleber, eines Diabetes mellitus Typ II, der Übergewichtigkeit und Plethora ist immer noch lebensgeschichtlich gesehen viel günstiger als der permanente Risikozustand

Abb. 68 60jähriger Patient, essentielle Hypertonie, Hyperlipidämie, Hypercholesterinämie, nutritiv toxische Hepatose bei Adipositas. Trotz aller Anstrengung ist nach einem halben Jahr das Gewicht wieder auf etwa der alten Höhe (viele internationale Geschäftsreisen). Das regelmäßige Fasten ist trotzdem sinnvoll. Es bringt unmittelbare Entlastung, Minderung der Risikofaktoren und längere Arbeitsfähigkeit

ein Urlaub für die mit der Arbeit alltäglicher Grundfunktionen beschäftigten Organe. In diesem Fall bewirkt die Umschaltung auf innere Ernährung und Verdauung eine intensivere Erneuerung und Regeneration des gesamten Systems. Eine solche optimale Selbstreinigung aller Organe und Ökonomisierung aller Stoffwechsel- und Kreislauffunktionen wird von einem eindrucksvollen Erlebnis tiefgreifender Erholung, Stärkung und Lebensfreude begleitet (*Abb. 66*). Die Annahme ist wohl begründet, daß ein regelmäßig sich wiederholendes Fasten alle ein bis zwei Jahre die Lebenserwartung erhöhen kann (*184, 272, 276*).

Otto Buchinger sen. selbst hat regelmäßig alle ein bis zwei Jahre gefastet, in seinem letzten Lebensabschnitt jedes Vierteljahr eine Woche lang. Damit ist er, trotz seiner ungünstigen konstitutionellen Disposition, die er in seiner Autobiographie beschrieben hat, 89 Jahre alt geworden. Mit dieser Selbsterfahrung hatte er das Ergebnis amerikanischer Altersforscher, das jüngst veröffentlicht wurde, vorweggenommen. *Ray Walford* (*292*) aus Los Angeles und *N. Shock* (*276*) aus Baltimore fanden unabhängig voneinander eine Lebensverlängerung ihrer Labormäuse durch einge-

schränkte Nahrungsaufnahme bzw. regelmäßige Karenzpausen.

Offenbar handelt es sich dabei um ein allgemeingültiges biologisches Prinzip. Dies ist natürlich nicht zu verwechseln mit Unterversorgung und Mangelernährung. Im Gegenteil, die im Fasten zugeführten Getränke sollten so hochwertig und vital wie möglich sein.

Sicher ist andererseits, daß langfristige Über- und Fehlernährung, vor allem in Kombination mit Genußgiften, das Leben verkürzen. Solange es noch nicht zu irreversiblen Organschäden gekommen ist, läßt sich auch eine solche Voralterung noch durch richtig angewandtes Fasten graduell rückgängig machen. Dazu gehört aber auch die Umstellung der Lebensweise nach dem Fasten, womit die pathogenen Störfaktoren abgebaut werden. Sonst ist der Rückfall schon vorprogrammiert. Es kann nicht der tiefere Sinn einer angestrebten Lebensverlängerung sein, steinalt und dabei immer kränker zu werden. Das Ziel kann nur sein, die gewonnene Lebenszeit in Gesundheit und Lebensfreude für menschliche Reifung und geistige Entwicklung zu nutzen.

Es liegt an uns, die Eßgewohnheiten sinnvoll umzustellen, ein Minimum an sportlich-gymnastischem Konditionstraining im

Tagesverlauf unterzubringen und noch Zeit für Selbstbesinnung und Entspannung zu finden. Nur so haben wir echte Chancen, die Früchte unserer Lebensarbeit in ein durch Wohlbefinden und erfüllte Reife gesegnetes Alter einzubringen.

Aber auch noch bei manifesten Risikofaktoren kann regelmäßiges Fasten im erweiterten Sinn vorbeugend sein und den Ausbruch schwerer Erkrankungen verhindern bzw. hinausschieben. Ein Musterbeispiel ist der in *Abbildung 67* beschriebene Patient.

Viel schwieriger als der Normalisierungsprozeß im Fasten ist für die meisten Patienten, im Alltag den Versuchungen der guten Küche und der Genußgifte zu widerstehen. Nicht wenige planen deshalb schon das ein- bis zweimalige jährliche Fasten im voraus, um ihr Fehlverhalten zu korrigieren (*Abb. 68*).

Das ist immer noch besser, als sich seinem eigenen Fehlverhalten uneinsichtig, kritik- und hoffnungslos auszuliefern. Hier wird das Fasten zu einer lebensnotwendigen Atempause für Leib und Seele, zu der uns die innere Stimme der höheren Einsicht immer wieder trägt.

IV. Gegenindikationen

Der Indikationsbereich muß um so enger begrenzt werden, je härter das Fasten durchgeführt wird. Bei reinem Null-Kalorien-Tee- bzw. Wasserfasten sind die Grenzen der Anpassungsfähigkeit des Organismus rascher erreicht als beim Buchinger-Fasten mit ca. 250 kcal täglich. Mit Zugabe von Buttermilch in steigender Dosierung bis zu 1 l täglich kann die Fastenindikation auf verschiedene Stadien progredienter bzw. aggressiver Hepatopathien ausgedehnt werden. Durch Zugabe kleiner Mengen von Haferschleimsuppen und Magermilch zwei- bis dreimal 1/8 l täglich können auch Patienten mit Ulcus ventriculi oder Ulcus duodeni und Gastritis vom Fasten profitieren.

Mängel an Vitaminen und Vitalstoffen stellen keine Gegenindikation mehr dar, vorausgesetzt, daß man nicht nur mit null Kalorien fastet und die fehlenden Vitamine, Minerale und Vitalstoffe ergänzt. So können die Mängel sogar schneller behoben werden als unter einer Vollernährung.

Alle katabolen Krankheitsprozesse, deren der Körper nicht mehr Herr zu werden vermag, fallen verständlicherweise unter die Gegenindikationen des Fastens (*Tab. 21*).

Fasten verlangt vom Patienten ein Mindestmaß an Einsicht in die biologischen Zusammenhänge und die seelische Bereitschaft und Kraft zum Verzicht; sonst wird das Fasten als »Strafe« empfunden und zum ziel- und heillosen Hungern. Diese Einsicht und Bereitschaft kann nicht von jedermann vorausgesetzt werden, wie etwa von manchen kindlich-jugendlich Unreifen, von Debilen und Dementen.

Bei ausgesprochen hysterischen, hypochondrischen und bulirektischen Verhaltensstörungen ist besondere Vorsicht am Platz. Meistens werden solche Patienten schon von sich aus das Fasten ablehnen und

Tabelle 21 Gegenindikationen des Fastens.

Irreversibel katabole Krankheitsprozesse
- aktiv-progressive Tuberkulose,
- Hyperthyreose – Thyreotoxikose,
- expansiv konsumierende Malignome.

Zerebrovaskuläre Insuffizienz
- hohes und höchstes Alter,
- degenerative Hirnerkrankungen,
- fortgeschrittene Gefäßerkrankungen,
- bei Unfallfolgen.

Progredient indurierende Hepatopathien

Infektiöse Kardiomyopathie

Schizoide und paranoide Psychosen

Anorexia nervosa, Bulirexia nervosa

Fehlendes Verständnis, Unfähigkeit zum Verzicht (z. B. Kinder)

Dystrophie nach Fehl- und Mangelernährung

sich bei psychologischer Verhaltensschulung eher zu einer angemessenen Diätform bereitfinden.

Manisch-depressive Zustände schließen das Fasten nicht aus (*40, 77*), erlauben es aber nur unter den dafür notwendigen stationären Bedingungen und intensiver pflegerischer Betreuung. Ähnlich verhält es sich mit dem epileptischen Formenkreis; dann sind auch dabei erstaunlich günstige Fastenwirkungen erreicht worden.

Bei koronarer Herzerkrankung und Kardiomyopathie ist das strenge Null-Kalorien-Fasten abzulehnen, jedoch von den modifizierten Formen mit Zugabe von Obst- und Gemüsesäften, Getreideschlei-

men, Mager- und Buttermilch viel Gutes zu erwarten.
Wie überall richtet sich die Therapie streng nach den individuellen Gegebenheiten und Voraussetzungen des Patienten, die vorher diagnostisch so klar wie möglich abzugrenzen sind.

Schwierige Fastenverläufe

Akute Appendizitis

In über 25jähriger Fastenarztpraxis habe ich dreimal das Auftreten einer akuten Appendizitis im Fasten beobachtet. Der erste Patient, ein 42jähriger adipöser Mann, bekam am zwölften Tag bei sonst krisenfreiem Fasten die typischen Beschwerden im Abdomen mit Temperatur- und Leukozytenanstieg. Die sofort durchgeführte Operation konnte die drohende Perforation verhindern, der postoperative Verlauf war ungestört.

Der zweite war ein extrem adipöser Diabetiker Typ II, der am 17. Tag seines vierten stationären Fastens mit den klassischen Symptomen sofort ins Krankenhaus eingewiesen werden mußte. Bei ihm perforierte die Appendix inter operationem, was den Heilverlauf entsprechend verzögerte.

Auch der dritte Patient war ein übergewichtiger Mann von 68 Jahren, der am elften Fastentag mit den typischen Symptomen erkrankte und ebenfalls sofort operiert werden mußte. Der Verlauf war komplikationslos. Erst hinterher fiel es dem Patienten ein, daß er ca. vier Wochen vor seinem Fastenbeginn zwei Tage lang Bauchschmerzen und Fieber über 38 Grad gehabt habe und der Hausarzt, trotz eingehender, auch Laboruntersuchung, nichts habe finden können.

Da die akute Appendizitis im Fasten offensichtlich seltener auftritt als im Durchschnittsalltag, so sind keine fastenspezifischen Ursachen anzunehmen. Allenfalls können vorbestehende Dispositionen aktualisiert worden sein.

Magenperforation

Ein einziges Mal kam es bei einem ca. 52jährigen Fastenpatienten bei einer Ruderpartie am zwölften Fastentag zu einer gedeckten Magenperforation. Die Operation und der postoperative Verlauf waren ohne Besonderheiten (s. S. 133).

Akute Infekte

In seltenen Fällen kann sich die Abwehrlage gegen virale und bakterielle Infektionen durch vorbestehende Indispositionen im Fasten akut verschlechtern. Auslösende Ursache sind meist Schweiß- und Wärmeverlust nach größeren Anstrengungen, welche an sich problemlos verkraftet werden. Allein die nachfolgende Unterkühlung durch langes Herumstehen bei ungenügender Bekleidung oder auf zugigen Bootsfahrten kann die Infektbereitschaft erhöhen.

Davon können der Nasen-Rachen-Raum mit den Nasennebenhöhlen und die oberen Luftwege betroffen werden, häufiger aber, und vor allem bei Frauen, die ableitenden Harnwege.

Die Temperatur ist meist nur leicht oder gar nicht erhöht. Nur in wenigen Ausnahmen kam es zu fieberhafter Eskalation und zur Notwendigkeit einer antibiotischen Intervention. So mußte bei einem 45jährigen Patienten nach 16tägigem Fasten am sechsten Aufbautag eine akute hochfieberhafte Epididymitis antibiotisch behandelt werden, die nach einem schweißtreibenden Tennisspiel mit nachfolgender Unterkühlung aufgetreten war.

Bei zwei Patientinnen mit Knotenstrumen kam es während des Fastens zu einer hochfieberhaften Strumitis-Thyreoiditis.

Verlaufsbeispiel
Die 64jährige leptosome Frau A. V. kam vor fünf Jahren erstmals zum Fasten wegen einer medikamentös schwer einstellbaren essentiellen Hypertonie. Außerdem fand sich eine szintigraphisch dargestellte kalte Knotenstruma, weshalb die Patientin mit Schilddrüsenhormonen behandelt wurde. Bei einem ersten zwölftägigen Fasten normalisierte sich der Blutdruck konstant, worauf die Patientin zwei Jahre später normoton erneut 16 Tage mit gutem Erfolg fastete. Zwei Jahre danach kam es zu einer Cholangitis bei Steingallenblase, wobei der HBsAg-RIA negativ verlaufen war. Ein weiteres Jahr danach kam die Patientin wieder zu uns und fastete wie gewohnt mit Obstsäften, Gemüsebrühen und Buttermilch, was ihr bis zum elften Fastentag gut bekam. Am elften Fastentag traten Temperaturen über 38 °C auf, am anderen Tag auch Schwellungen und Schmerzen im Strumabereich. Der Leber-Gallen-Bereich blieb reaktionslos und die Blutdruckwerte im Normalbereich. Auffallend war der rasche Anstieg der BSG, wogegen die Schilddrüsendiagnostik mit T_3, T_4 und TSH-RIA normal geblieben waren. Eine autoantigene Thyreoiditis nach *Hashimoto* konnte durch Bestimmung der antithyreoidalen Auto-Antikörper (ATA) sowie der mikrosomalen SD-Auto-Antikörper ausgeschlossen werden. Es handelte sich demnach um eine Infektstrumitis, die auf Tetrazyklin i.v. bzw. oral nur unbefriedigend ansprach. Erst auf die zusätzliche Verabfolgung von γ-Globulin fiel die Temperatur ab, und die entzündlich schmerzhaften Schwellungen

Abb. 69   64jährige Patientin, Struma nodosa, Hypothyreose, akute Strumitis

der Knotenstruma bildeten sich zurück. Die Patientin konnte relativ gut erholt am dritten fieberfreien Tag die Heimreise antreten (*Abb. 69*). Die Rekonvaleszenz zog sich aber, wie die telefonische Rücksprache ergab, noch vier bis sechs Wochen hin.

Verlaufsbeispiel
Die zweite Patientin, Frau L. S., war seit neun Jahren wegen depressiver Verstimmung in tiefenpsychologisch-analytischer Behandlung und gleichzeitig internistisch wegen einer essentiellen Hypertonie mit Saluretika und Betablockern therapiert worden. Sie kam jetzt wegen des Bluthochdrucks und einer Leistungsschwäche. Bei der Aufnahmeuntersuchung fand sich neben der Hypertonie noch eine Knotenstruma ohne Hinweis für Hypo- oder Hyperthyreose. Das Fasten war sowohl wegen seiner blutdrucksenkenden wie antidepressiven Wirkung indiziert. Die Einstellung und der Fastenverlauf waren bis zum elften Fastentag unauffällig. Dann traten nach unspezifischen Allgemeinsymptomen hohes Fieber über 38 Grad, später Schmerz und Spannung im Bereich der Knotenstruma auf. In den drei folgenden Tagen war es mit Hilfe einer symptomatischen Therapie zu einer gewissen Linderung der Beschwerden gekommen, doch zeigten der rapide Anstieg der BSG und das anhaltende Fieber an, daß der Organismus mit der bakteriellen Infektion nicht ohne weiteres fertig wurde. Die Patientin bekam eine vegetarische Vollwertdiät und gleichzeitig zehn Tage lang hochdosiertes γ-Globulin i.m. Dabei traten eine Entfieberung und erfreulich rasche Erholung ein. Antibiotika mußten nicht eingesetzt werden. Auch das Blutbild zeigte den raschen Umschwung mit Besserungstendenzen (*Abb. 70*).
Nachdem bisher schon viele Frauen mit kleineren oder größeren Strumen bzw. nach Strumektomien krisenfrei gefastet hatten, kann es sich bei den beiden Fällen nur um eine vorbestehende Indisposition im Schilddrüsenbereich mit Abwehrschwäche gehandelt haben. Die Ursache dieser Indisposition ist bislang nicht erkennbar geworden.

Alarmierende Hautreaktionen

Verlaufsbeispiel
Frau G., U. kam 49jährig erstmals wegen chronischer Lumbalgien-Ischialgien sowie zervikaler Zephalgien in unsere stationäre Behandlung. Obwohl die leptosome Patientin mit Idealgewicht (168 cm/62,5 kg) gerne gefastet hätte, verordnete ich ihr eine 1 000-kcal-Vollwertkost mit heilgymnastischer und physikalischer Zusatzbehandlung. Ich wollte keine Aktualisierung der Diskopathie L3/L4 durch zu schnellen Flüssigkeitsverlust riskieren. Damit besserten sich ihre Symptome so weit, daß sie sich bei ihrer Wiederkehr nach einem Jahr so gut wie beschwerdefrei fühlte. Der Laborstatus war bis auf eine Hypercholesterinämie normal. Nun ließ ich die Patientin fasten.
Am siebten Fastentag trat ohne erkennbare äußere Ursache ein herpetiformes Exanthem im Bereich des vierten und fünften Interkostalraumes von beidseits ca. Handtellergröße auf, das bald anfing zu jucken und sich im weiteren über den Sternalbereich und den Rücken ausdehnte. Es traten weder Temperaturen noch Schmerzen auf und das Allgemeinbefinden war nicht wesentlich beeinträchtigt. Die Lokaltherapie linderte zwar den Juckreiz, konnte aber die weitere Ausdehnung nicht verhindern. Herde im Zahnbereich und im gynäkologischen Raum waren auszuschließen. Erst mit dem Abschluß der 15 Fastentage und im nachfolgenden diätetischen Aufbau klang diese Dermatitis langsam ab bzw. trocknete ein.
Als die Patientin nach zwei Jahren wiederkam, war sie inzwischen leistungsfähig und gesund geblieben und wollte wieder fasten. Aufnahme- und Laborbefunde sprachen nicht dagegen. Genau am siebten Fastentag

Abb. 70   44jährige Patientin, essentielle Hypertonie, reaktive Depression, akute Strumitis

trat das herpetiforme Exanthem über Nacht an den gleichen Stellen und in ähnlicher Ausdehnung wieder auf und juckte diesmal stärker. Jetzt wurde das Fasten schon am neunten Tag gebrochen und wieder klangen die Hautreaktionen mit der Nahrungszufuhr wieder ab, ohne Fieber, Schmerzen, Störungen des Allgemeinbefindens.

Als die Patientin nach weiteren zwei Jahren wiederkam, berichtete sie folgendes: »Etwa vier Monate nach der Rückkehr von meinem letzten Fasten fing ich aus heiterem Himmel an zu husten. Ich hatte kein Fieber und keinen Auswurf, doch der Hustenreiz nahm zu.« Auf den danach angefertigten Röntgenaufnahmen fanden sich beidseits stark aufgefaserte Hili mit über zweimarkstückgroßen schattendichten parahilären Randbezirken, die sich am ehesten als Lymphknotenschwellungen interpretieren ließen. Die Bronchoskopie, Pleurapunktion und Sputumuntersuchung ergaben keinen Hinweis auf einen infektiösen, speziell tuberkulösen Lungenprozeß.

Nach einem initialen Kortisonstoß mit nachfolgend sechsmonatiger Kortisontherapie verschwand der Hustenreiz schnell, der Lungenbefund langsam, aber vollständig, dig.

Die Patientin fühlte sich gesund. Eine dreiwöchige Vollwertkost mit der gewohnten gymnastischen und physikalischen Therapie bekam ihr gut. Wieder sind zwei Jahre vergangen und ihr Ehemann berichtet jetzt, daß seine Frau inzwischen gesund geblieben sei und sich wohl fühle.

Zusammenfassung: Die Doppelseitigkeit des Lungenbefundes sowie der hundertprozentige Erfolg der Kortisontherapie sprechen für das Vorliegen eines pulmonalen Morbus Boeck, dessen eigentliche Ursache nicht zu ermitteln war (toxisch? viral?). Die jeweils mit dem Fasten ausgelöste segmentale Hauteruption kann als Alarmsignal für einen schwelenden blanden Immunisierungsprozeß unklarer Ätiologie aufgefaßt werden, mit dem der Körper allein nicht mehr fertig werden konnte.

Todesfälle im Fasten

In der Klinik Buchinger in Überlingen sind in 30 Jahren (1959–1989) bei einem Durchgang von mehr als 50 000 Patienten vier Patienten gestorben, und zwar alle an einem akuten Herzversagen. Es waren ältere Männer mit mehr oder weniger hohem Übergewicht, die alle jahrzehntelang geraucht hatten.

1. Herr B., ein 51jähriger mesosomer Mann mit mäßigem Übergewicht (170 cm/ 80 kg) und essentieller Hypertonie um 160/ 100 mm Hg, kam wegen anhaltender pektanginöser Beschwerden. Er war starker Raucher und konnte sich auch während des Fastens das Rauchen nicht ganz abgewöhnen. Er fühlte sich nach dem Einfasten ausgesprochen wohl und konnte wieder größere Spaziergänge unternehmen. Am elften Fastentag aber kollabierte er auf einem relativ steil ansteigenden Spazierweg mit plötzlichem Herzstillstand und war nicht mehr reanimierbar. Die Autopsie wurde von den Angehörigen abgelehnt.

2. Der 56jährige Herr Z. war mit 98 kg/ 168 cm stark übergewichtig und hatte Hypertonie-Blutdruckwerte über 180/110 mm Hg. Vor fünf Jahren hatte er bereits einen Vorderwandinfarkt relativ gut überstanden und seitdem regelmäßig, manchmal auch zweimal im Jahr gefastet. Trotzdem war es ihm nicht gelungen, sich das Rauchen abzugewöhnen und sein Normalgewicht zu halten. Er rauchte noch immer 30 Zigaretten täglich und mehr und konnte sich auch im Fasten nicht davon distanzieren. Er fühlte sich im Fasten jeweils erheblich besser und leistungsfähiger, so auch diesmal. Er starb am 20. Fastentag an einem steilen Anstieg auf dem Heimweg von einem Spaziergang. Als man ihn fand, war der Tod schon eingetreten.

3. Der 47jährige Herr E. hatte 17 Tage ohne Schwierigkeiten gefastet und am dritten Aufbautag einen Spaziergang unternommen. Er war immer noch über 15 % übergewichtig, die Blutdruckwerte waren von über 200/110 mm Hg auf Werte um 160/ 90 mm Hg zurückgegangen. Schon vor zwei Jahren hatte er sich das Rauchen abgewöhnt, doch litt er immer noch unter schweren stenokardischen Attacken, wobei er durch wiederholtes Fasten jedesmal erhebliche Besserung erfahren hatte. Auf einem steilen Wegstück knickte er am Arm seiner Begleiterin plötzlich ein und war sofort tot. Die Sektion ergab eine massiv stenosierende Sklerose besonders der linken Kranzarterie, jedoch keinen Hinweis für einen frischen Herzinfarkt.

4. Der 58jährige Herr H. war mit mehr als 120 kg/178 cm extrem übergewichtig und hatte eine Hypertonie von über 220/140 mm Hg. Er war mit den Zeichen eines Asthma cardiale und dekompensiertem Kreislauf zur Aufnahme gekommen. In der ersten Fastenwoche hatte er sich erstaunlich schnell erholt, am zwölften Fastentag traten jedoch plötzlich vermehrt pektanginöse

Beschwerden auf, die sich aber auf Nitrate vollständig besserten. Da er sich wohlfühlte, wollte er, gegen ärztlichen Rat, ein Bad nehmen. Er starb an akutem Herzversagen in der Badewanne. Auch dieser Patient war starker Raucher gewesen und konnte es selbst während des Fastens nicht lassen.

Spencer (279) berichtete 1968 über zwölf mit Null-Kalorien-Fasten behandelte adipöse Patienten, von denen zwei starben.
Die erste Patientin war 58jährig und wog 150 kg. Bei exzessiver Hypertonie war es in den letzten Wochen vor dem Fasten, trotz intensiver Therapie mit Digoxin, Diuretika und Kalium, zur schweren Orthopnoe gekommen. Mit dem Fasten ging die Atemnot erfreulich zurück, und die Patientin schöpfte Hoffnung, zumal sie wieder kleine Spaziergänge unternehmen konnte. In acht Wochen hatte sie 25 kg abgenommen, der Blutdruck war von 230/120 mm HG auf 140/80 mm Hg zurückgegangen. Über Hungergefühle hatte sie nie zu klagen. Nach einer gut schlafend verbrachten Nacht war sie morgens bei der Rückkehr von der Toilette im Bett kollabiert. Das EKG zeigte ein Kammerflimmern an, Wiederbelebungsmaßnahmen waren erfolglos. Autoptisch fand sich ein hypertrophes Herz von 525 Gramm Gewicht, während die Kranzgefäße frei von atheromatösen Veränderungen waren.
Die zweite Patientin war 61 Jahre alt und wog 106 kg. Sie litt an einem seit Jahren therapieresistenten Ulcus cruris sowie einer zunehmenden Linksherzinsuffizienz mit zunehmender Dyspnoe, zuletzt auch schwerer Orthopnoe, Zyanose und Tachykardie. Im EKG zeigten sich die Spuren eines alten Anteroseptalinfarkts. Nach drei Fastenwochen waren alle von den erfreulichen Fortschritten dieser Patientin beeindruckt. Alle Serumanalysen waren normal geworden, der Blutdruck von 150/100 mm Hg auf 140/80 mm Hg zurückgegangen. Sie

hatte 17 kg an Gewicht abgenommen und damit den größten Teil ihrer Ödeme verloren. Ohne vorherige alarmierende Symptome wurde auch diese Patientin abends um 20.30 Uhr tot im Bett aufgefunden. Die Autopsie ergab ein linkshypertrophiertes Herz mit altem Vorderwandinfarkt und wandständiger Thrombose, aber ohne Embolie. Auch hier wurde als auslösende Ursache ein Kammerflimmern angenommen. Bei den zehn anderen adipösen Patienten war ein eindeutig positiver und krisenfreier Fastenverlauf zu verzeichnen gewesen.
Zusammenfassung: In allen diesen beschriebenen Fällen lagen schwere organische Herzerkrankungen vor. Bei den vier Männern hatte langjähriger Nikotinabusus bei Übergewichtigkeit und Hypertonie zu einer progredienten koronaren Herzerkrankung geführt. Durch Fortsetzung des Rauchens und Überanstrengung kam es, trotz des Fastens, zu einer koronaren Hypoxie mit letalem Ausgang.
Kennzeichnend ist, daß alle vier Männer sich durch die Besserung ihres Befindens dazu verleiten ließen, mehr zu unternehmen, als ihnen erlaubt war, und drei von ihnen auch im Fasten nicht imstande waren, das Rauchen aufzugeben. So wird das Letalitätsrisiko durch eigenes Fehlverhalten (Nikotinabusus, Überforderung) und mangelhafte Eiweiß-Mineral-Substitution (K, Mg) erhöht.
Anders war die Ausgangslage bei den beiden verstorbenen Patientinnen *Spencers*.
Beide waren extrem übergewichtig und hatten eine schwere dekompensierte muskuläre Herzinsuffizienz, die sie zur Bettruhe zwang. Auch diese beiden Frauen hatten das Fasten als große Erleichterung empfunden und waren bei wachsendem Wohlbefinden plötzlich an akutem Kammerflimmern gestorben. Hier war also nicht die koronare Hypoxie, sondern die Reizleitungsstörung bei Myodegeneratio cordis die Todesursache. Nach der Beschreibung war ihr klinischer Zustand so desolat, daß sie mögli-

cherweise ohne das Fasten noch früher gestorben wären. Es ist aber auch denkbar, daß die Mineralausschwemmung, besonders der Kalium- und Magnesiumverlust, und der anfänglich intensive Eiweißabbau im Fasten bei weitgehender Bewegungslosigkeit durch Bettruhe das kritische Ende ausgelöst hatten.

Strenges Null-Kalorien-Fasten verbietet sich bei manifester Koronarsklerose und -insuffizienz um so mehr, je näher der Patient der Grenze seiner Belastbarkeit gerückt ist. Das betrifft durchaus nicht nur die höheren Altersklassen (*302*). Dasselbe gilt für Patienten mit fortgeschrittener Myodegeneratio cordis und schwerer Herzrhythmusstörungen.

Bei Patienten mit Verdacht auf koronare und/oder zerebrale Gefäßveränderungen – speziell in Verbindung mit einer Hypertonie – muß an die Möglichkeit des »Steal-Effekts« durch Unterschreiten des »Erfordernisblutdrucks« (meist zwischen 160–180 mm Hg systolisch) gedacht werden.

Der Erfordernisdruck darf nicht unterschritten werden. Je weiter fortgeschritten die zerebralen bzw. koronaren organpathologischen und gefäßsklerosierenden Veränderungen sind, desto
leichter
kürzer
und schonender
muß deshalb das Fasten gestaltet werden.

Dazu gehören:
Die Zugabe von Honig, Getreideschleimen, Buttermilch- und Sonnenblumenöl, leichte isometrische Übungen, kleine Spaziergänge in der Ebene, Teilbäder und Teilgüsse, Atemschulung, Dehnungsübungen (*Feldenkrais, Scharschuch*), psychosomatische Entspannung, Autogenes Training, Eutonie.

Welche Chancen andererseits bei digitalisrefraktären, pharmokotherapeutisch nicht mehr beeinflußbaren Patienten im Fasten noch bestehen, wurde sowohl von *Merill* (*216*) wie von *Zimmermann* (*305*) in überzeugender Weise bestätigt. Doch muß im Einzelfall auch an die Alternative einer – evtl. kalorisch reduzierten – Vollwertdiät gedacht werden.

V. Psychologische Aspekte

Leib und Seele

Seit *Descartes'* Postulierung einer »Res extensa« und »Res cogitans« haben wir uns im Denken und in Vorstellungen an die Existenz zweier Bereiche, nämlich einer objektiv-materiellen Außenwelt und einer subjektiv-psychischen Innenwelt gewöhnt.

Beide gehören jedoch in einer kosmischen Wirklichkeit untrennbar zusammen. »Nichts Seelisches ist ohne Leib« sagt Weizsäcker und »Der Mensch beantwortet ein Erlebnis, mit dem er nicht fertiggeworden ist, mit Krankheit. Körper und Seele können einander hier vertreten. Der Körper redet mit, wenn es die Seele nicht mehr schafft!«

Schon immer wurde versucht, die Krankheitssymptome symbolisch zu deuten, um eine allgemeinverbindliche »Organsprache« zu begründen. So ist nach Jores das Herz nicht nur eine „Pumpe", sondern Ausdrucksorgan der Liebe im weitesten Sinn. Wenn aber ein Herz sich „verhärtet"

oder gar „bricht", so geschieht dies nicht nur wegen der eigenen Härte und Liebesunfähigkeit, sondern auch als Folge des Liebesentzugs oder der Haßgefühle nahestehender Bezugspersonen. Warum bekommt der Eine bei vergleichbaren seelischen Erschütterungen einen Herzinfarkt, der Andere ein Magengeschwür und der Dritte eine Gallenkolik? Es verhält sich mit der Symptomdeutung wie mit der Traumdeutung: »Organsprache« kann nur vom Betroffenen selber verstanden und interpretiert werden. Die Verquickung von Schuld und Mitschuld, von Alleinschuld und Allgemeinschuld wird immer komplizierter.

Also keine analysierende Schuldzuweisung nach Organsprachen-Tabelle, sondern einfühlsame Aufklärung und »Gutes Zureden« (*27*) ist hier am Platz. Zu den leibseelischen Korrelationen im Fasten (s. S. 9, 15, 56, 165, 173, 189).

Seelische Bewältigung des Fastenbeginns

Das Fasten als Heilmethode ist heutzutage so bekannt, daß nur selten einmal einer davon noch gar nichts gehört hat. Vor die persönliche Entscheidung gestellt, erhebt sich dennoch für viele die bange Frage: »Kann man überhaupt leben ohne zu essen, zwei, ja drei Tage lang oder noch länger?« Sie befürchten, dadurch schwach und krank zu werden oder gar sterben zu müssen (*7*)! Dahinter stecken Unwissenheit, Unerfahrenheit, Angst vor dem Ungewissen und Angst vor der Entbehrung. Diese Angst kann bei nicht wenigen so dominieren, daß sie sich freiwillig nie zu einem Fasten bereitfinden würden. Selbst im Krankheitsfall schieben sie die Entscheidung soweit wie möglich hinaus.

Für wenige andere aber ist dies überhaupt kein Problem. Sie schaffen diesen Sprung ins Ungewisse ohne Mühe, selbst unter normalen oder gar ungünstigen äußeren Umständen. Gewiß kommt es hierbei sehr auf den Grad seelischer Reife an.

Aber auch konstitutionelle Besonderheiten sprechen ein entscheidendes Wort mit. So sind es häufig die mit einem üppigen Potential an Verdauungssekreten und Fermenten und mit einer großen Zahl aufnahmebereiter Fettzellen ausgestatteten Pykniker, die schon beim Denken an das Fasten größere innere Widerstände entwickeln. Manche schaffen – wie schon gesagt – diese große Hürde zum Fasten nie, andere nur mit großer Willensanstrengung, Vorbehalten und mit Selbstverleugnung. Sie brauchen deshalb unbedingt die Unterstützung des Fastenarztes und seiner Helfer. Die Bedeutung einer ausführlichen Information über die Fastentherapie ist für den Anfänger deshalb überhaupt nicht zu überschätzen.

Welche Befürchtungen und Ängste die tiefste Seele bedrängen, wird äußerlich hinter einer unbewegten oder gar optimistischen Fassade verborgen. Die Träume aber bringen diese verborgenen Seelenspannungen an den Tag.

Intensiveres Gefühlsleben

Viele erleben im Fasten eine Gemütsauflockerung, die ihnen selbst ungewohnt erscheint. Nicht selten äußert sich das in einem plötzlichen Tränenstrom, der scheinbar unmotiviert irgendwann im »ungeeignetsten Augenblick« losbricht. Zuerst beschämt dieser Tränenstrom, dann aber befreit und beglückt er zutiefst. Er ist das äußere Signal einer seelischen *Entkrampfung*, die sich unmittelbar der gesamten Leiblichkeit mitteilt. Viele seelische Verkrustungen haben sich darin schon gelöst und körperliche Symptome zum Verschwinden gebracht. Von der heilenden Kraft einer solchen Katharsis haben viele Fastenärzte, vor allem aber *O. Buchinger sen.* zu berichten gewußt (*27, 29, 32, 33, 58, 77, 103, 124, 168, 169, 251, 265, 275*).
Individuell wird die Resonanz auf solche emotionale Entladungen verschieden empfunden: als Zuwachs an Vitalität, als gestei-

gerte Dynamik, als sensibleres ästhetisches Erlebnis von Formen, Farben, Tönen und Musik, als harmonische Verinnerlichung und beglückendes geistiges Erlebnis. Auch konstitutionell bedingte Unterschiede der Empfindung lassen sich dabei beobachten; jedoch wird jeder wohl von allem etwas mitbekommen, der Pykniker mehr von der Vitalität, der Athletiker von der Dynamik, der Leptosome mehr vom Ästhetisch-Geistigen.
Durch die größere Offenheit für seine Gemütsbewegungen erlebt der Fastende auch seine Probleme, Enttäuschungen oder Ängste phasenweise schmerzhafter als im Alltagsleben, wo diese durch die äußeren Ereignisse zugedeckt bleiben. Aber gerade dieses gesteigerte emotionale Erleben gibt den Anstoß für eine psychische Weiterentwicklung: die so erlebten Krisen werden zu Heilkrisen (*23, 69c, 91*).

Fastenrhythmik

Das Fastenerlebnis besteht nicht nur aus Höhenflügen, sondern kennt auch wie in einem rhythmischen Wellengang das Tief. So werden Phasen der Schwäche, der Antriebslosigkeit, der seelischen Dumpfheit, aber auch einmal disharmonisch-aggressive Gereiztheit angenommen und durchgestanden werden müssen. Gerade dann werden ärztliche und psychotherapeutische Gespräche, schwesterliche Hilfen und das Mitgetragenwerden von den Mitfastern dank-

bar empfunden. Glücklicherweise sind solche Phasen meist kurz und werden mit der Dauer des Fastens immer seltener. Dazwischen ist die Stimmung meist gehoben, gelegentlich auch euphorisch, vergleichbar mit einem »Schweben über der harten Wirklichkeit«.
Oft ist eine Parallele dieses seelischen Wellengangs mit den rhythmischen Abläufen im Körperlichen erkennbar. Zu Beginn des Fastens sind Frequenz und Amplitude so-

wohl der seelischen wie der körperlichen Erschütterungen eher höher, um später immer langwelliger, flacher und harmonischer zu werden. Bevorzugt kritisch sind der erste, der dritte, der zehnte und 18. Fastentag. Vieles hängt von der Ausgangslage ab (*Abb. 71*). Gerade zu Fastenbeginn ist eine gewisse aggressive Gereiztheit typisch. Gewisse Entzugserscheinungen von Alkohol, Nikotin und koffeinhaltigen Getränken sind dabei mehr oder weniger mitbeteiligt. Auch die Änderung der Schlafrhythmik

und Schlafqualität (s. S. 53) wird gleichzeitig schwer verdaut. Einer meiner Patienten hat dies einmal kurz und bündig so formuliert: »Wenn ich heute nacht wieder schlecht schlafe, packe ich mitten in der Nacht meine Koffer und reise ab.« Da einer schlechten Nacht meist eine gute folgt, ist er hiergeblieben. Sicher denken viele ähnlich, ohne sich darüber zu äußern, vergessen aber dann schnell diesen anfänglichen Unmut und lassen sich von dem zunehmend positiven Fastengeschehen mitnehmen.

Entzugserscheinungen

In den ersten drei Fastentagen können mit dem Leerwerden des Verdauungskanals selbstverständlich Hungergefühle auftreten, meist zur Zeit der gewohnten Mahlzeiten. Sie dauern nicht lange und lassen sich in der Regel leicht mit einem Schluck Mineralwasser und/oder der Ablenkung durch Lesen, körperliche Aktivitäten oder ähnliches besänftigen. Sollte das auf diese Weise nicht gelingen, so ist entweder der Darm nicht richtig entleert (s. S. 16) oder oral kompensierte Probleme werden durch den Nüchternzustand wieder aktualisiert. Im ersten Fall hilft die intensivierte Darmreinigung, im zweiten das vertiefte ärztliche Gespräch bzw. Psychotherapie zur Lösung des »seelischen Knotens«. Wichtig ist hierbei

die Erfassung und Besprechung der Fastenträume (s. S. 192 Folg.).
Wie schon erwähnt, macht der Entzug der Genußgifte mehr Schwierigkeiten, besonders, wenn schon eine Abhängigkeit besteht. Von den Rauchern haben mehr als die Hälfte die echte Chance, von ihrem Nikotinabusus wegzukommen. Diese sind besonders dankbar. Ein Teil wird bald rückfällig, der Rest schafft es nicht – oder will nach vielen vergeblichen Versuchen nicht mehr (s. S. 173).
Von den üblichen »Trinkern« können die meisten im Fasten auf den Alkohol verzichten und die Dosis auch auf längere Zeit reduzieren. *Bei Alkoholkranken reicht das Fasten nicht mehr aus.* Diese brauchen die

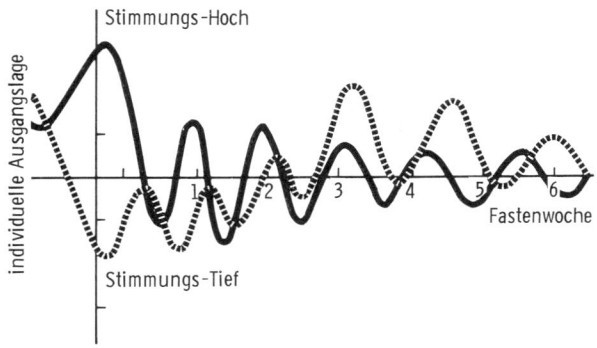

Abb. 71 Rhythmische Schwankungen des Psychotonus und der Stimmungslage im Verlauf eines längeren Fastens, —— Einstieg im Stimmungs-Hoch, – – – Stimmungs-Tief

Entziehungskur und fortlaufende Nachsorge. Die geringsten Probleme machen die koffeinhaltigen Getränke Tee und Kaffee. Auf Kaffee sollte im Fasten grundsätzlich verzichtet werden. Bei morgendlicher Adynamie und hypotoner Kreislaufregulationsstörung verordnen wir anstatt Medikamenten eine Tasse Schwarztee mit Zitrone, jedoch auf keinen Fall nach 14 Uhr. Der im Fasten sowieso störanfällige Schlaf würde sonst noch mehr leiden. Bei vielen im Fasten überflüssigen Medikamenten muß die Entwöhnung stufenweise erfolgen, da die Entzugserscheinungen sonst zu unangenehm wären (84, 104).

In vielen Fällen gelingt die Entwöhnung im Fasten durch den Abstand von zu Hause, vom geschäftlichen Streß und der allgemeinen Versuchungssituation besser als sonst. Doch braucht die stabile innere Distanzierung ihre Zeit und die findet man oft am besten im »stillen Kämmerlein«!

Seelische Aufräumungsarbeiten

Anders als bei einer Urlaubsreise empfindet sich der Faster von den neuen Eindrükken nicht von sich weg-, sondern eher zu sich selbst hingeführt. Nach den anfänglich intensiveren Entwöhnungsvorgängen und Stimmungsschwankungen erlebt er den raumzeitlichen Abstand vom Alltag nicht nach außen, sondern nach innen.

Auf diesem Weg nach innen begegnet er vielem, was neben Belanglosem auch an Wichtigem in der Hetze des Alltags liegengeblieben war. Es ist ja meist das Gemüthafte, das im täglichen Leben zu kurz kommt: der Blumenstrauß zum Dank für die Ehefrau, das neue Spielzeug für den Kindergeburtstag, ein mitfühlendes Wort für den Leidtragenden. Bevorzugt steht jedoch so manches, was im Zusammenhang mit den Mitmenschen an Ärger geschluckt werden mußte, wieder »unerledigt« da und erregt Zorn, Neid und Haß. Verpaßte Chancen werden wieder bewußt, verdrängte Verletzungen und Enttäuschungen machen noch einmal zu schaffen. Betroffenheit kommt auf!

Erst müssen die belastenden Erinnerungen angenommen, dann können sie auch losgelassen und vergessen werden: das »befreiende Gefühl«, das viele Faster angeben, hängt sicher auch mit der Entbindung vorher solcherart blockierter Seelenkräfte zusammen. Der körperlichen »Entschlakkung« entspricht die »seelische Entrümpelung«. Das Fasten wird zur kritischen Bestandsaufnahme. Mit dem Verzicht auf das »tägliche Brot« fällt auch der Verzicht auf andere Ansprüche leichter, z. B. auf entgangenen Gewinn, auf das Rechthaben, auf das erfolgreiche »Image«. Viele Probleme, die vorher unüberwindlich erschienen waren, lösen sich wie von selbst. Dabei hat sich nicht das Problem, sondern der eigene Standort, die Perspektive und die Bewertung geändert.

Ein neu gewonnenes seelisches Gleichgewicht führt aus zwanghaftem Entbehrenmüssen heraus zu lockerer Bedürfnislosigkeit und stärkt Selbstbewußtsein und Vitalität (*Metanoia*) (27).

Jetzt wird auch verständlich, warum die bisher zur Problemlösung notwendigen Hilfsmittel Alkohol und Nikotin im Fasten entbehrlich werden und nach dem Fasten leicht auf das kompensatorische Vielessen verzichtet werden kann (299).

> Wie schwer ist es doch, eigene und fremde Fehler zu verzeihen und wirklich zu vergessen. Sie werden im Fasten – oft in verbrämenden Traumbildern – so lange bearbeitet, bis sie »verdaubar« geworden sind.

Kehrtwendung zum Wesentlichen

Wenn jemand vor lauter Hasten und Werken ein richtiges Nervenbündel geworden ist, sagt man im Volksmund, er sei »völlig außer sich« geraten. Was die Hektik im Berufsleben und das Tempo auf den Autostraßen anbelangt, so scheint dieser Zustand heutzutage der »normale« zu sein. Die konzentrative Einengung des Bewußtseins auf das alltägliche und berufliche Programm, begleitet von mehr oder weniger stürmischen Gefühlsregungen, treibt die Menschen immer weiter ins »Außen«. Die eigene innere Schwerkraft reicht nicht mehr aus, um sie aus diesem »Abseits« wieder in die eigene Mitte zurückzuführen. Außerdem hat sich auf dem Weg dorthin schon zuviel »seelisches Gerümpel« abgelagert (s. oben) (27).

Gegen diese Fliehkräfte wird der Faster abgeschirmt durch die freigewählte *Klausur*. Unter Alltags- oder gar Arbeitsbedingungen bleibt er den nach außen ziehenden Kräften ausgeliefert. Er wird zwar auch an Gewicht abnehmen, aber schwerlich den Weg zum ureigenen Wesen, zu sich selbst finden.

»Mensch, werde wesentlich, denn wenn die Welt vergeht,
so fällt der Zufall weg, das Wesen, das besteht.«   (*Angelus Silesius*)

Dieser Weg nach innen ist nicht nur wegen des dort herumliegenden »Gerümpels«, das erst geräumt werden muß, so schwierig, sondern wegen der Unruhe der eigenen Gedanken. Nur wenn der Denkprozeß ausgeschaltet wird, kommen wir innerlich weiter. Es ist eine uralte Erfahrung der Menschheit, daß diese Änderung der Denkrichtung und des Gedankeninhalts im Fasten leichter gelingt.

Unbelastet von allen Denkzwängen vergißt der Faster jetzt ganz ungeniert Wochentag und Datum, Uhrzeit und Absprachen aller Art, er vergißt sich selbst und so vieles, was ihn sonst beunruhigt. Er genießt dieses freie, ungebundene Schweben im »Zeitraum« geradezu. Hier ist das Vergessen kein defizitäres Manko, sondern führt zur Entlastung der Gedächtnis-Kapazität. Gedankeninhalte, die ihre Bedeutung verloren haben, weil ihr Zweck erfüllt ist, können gelöscht werden, wie ein Tonband, das dann wieder für neue Eindrücke aufnahmebereit wird. Zur Pflege eines guten Gedächtnisses gehört nicht nur das Erinnern, sondern auch das Vergessenkönnen des Unwesentlichen. Einem solchen Unterscheidungsprozeß wird der Faster unterzogen. Jetzt endlich kann die Fülle der Erinnerung mit neuen Eindrücken in schöpferischer Pause frei assoziieren. Der Faster findet zur dichterischen Sprache, um seinem Erleben und Empfinden Ausdruck zu verleihen, wie die drei Beispiele zeigen. Es klingt darin die Umwertung aller Werte (1.), die Aufbruchstimmung (2.), und sogar eine begnadete Inspiration (3.) an.

1. Herr P. findet 1970 im Fasten folgende Worte:

Wie hinter fortgewehten Hüten,
so jagen wir Terminen nach,
vor lauter Hast und Arbeitswüten
liegt unser Innenleben brach!
Wir tragen Stoppuhr'n in den Westen
und gurgeln abends mit Kaffee,
wir hetzen vom Geschäft zu Festen
und denken stets im Exposé.
Wir rechnen in der Arbeitspause
und rauchen 15 pro Termin
und kommen meistens nur nach Hause,
um frische Wäsche anzuzieh'n.
Gelebt, geliebt, geraucht, gesoffen,
und alles dann vom Arzt erhofft!
Wir sind tagaus, tagein beim Traben
und sitzen kaum beim Essen still,
wir merken, daß ein Herz wir haben,
erst, wenn die Pumpe nicht mehr will!

2. Während der zwölften Fastenkur schreibt Herr A. 1970:

Wer das Fasten versteht
und dabei in sich geht,
dem hilft das oft besser
als jedes Gebet,
der verliert mit den Schlacken
so manchen Zacken
aus seiner stolzen Krone,
doch erhält er zum Lohne
die Erkenntnis, daß alles Leben
nur dann wird einem neu gegeben,
wenn der Wille zum Verzicht
alle gierigen Wünsche zerbricht
und aus der Asche der verbrannten Triebe
steigt wie ein Phönix empor die Liebe,
die Liebe zu Gott und seiner Welt,
auch wenn sie einem nicht immer gefällt.

3. Ganz andere Bereiche werden im letzten Gedicht angesprochen, das 1984 von Herrn M. empfunden wurde:

Fasten
Jeder Schritt macht mir Freude,
jeder Griff nach einem Buch,
nach der Feder – die Stunden sind ohne Last.

Windstille umspielt meinen Kopf;
man kann von der Luft leben,
wenn man dankbar ist.

Ich höre im Winter das Flötenspiel
von Wasser und Licht –
und längst vergessene Stimmen.
Vielleicht kann ich antworten.

Auch das Träumen wird im Fasten lebendiger, sowohl bei Tage wie bei Nacht.

Träume im Fasten –
Zwiegespräche mit der eigenen Seelentiefe

Manche Faster sind von der für sie neuen Lebhaftigkeit der Träume im Fasten so beeindruckt, daß sie spontan davon berichten. Die meisten jedoch erzählen erst auf Befragen davon. Verständlicherweise wird die Auskunft hie und da auch verweigert, wenn die Träume als unmißverständliche Botschaft oder auch intimste Enthüllung verstanden werden. Immer wurden solche als Bereicherung empfunden.
Bei der Traumbesprechung wurde es dem jeweiligen Träumer stets selbst überlassen, *seinen Traum* zu interpretieren und dabei lebensgeschichtliche Zusammenhänge zu entdecken.
Trotz des ausgesprochen individuellen Charakters des Traumgeschehens lassen sich gewisse situationsbedingte Reaktionsmuster in jeweils immer neuen Varianten unterscheiden (s. auch S. 55–56).

Meist unbewußte Angstgefühle vor dem ersten Fasten

1. Ein junger Mann, der nach einem üppigen Skiurlaub zur Gewichtsabnahme gekommen war, berichtete folgenden Traum: »Ich befinde mich auf der Piste in gewohnt schneller und sicherer Abfahrt«, träumt er in der vierten Fastennacht. »Dem Talgrund zu biege ich um eine Waldecke und sehe mich plötzlich ganz dicht vor einer schneefreien grünen Wiese! Ich bin total konsterniert, zum Ausweichen ist es zu spät, das Unglück muß passieren! Aber nein, zu meiner größten Überraschung stürze ich nicht, über die grüne Wiese fahre ich wie über Pulverschnee mühelos weiter ab.« Schweißgebadet erwacht er danach und ist froh, daß es nur ein Traum war.
Im darauffolgenden Gespräch wird er sich darüber klar, daß sich in diesem Traum seine untergründigen Befürchtungen ver-

selbständigt und ausgedrückt haben. Außerdem findet darin seine tiefe Überraschung den adäquaten Ausdruck, daß auch nach mehreren Fastentagen kein Unglück passiert, sondern alles normal weiterläuft. Diese für den Erstfaster so ungewöhnliche Situation kann natürlich im Traum beliebig viele, individuell gefärbte Formen annehmen.

2. So träumte Frau T. in der vierten Fastennacht, wie sie sich allein auf einem kleinen *Boot* auf einem See befand. Ein sehr symbolträchtiges Bild. Das Boot kenterte und ging unter, während sie urplötzlich am Ufer stand und diesem Schauspiel zusah. Auch hier wird die innere Angst vor dem Unbekannten in eine gefährliche Situation projiziert, die sich dann zur eigenen Überraschung in Wohlgefallen auflöst.

3. Herr M. träumt in der sechsten Fastennacht von seiner Soldatenzeit im Krieg 1942/43. Er sieht alle seine Kameraden wieder, und es soll zu einem besonderen Einsatz gehen. Während er noch nach seiner Ausrüstung sucht, die er nirgends finden kann, wird der Einsatz abgeblasen. Auch hier ist die Traumsprache eindeutig. Die innere Angst wird in eine lebensbedrohliche Kriegserinnerung verlegt, aber seine Erfahrungsausrüstung fehlt, um dieser Gefahr begegnen zu können. Die große Erleichterung, daß ja eigentlich gar nichts zu befürchten ist, wird mit dem Abblasen des Alarms interpretiert.

4. Eine junge Patientin träumt schon in der Nacht vor ihrer Anreise, daß sie furchtbaren Hunger habe, erwachte darauf und mußte etwas essen. Frl. H. hat aber dann zu ihrer Überraschung hier überhaupt keine Hungergefühle gehabt. Träume von Lebensmitteln treten überraschenderweise selbst dann nicht auf, wenn tagsüber noch Hungergefühle erlebt werden. Diese sind eher die Folge von Versuchungssituationen. Bekommt man z. B. bei einem Gang durch die Stadt den Duft von frischem Brot oder von Speisen in die Nase,

so kann das Gelüste wecken, die einen bis in den Traum hinein verfolgen.

5. Ich bin im *Ausland* in Urlaub. Alle Ärzte werden zu einer Versammlung bestellt. Wir treten auf dem Marktplatz vor dem Versammlungsgebäude in Reih und Glied an. Allmählich wird bekannt, daß jeder Arzt sich nochmals einer staatlichen Prüfung zu unterziehen hat. Nachdem die Gruppe vor uns fertig ist, werden wir eingelassen. Ich bin in der Umgebung von Fremden. Mit einem Freund gehe ich in eine der *hintersten* Bankreihen auf die äußersten rechten Plätze. Zwischendurch hören wir, wie bei einem Prüfungsteilnehmer lateinische Vokabeln abgefragt werden. Es ist ein jüngerer Kollege, der noch fließend antwortet. Ich war in Latein nie besonders stark, ich denke, das schaffe ich niemals mehr. Aber dann werde ich eben zurücktreten.

Herr Dr. N. soll also in einer ihm fremden Situation an seiner nicht gerade stärksten Stelle *geprüft* werden. Er entwickelt Prüfungsängste und zieht eine *Flucht* in Erwägung.

6. Herr I. träumt am vierten Fastentag, daß er von einem *Hund* angegriffen wurde. Er wollte *weglaufen*, konnte aber nicht. So wurde er von dem Hund eingeholt und in die Enge getrieben. Zu seiner Überraschung biß der Hund ihn nicht, sondern fing an, freundlich mit dem Schwanz zu wedeln. Herr I. erkannte, daß er aus Angst vor dem Unbekannten vom »*inneren Schweinehund*« in die Flucht gejagt werden sollte. Um sich nicht zu blamieren, fühlte er sich in die Enge getrieben. Aber siehe da, indem er sich dem »Unausweichlichen« stellte, wandelte sich die Situation grundsätzlich: aus der gefährlichen Bestie wurde ein schwanzwedelndes Hündchen. Mit anderen Worten, das *Ich* trug den Sieg über das *Es* davon. Daß dies in seltenen Fällen auch einmal nicht gelingt, zeigt die Geschichte unseres Schriftstellers *Bemelmans* (s. S. 66).

Aggressive innere Widerstände gegen das Fasten

Aber nicht nur Angst, auch aggressive Widerstände können in den Träumen der ersten Fastenwoche ihren Niederschlag finden. Ebenfalls in der vierten Fastennacht träumte Herr S., ein Bauunternehmer, wie schon in den Nächten vorher, von seinen Baustellen. Aber diesmal herrscht Unordnung. Man will seinen Anweisungen nicht Folge leisten, und ein Arbeiter stellt sich ihm entgegen! Etwas, was in Wirklichkeit noch nie passiert war. Er ist darüber furchtbar erregt und teilt dem Betreffenden einen Fußtritt aus. Über diese seine eigene Aggression ist er so überrascht und erschrocken, daß er schweißgebadet erwacht.

Hier kommt eine deutliche Ambivalenz des Verhaltens zum Ausdruck. Der Widerstreit der Gefühle macht sich in einem regelrechten Kraftakt Luft. So überwindet er den Widerstand in sich selber dadurch, daß er sich quasi selbst »in den Hintern tritt«.

Aufarbeitung äußerer Versuchungssituationen im Traum

1. Herr S. träumt am zehnten Fastentag von solchen Eindrücken. Er war tagsüber mit dem Bus bei einer Ausflugsfahrt gewesen und hatte dabei zugesehen, wie Mitpatienten sich an Mockturtle-Suppen und Schokolade »versündigten«. Nun bewegt er sich im Traum in einem Kaufhaus, wo sich Automaten, mit großen Schokoladebällchen gefüllt, befinden. Zu seinem Erstaunen sind die Schubladen offen und darunter steht: »Zur Eröffnung des Hauses ein Präsent für Sie, bitte zugreifen!« Er widersteht der Versuchung, die Schokolade gleich zu essen, aber er stopft sich damit alle Taschen voll für später. Das heißt, während des Fastens hält er sich strikt an die Regel, auch wenn die Gelegenheit günstig wäre und andere der Versuchung erliegen. Für die Zeit »nachher« aber braucht er eine Belohnung für den durchgestandenen Verzicht.

2. Herr K. erwachte in der 14. Fastennacht mit Schrecken. Er hatte im Traum ein Stück Brot gegessen, nichts sonst dazu. Danach wurde ihm im Traum sofort bewußt: »Jetzt muß ich wieder eine Portion Bittersalz trinken!« Retrospektiv erinnert er sich genau an den verführerischen Brotduft bei einem Stadtspaziergang.

3. Frau Sch. wandert in der vierten Fastennacht im Traum mit ihrem Sohn durch einen wunderschönen Park und sieht an einem Baum zwei große Melonen hängen. Kaum, daß sie baß erstaunt vor diesem Anblick stehenbleibt, fallen diese herunter und rollen ihr direkt vor die Füße. Sie nimmt die größere davon und ißt sie mit Genuß, dabei ängstlich nach einem uniformierten Parkwächter schauend, der aber offenbar ein Auge zudrückt. Die Patientin hat ihre Fastenzeiten immer konsequent durchgestanden; im Traum hat sie sich eine trostspendende Konzession gestattet.

4. Ebenfalls nach einem Busausflug träumt Herr M. in der sechsten Fastennacht von Erdbeeren und Johannisbeeren, die er gestohlen hat. Er wird deshalb von der Polizei verfolgt. Später erscheint bei ihm der *Gerichtsvollzieher*. Man sieht, wie das *Über-Ich* im Traum das imaginierte Übertreten des Speiseverbotes strafend ahndet.

Erinnerungen an alte Probleme

Problemsituationen, die man längst vergessen glaubt, können wieder auftauchen.

1. Herr N. hat sich aus einfachen Verhältnissen zum Großunternehmer hochgearbeitet. Er hätte in seiner Jugend gerne studiert, aber es war ihm nicht vergönnt gewesen. Nun sieht er sich im Traum der neunten Fastennacht wieder wie vor 25 Jahren als einfacher Platzarbeiter. Der ganze Ladeplatz ist mit Ballen und Paketen vollgestopft, so daß er nicht zu den Fahrzeugen durchkommen kann. Er ist darüber sehr aufgebracht und erwacht verärgert. Der Einstieg in das Fasten hat ihn offenbar in

eine Zwangssituation gebracht, die ihn sehr an diese vergangenen Schwierigkeiten erinnert.

2. Frau G. träumte in der ersten Fastennacht vom alten Landhaus ihrer Eltern mit dem großen Hund. Sie saß dort im Wohnzimmer auf dem Schoß ihres ersten Bräutigams, der verstorben ist. Neben sich sah sie ihren jetzigen Gatten sitzen, der teilnahmslos zusah. Also blieb sie sitzen. Es sollte wohl damit ausgedrückt werden, daß sie sich dorthin gehörig fühlte?

3. Auch Frau P. erinnerte sich an ihre erste Jugendliebe, wie schon Jahre nicht mehr. »Ich besuchte »ihn« auf seinem Landgut, saß zu seinen Füßen, die Arme über seinen Knien gekreuzt und schaute – den Kopf aufgestützt – zu ihm auf. Es war so schön, so zu sitzen, und ein bekanntes, echtes Gefühl stieg in mir auf, alles stimmte. Ich dachte, falls seiner Frau einmal etwas passieren sollte, hoffe ich, daß wir zusammenfinden!« Frau P. war überrascht, nach so langer Zeit – sie waren beide verheiratet und hatten Kinder – noch solch starke Gefühle für »ihn« zu empfinden. Sie empfand diesen Traum nicht als enttäuschend, sondern als beglückend.

Akute seelische Erschütterungen drängen zu einer Lösung

Frau W. hat vor knapp einem Jahr ihren Ehemann verloren und große Mühe, mit ihrer neuen Situation fertig zu werden. In der dritten Fastennacht sieht sie sich im Traum an einem Abgrund stehen und fürchtet hinabgezogen zu werden. In der fünften Fastennacht sieht sie sich im Traum an der Mauer einer ihr völlig unbekannten Burg hängen, kann sich aber wieder hinaufziehen und ist überrascht, daß sie die Kraft dazu hatte. In der 14. Fastennacht geht sie wiederum im Traum über eine große Brücke unbeschwert in eine schöne Hügellandschaft hinein, wie sie sie von ihrer Heimat her kennt. Die Patientin gibt an, daß

sie wieder Mut gefaßt habe und sich ihr im Fasten ganz neue Möglichkeiten aufgezeigt hätten. Sie hat sich entschlossen, ihren jetzigen Wohnsitz aufzugeben und wieder nach Hause zurückzukehren und fühlt sich durch diesen Entschluß sehr erleichtert.

Euphorische Träume im Fasten

In vielen Träumen kommt auch eine freudig gehobene, fast euphorische Stimmung zum Ausdruck.

1. Frau B. berichtet von einem Traum am 14. Fastentag: »Ich saß an einem breiten Fenster und sah auf eine herrliche Landschaft. Das Meer war tief dunkelblau und der Himmel desgleichen. Die Felsen waren von einem roten Ton, alle Farben waren intensiv leuchtend. Es strahlte, trotz der Nacht, ein überirdisches Leuchten über allem. Das Schönste dabei war, daß ich ein solch unbeschreibliches Glücksgefühl empfand wie nie zuvor. Es durchströmte mich förmlich, es war einzig schön. Hinter mir befand sich ein großer Saal, dessen Rückwand mit schönen Intarsien eingelegt war. Dort bewegten sich fremdländische Menschen in Mandarinkleidern. Danach strömte eine große Menschenmenge von Europäern in den Saal, dann war der Traum aus.« Die über 70jährige körperlich gesunde Patientin wollte dazu keinen weiteren Kommentar geben. Sie starb ein Jahr später ohne vorherige Symptome an einem plötzlichen Herzversagen.

2. Herr N. wollte in seinen Ferien eigentlich mit seinen Freunden eine Reise durch Amerika unternehmen. Stattdessen folgte er dem Rat seines Hausarztes, als vielbeschäftigter Geschäftsmann etwas für seine Gesundheit zu tun. Er war zu schwer und der Blutdruck zu hoch, fastete aber leicht. Am sechsten Fastentag träumte er: ». . . Ich fliege im Jet nach Las Vegas und stehe dort in einer bunten Menschenmenge am Spieltisch. Auf einmal kommen die Chips von allen Seiten auf mich zugerollt. Ich kann es

kaum fassen, ich habe 80 000 Dollar gewonnen!«

Sein immer noch unbefriedigter Reise- und Erlebnisdrang hatte sich wohl bei ihm mit der optimistisch gehobenen Fastenstimmung zu diesem Bild des Erfolgs und Glücksgefühls verdichtet. Er hat »gewonnen«!

Bedeutungstraum

Große, für den einzelnen tief bedeutsame Träume werden allenfalls einmal angedeutet, nur selten berichtet.

1. Herr H. teilte mir einen solchen ihn tief beeindruckenden Traum vom 18. Fastentag mit: »Ich komme in einen großen Festsaal mit vielen Menschen, in dem ein auserlesenes Diner serviert wird, und bitte den Ober, mir für mein Frühstück eine ruhige Ecke anzuweisen. Ich werde zu einem kleinen Tisch an der Seite geführt, wo mir ein Herr gegenübersitzt, dessen Erscheinung mich tief beeindruckt. Er schaut mich unmittelbar groß, ganz dunkel, aber klar an. Er kommt mir sehr bekannt vor, ich muß ihm schon einmal begegnet sein. Im Traum denke ich, ob ich von ihm vielleicht schon einmal geträumt habe? Während er meinem Blick entschwindet, kommen mir plötzlich Gedanken, so, als ob er sie mir übertragen hätte. Es wird mir unmittelbar bewußt, wie in mir und in allen Menschen die Ordnung verstellt ist. Alle Rhythmen und Zyklen sind ein klein wenig gegeneinander verschoben, es ist alles nur noch ungefähr richtig, aber nicht mehr wirklich wahr, schon in mir selber, nicht erst außerhalb der Welt. Es wird mir klar, daß weder von mir noch von der Welt oder sonstwoher die Wiederherstellung der Ordnung möglich ist. Dann sehe ich das Bild des auferstandenen Christus.«

Dem ist an Aussagekraft nichts weiter hinzuzufügen.

2. Herr K. G., ein 70jähriger engagierter Waldbesitzer und Jäger, fastete jetzt zum dritten Mal wegen eines erheblichen Übergewichts mit langjähriger Hypertonie, die bereits zu einer Myokardläsion und Aorteninsuffizienz geführt hatte. Aus seinem Betrieb, den jetzt der Sohn leitete, hatte er sich noch nicht ganz zurückgezogen. In der Ruhe des Fastens und im Abstand von zu Hause ventilierte er neue unternehmerische Pläne. Am zwölften Fastentag träumte er: ». . . Ich bin beim Bundeskanzler zur Jagd eingeladen und will mit der Bahn dorthin fahren. Auf dem Weg zum Bahnhof durch eines seiner Waldstücke, in denen die Winterstürme arg gehaust hatten, kam ich an einem umgeknickten Tännchen vorbei, das ich *unbedingt* noch schnell wiederaufrichten und anbinden *mußte*. Inzwischen war der Zug abgefahren, so daß ich an der Jagd nicht mehr teilnehmen konnte.«

Im nachfolgenden Gespräch kam ihm der Gedanke, daß mit dem umgeknickten Tännchen sein *eigener Lebensbaum* gemeint sein könnte, der, angeschlagen, wie er war, der Aufrichtung und Stützung *unbedingt* bedurfte. Im Traumbild fand er dann die Richtigkeit seiner Entscheidung, sich von der *Hetzjagd* des Geschäftslebens zurückzuziehen und mehr für seine Gesundheit zu tun, bestätigt.

In seiner Jägerzeitschrift hatte der Patient gelesen, daß Bundeskanzler Kohl, ebenfalls ein passionierter Jäger, mit dem ihn hinsichtlich Körpergröße und Bauchumfang eine gewisse Ähnlichkeit verbindet, sich ebenfalls zur Fastenkur begeben habe. Das kritische Fazit dieser Traumreflexion war: »Es ist schon später, als du denkst.« Davon war Herr K. tief beeindruckt.

Eine fastentypische Traumserie

Frau P. H. kam auf den Rat einer Bekannten zum ersten Mal zum Fasten, um ihr Übergewicht im Klimakterium nebst einigen unliebsamen Begleiterscheinungen abzubauen. Während der ganzen 18tägigen

Fastenzeit träumte sie in einer ihr ungewohnten Lebhaftigkeit, so daß sie die Träume aufschrieb.

1. Traum: Gefahr im Verzug (3./4. Fastentag)

»Eine Bekannte sollte mein Auto auf dem Parkplatz abstellen. Sie fuhr damit erst in einen Gartenzaun, dann an eine Mauer. Aber sie hörte nicht auf zu fahren, bis sie in einem Graben mit Totalschaden landete.«

Die Patientin hatte in den ersten beiden Tagen Kopfschmerzen bekommen, danach Schwindelerscheinungen und Einschlafstörungen, so daß sie nicht gerade in optimistischer Stimmung war.

Sie verstand, daß mit dem Auto sie selbst gemeint sei, die auf den Rat und unter Führung jener Bekannten im Begriff sei, eine Bruchlandung zu erleiden. Doch ging es ihr bald etwas besser und sie war fest entschlossen, sich nicht unterkriegen zu lassen.

2. Traum: Schluß mit der Mißwirtschaft (5./6. Fastentag)

»Bei einer Wahl wurde gemogelt und es wurde ein Kommunist Bürgermeister. Dieser wurde jedoch erschossen und ein neuer Bürgermeister gewählt.«

Sie hat »tabula rasa« gemacht und die anfängliche Mißstimmung vom Tisch gefegt. Es ging von Tag zu Tag besser.

3. Traum: Gefühl der Erleichterung und Befreiung von altem Ballast (8./9. Fastentag)

»Bei einer Betriebsprüfung durch das Finanzamt wollten die Beamten nur etwas zu trinken haben anstelle der sonst üblichen Mahlzeit. Plötzlich gab es einen Wasserrohrbruch und sämtliche Akten wurden fortgespült.«

Die Patientin war beeindruckt, daß man so viele Tage lang so streng nur mit Flüssigkeit leben und aktiv sein kann. Außerdem war sie bei ihrer chronischen Stuhlverstopfung fasziniert von den reichlichen Stuhlabgängen, zuerst mit dem Glaubersalz, dann nach den Einläufen. Auch hatte sie sich anfangs immer wieder an die unerledigte Arbeit auf ihrem Schreibtisch zu Hause erinnert. Jetzt war ihr diese völlig gleichgültig geworden. Der Traum hat dies alles zu einem Bild »verdichtet«.

4. Traum: Kritischer Stimmungseinbruch (10./11. Fastentag)

»Ich mußte bei fremden Leuten den Haushalt führen. Während ich sauber machte, stellte der Hausherr alle Möbel hinaus in den Regen. Dort wurden sie weich wie Pappe. Und ich sollte wieder richtige Möbel daraus machen.« Gleich danach:

»Für jemand sollte ich Kleider nähen. Die paßten überhaupt nicht, und ich mußte den ganzen Stoff bezahlen!«

Die Patientin war »sauer«. Sie hatte zwei Tage nicht an Gewicht abgenommen und die Falten im Gesicht und am Hals machten ihr Sorgen. Auch hatte sie mehr am Busen anstatt am Reithosenspeck abgenommen. Sie fühlte sich »in den Regen gestellt«, die Haut wurde schlapp wie Pappe, und ihre Kleider paßten nicht mehr. Und dafür mußte sie auch noch viel Geld bezahlen!

5. Traum: Überwindung der Mißstimmung (13./14. Fastentag)

»Mit einem Streifenwagen fuhr ich mit zwei Polizisten Streife. Wir fingen zwei Einbrecher. Unser Hund, Dalmatiner oder Dogge, biß einem ebensolchen Hund die Kehle durch und schleppte ihn ans Auto.«

Die Patientin hatte tags zuvor einen Polizeiwagen mit Blaulicht und Martinshorn durch die Stadt fahren sehen. Sie hatte noch einmal kräftig an Gewicht abgenommen, einen richtigen »Gewichtseinbruch« erlebt. Jetzt gewannen die »Ordnungskräfte« in ihr wieder die Oberhand und der »innere Schweinehund« wurde überwunden.

6. Traum: Erfolgserlebnis (14./15. Fastentag)

»Meine Tochter spielte in einem Film mit, in dem auch Schauspieler agierten, die schon längere Zeit nicht mehr leben. Der Film wurde ein großer Erfolg.«

Die Patientin war jetzt mit ihrem Formwandel sehr zufrieden, zumal sich inzwischen der Hautturgor wieder wesentlich gebessert hatte. Sie erzählte mir, daß sie jetzt schlanker sei als ihre Tochter, die als Schauspielerin sehr auf ihr Gewicht bedacht sei.

In dem eben abgelaufenen »Fastendrama« sind die alten Figuren, die darin noch mitspielten, gestorben. Die Patientin fühlt sich verjüngt und kann sich mit ihrer jungen, attraktiven Tochter identifizieren. Ein voller Erfolg!

7. Traum: Euphorie (17./18. Fastentag)

»Wie ein Maikäfer pumpe ich mich auf und fliege im ganzen Haus umher bis unter die Decke. Ich brauche nicht mehr zu gehen. Türen sind kein Hindernis, ich fliege durch sie hindurch.«

Diesen Traum hatte die Patientin als Kind öfter gehabt, inzwischen aber schon länger nicht mehr. Sie fühlt sich frei, froh und beweglich, wie schon sehr lange nicht mehr.

8. Traum: Ernüchternde Vorbereitung auf den Alltag zu Hause (4. Aufbautag, vor der Abreise)

»Ich soll in einer Baufirma mit der Arbeit anfangen: ganz allein eine Baugrube ausheben. Ich komme zu spät und bekomme deshalb im Personalbüro keinen Kaffee mehr.«

Die Patientin hatte beim Spaziergang eine Baustelle passiert, an der Arbeiter mit Schaufeln hantierten. Sie hatte sich gewundert, daß kein Bagger da war. An ihrer jetzigen Arbeitsstelle kommt sie sich wie ein Kuli vor, von dem man Unzumutbares verlangt. Sie würde gern den Arbeitsplatz wechseln, müßte dafür aber manche Vergünstigung aufgeben.

An dieser kleinen Auswahl soll gezeigt werden, daß den Träumen im Fasten eine besondere Bedeutung zukommt und sie deshalb Beachtung verdienen. Sie bringen nicht nur die aktuelle Problematik, sondern auch die innere Einstellung dazu und oft die richtige Lösung mit zum Ausdruck. Es ist, als ob die fastende Seele im Schlaf um Hilfe ruft und im Traum eine Antwort bekommt, da, wo das rationale Verständnis nicht mehr ausreicht, wo die Versuchung die eigene Widerstandskraft zu übersteigen droht, wo man sich dem Abgründigen hilflos ausgeliefert sieht. Träume im Fasten können unbewußte Gebete der tiefen Seele sein, die Erhörung finden (*26, 107, 227*).

Aber auch unbewältigte Erlebnisreste treten als kritische Selbsterfahrung gewissermaßen als Autoanalyse in Erscheinung und können so zur Problemlösung und damit zur inneren Entkrampfung beitragen.

Fassen wir noch einmal die drei wichtigsten Aufgaben der allnächtlich ablaufenden Träume kurz zusammen (s. a. Kapitel Schlaf)

1. Löschen banaler Probleme, die ihren Sinn erfüllt haben, bzw. von Eindrücken, die das Behalten nicht lohnen. Entlastung der Gedächtnisfunktion.

2. Aufarbeitung von Problemen bzw. Suche nach Problemlösung, Harmonisierung von Gemütsbewegungen, Wiederherstellung des Selbstwertgefühls.

3. Individuell bedeutsame Warn- bzw. Informationsträume, hellsichtige und prophetische Träume.

Diese Aktivierung des Unterbewußtseins durch lebhafte Träume legt die psychologische Hilfestellung da nahe, wo das Wissen, die Einsicht und die Seelenkraft des Fasters zur Selbsthilfe nicht ausreicht. Da die Bedeutung der Trauminhalte nach den diversen psychologischen Schulen (*Freud, Adler, Jung* etc.) sehr unterschiedlich ausfällt, legten wir – wie schon gesagt – größten Wert darauf, den träumenden Faster die Kausalzusammenhänge soweit als möglich selber finden zu lassen und nur nach Bedarf Denkanstöße zu geben.

Psychotherapie, Schulung des Eßverhaltens

Als zusätzlich bedeutsame Hilfe hat sich die Psychotherapie bei der Nikotin- und Alkoholentwöhnung sowie den Störungen des Eßverhaltens bewährt. In der dem Fasten nachfolgenden diätetischen Aufbauzeit ist die Bereitschaft zur Normenkontrolle der Appetenz im weitesten Sinne besonders groß. In Verbindung mit den visuellen Eindrücken einer *Lehrküche* wird das Maßhalten gewissermaßen optisch standardisiert und zudem auf die Bevoratungsmenge im Kühlschrank, in Küche und Keller ausgedehnt. Damit lassen sich die Langzeiterfolge in der Adipositasbehandlung zweifellos verbessern (*98, 110, 299*).

Gräben zwischen einer betont somatischen Medizin, die zu wissen glaubt, was Körper sei (anatomisch, biochemisch etc.) und einer psychologischen Medizin, die zu wissen vorgibt, was Seele sei (Reflexmechanismus etc.) versucht die psychosomatische Medizin zu überbrücken. Bedeutende Grundlagen sind erarbeitet worden (*154, 291*), doch werden sich die subtilsten leib-seelischen Verzahnungen rationell nie vollständig klären lassen. Leben ist eben bedeutend mehr, als alle noch so scharfsinnigen Abstraktionen. Das soll jedoch nicht daran hindern, die psychosomatischen Zusammenhänge erfahrungsgemäß in die diagnostischen und therapeutischen Überlegungen mit einzubeziehen. Hilfreich ist die Unterteilung in psychosomatische Erkrankungen im engeren und solche im weiteren Sinn. Zu den ersteren gehören: essentielle Hypertonie, Asthma bronchiale, Ulcus duodeni, Ulcus ventriculi und Migräne; zu den letzteren: Colitis ulcerosa, atopisches Ekzem, Urtikaria, rheumatische Arthritis. Die Grenzen sind unscharf. Im allerweitesten Sinn gibt es wohl keine Krankheit, die nicht wenigstens teilweise psychisch mitbedingt ist. Alle die beschriebenen Krankheitsbilder gehören zum Indikationsbereich des Fastens, das sowohl auf dem vegetativ-animalischen Regelkreis, wie auf der psychosozialen Situationsebene wirksam wird (s. S. 94f).

Vom willentlichen Verzicht zur zwanglosen Bedürfnislosigkeit. Fasten als geistige Übung

Bis hierher haben wir das Fasten als die ursprünglichste Verhaltensweise kennengelernt, die alle natürlichen Heilkräfte und verfügbaren Kraftreserven für die Gesundung wie die Gesunderhaltung des Körpers und der Seele zu mobilisieren vermag. Auch wenn damit eine deutlich erhöhte Lebenserwartung zu erreichen ist, bewegen wir uns dabei immer nur im zeitlich begrenzten Lebensbereich unserer sterblichen Person.

Unter Persona wurde im alten Rom die Maske eines Darstellers verstanden, der damit eine bestimmte Charakterrolle im Schauspiel auszudrücken hatte. Auf unsere heutige Situation übertragen, heißt dies, daß jeder von uns im Zusammenwirken von Erbgut und lebensgeschichtlichen Einflüssen eine solche Maske (Persona) entwickelt. In dieser historischen Person repräsentiert sich unsere bürgerliche Existenz mit Namen, Vornamen, Geburtstag, Geburtsstunde und -ort, Beruf, Staatsangehörigkeit, Familienstand und Fingerabdruck. Sie kann sowohl mit dem Verlust des Personalausweises wie mit dem Tod verloren gehen. Also: »Memento mori!«

Aus der im Fasten gewonnenen kritischen Distanz zur eigenen Person erwachsen neue Einblicke in die Bedeutung unserer Denkprozesse. Es ist nicht gleichgültig, welchen Gedanken wir Einlaß gewähren in den innersten Seelenraum und welchen wir den Zugang verwehren. Genauso wenig ist es gleichgültig, welche Nahrung wir unserem Körper zuführen. Der Mensch wird im Lauf seines Lebens nicht nur das, was er ißt, sondern mehr noch das, was er denkt.

Unser Leben ist angefüllt von Umwegen, auf denen wir uns vom eigentlichen Ziel haben ablenken lassen. Ein gewisser Trost ist zu wissen, daß alle »unterwegs« (*Buchinger*), »Wanderer zwischen zwei Welten« (*Flex*) sind. Mit Geduld und Demut führen auch viele kleine Schritte zum Ziel, ein »ewig strebendes Bemühen« wird letztlich belohnt und Unwissenheit und Lüge in uns und außerhalb überwunden. Zwei Kräfte allein können uns durch ihre Zusammenwirkung diesem höchsten Ziel näherbringen, schreibt *Sri Aurobindo*: »die unablässige Anrufung im Gebet von unten und die antwortende höchste Gnade von oben.« Dabei ist das Gebet als ein ununterbrochener Dialog mit der höchsten Instanz das Allerwichtigste im Leben. Nur aus der antwortenden höchsten Gnade erwächst uns die Kraft, verzichten zu können und aus dem Fasten eine segensreiche geistige Übung zu machen, uns dem anderen zu öffnen und hilfreich zuzuwenden. Beten, Fasten und Almosen zu geben empfiehlt der Meister nicht nur bei den schwersten Krankheitsfällen, sondern auch, um mit den größten Lebensschwierigkeiten fertig zu werden. Das Beten öffnet den Weg zum Verzicht, und das Fasten vertieft das Gebet. Mit beidem wächst das Vertrauen in die höhere Führung und damit die innere Freiheit von materiellen Zwängen und Abhängigkeiten. Der Weg zurück zum Einfachen wird wieder frei, auch für den, der mit *Eugen Roth* auf der obersten Erfolgssprosse des Lebens angekommen ist:

Ein Mensch gelangt mit Müh und Not
vom Nichts zum ersten Stückchen Brot

Vom Brot zur Wurst geht's dann schon besser;
der Mensch entwickelt sich zum Fresser.
Und sitzt nun, scheinbar ohne Kummer,
als reicher Mann bei Sekt und Hummer.
Doch sieh', zu Ende ist die Leiter:
vom Hummer aus geht's nicht mehr weiter.
Beim Brot, so meint er, war das Glück,
doch findet er nicht mehr zurück.

Gewiß läßt sich das Rad der Ereignisse nicht zurückdrehen, doch kann der Mensch den Zugang zu diesem einfachen Glück nocheinmal wiederfinden – mit einem angemessenen Fasten. Wie herrlich schmeckt nach einem zwei- oder dreiwöchigen Fasten die einfache Kartoffelsuppe zum Fastenbrechen. Aber nicht nur der Appetit, sondern auch ein sonstwie überzogenes Anspruchsdenken schrumpft wie von selbst wieder zum Normalmaß zurück. Nirgends wird einem deutlicher, wie wenig man eigentlich zum Leben braucht. Aus dieser Fastenerfahrung erwächst Bescheidenheit und ein geschulter Blick für das richtige Maß und die notwendige Auswahl – auch in jeder anderen Hinsicht (die klassische Sophrosyne). So verändert der Faster seine Einstellung zum Leben, oft plötzlich und umfassend, meist nur schrittweise. Übt man das Fasten regelmäßig – etwa jährlich – so verändert sich nicht nur die Weltsicht des Fasters, sondern sein Wesen, sein Leben selber. Der Weg zu einer höheren Integrationsstufe des Lebens – zum »Eigentlichen« – ist damit beschritten (*27*). Dazu ein Wort Gandhis:

»Das Fasten mit dem Ziel, einen vollkommeneren Ausdruck seiner selbst zu erreichen, die Kraft, zu geistiger Dominanz und Führung leiblicher Bedürfnisse zu gelangen, ist eine der wirkungsvollsten Maßnahmen für den Fortschritt unserer menschlichen Entwicklung!«

Anhang

Texte zur Meditation

Aus dem »Cherubinischen Wandersmann« von *Angelus Silesius*:

Wer in sich selbst das ewige Wort erkennen will,
der weise Lärm und Unrast ab und werde still.

Wer in sich selber sitzt, der höret Gottes Wort,
in tiefer Seelenruh, ganz ohne Zeit und Ort.

Nichts ist, das dich bewegt, du selber bist das Rad,
das aus sich selbsten läuft und keine Ruhe hat.

Mensch, was du liebst, in das wirst du verwandelt werden,
Gott wird du, liebst du Gott, und Erde, liebst du Erden.

Das edelste Gebet ist, wenn der Beter sich in das, wovor er kniet, verwandelt inniglich.

Geschäftig sein ist gut, noch besser aber beten,
am besten stumm und still vor Gott den Herren treten.

Das Antlitz Gottes sehen ist alle Seligkeit,
von ihm verstoßen sein, das größte Herzeleid.

O Mensch, wo läufst du hin, der Himmel ist in dir,
suchst du ihn anderswo, du fehlst ihn für und für.

Friedrich Rückert:

Vor Jedem steht ein Bild des, das er werden soll.

Solang er das nicht ist, ist nicht sein Friede voll!

Rainer Maria Rilke:

Ich lebe mein Leben in wachsenden Ringen, die sich über die Dinge ziehn,
ich werde den letzten vielleicht nicht vollbringen, aber beginnen will ich ihn.

Wolle die Wandlung!

Wilhelm Busch:

Haß als minus und vergebens wird vom Leben abgeschrieben,
positiv im Buch des Lebens steht verzeichnet nur das Lieben,
ob ein Minus oder Plus uns verblieben,
zeigt der Schluß.

Christian Morgenstern:

Es leiht mir wunderbare Stärke
die Zuversicht, daß nimmermehr ich sterbe.

Ganz im Innern meiner selbst weiß ich gewiß,
mitten im Inferno lebe ich im Paradies.

Ich tue dies, weil ich es mir selbst schuldig bin.

Wer Lebendiges will verstehen,
muß ins Land des Todes gehen.

Noch haben wir an allem innerlich noch teil,
was außer uns an Bösem irgendwo geschieht.
Auch dies zu überwinden, führt allein zum Heil!

Ein Jeder soll den Weg des Andern achten,
wo zwei sich redlich zu vollenden trachten.

Das Wunder ist das einzige Reale,
es gibt nichts außer ihm!

Ich habe nur einen wahren und wirklichen
Feind auf Erden,
und das bin ich selbst.

Omar Khayyam:

Ich sandte meine Seele ins Unsichtbare hinaus,
damit sie etwas vom Leben nach dem Tod
ergründe,
doch bald schon kehrte sie zu mir nach
Haus:
ich selbst bin Himmel und Hölle.

Fundierte Ausrichtung und geistige Nahrung aus der Bibel geben auch die Bücher
von Dr. *Joseph Murphy*. Eines seiner Gebete lautet:

Ich bin jetzt von Gott geführt.
Seine Liebe erfüllt meine Seele.
Gott inspiriert mich und erhält meinen Le-
bensweg,
gegen Jedermann strahle ich Liebe und guten Willen aus.
Mein Leben verläuft jederzeit unter göttli-
chem Gesetz.

Nachfastendiät, Rezepte, Pläne

Aufbauplan A

1. Aufbautag (600 kcal)

		kcal			kcal
morgens:	15 g Weizenbrei mit 100 g Apfelmus	80	15 Uhr:	Tee mit 2 Sch. Zwieback	40
	2 Backpflaumen (50 g)	100			
	Kräutertee oder Malzkaffee	–			
			abends:	1 St. Melone (200 g)	30
mittags:	Grüner Salat	20		1 T. Gemüsesuppe	30
	100 g Kartoffelbrei	100		1 Sch. Knäckebrot	40
	150 g Spinat mit 5 g Hefeflocken	50		50 g Kräuterquark	50
	100 g Dickmilch	60		Kräutertee oder Malzkaffee	–

2. Aufbautag (800 kcal)

		kcal			kcal
morgens:	1 Feige (25 g, eingeweicht)	70	15 Uhr:	1 Bioghurt (150 g)	60
	1 Sch. Grahambrot (25 g)	70			
	50 g Kräuterquark pikant	50			
	Kräutertee oder Malzkaffee	–	abends:	1 St. Frischobst (100 g)	50
				Eierförmchen (1,5 Eier)	130
mittags:	Kopfsalat mit Möhrenrohkost	60		1 Tomate	20
	15 g Reis	50		1 Sch. Knäckebrot	40
	2 St. Tomatengemüse	40		1/4 Gervais oder ca. 1/2 Buko	80
	10 g geriebener Käse	30		+ Kümmel	
	1 Apfel (100 g)	50		Kräutertee oder Malzkaffee	–

3. Aufbautag (1 200 kcal)

		kcal			kcal
morgens:	2 Backpflaumen (50 g)	100	15 Uhr:	1 St. Obst (200 g)	100
	1 kleines Müsli	120			
	1 Weizenschrotbrötchen	80			
	5 g Reform-Margarine	30			
	15 g Honig	50			
	Kräutertee oder Malzkaffee	–			
			abends:	1 St. Frischobst	100
mittags:	Gemischte Salatplatte	60		Hirsotto mit Tomatentunke u.	90
	1 Tasse Gemüsebrühe	–		3 Sch. Soja-Zart	190
	200 g Pellkartoffeln mit	180			
	100 g Kräuterquark	100		Kräutertee oder Malzkaffee	–

4. Aufbautag (1 600 kcal)

		kcal			kcal
morgens:	2 Backpflaumen	100	15 Uhr:	1 St. Obst (200 g)	100
	1 kleines Müsli	120			
	1 Weizenschrotbrötchen	80	abends:	1 St. Frischobst	100
	50 g Quark pikant	50		Warmspeise (s. S. 208)	180
	15 g Honig	50		1/4 Gervais + 1/2 Tomate	80
	Kräutertee oder Malzkaffee	–		2/3 Camembert	90
				1 Sch. Grahambrot oder	
mittags:	Salatplatte	60		2 Sch. Knäckebrot	75
	Warmspeisen nach Plan	400		10 g Reform-Margarine	75
	Fruchtcocktail	40		Kräutertee oder Malzkaffee	–

Aufbauplan B mit verminderter Kalorienzahl

1. Aufbautag (500 kcal)

		kcal			kcal
morgens:	15 g Weizenbrei mit 100 g Apfelmus	80	15 Uhr:	Tee mit 1 Sch. Zwieback	20
	2 Backpflaumen (50 g)	100			
	Kräutertee oder Malzkaffee	–			
mittags:	Grüner Salat	20	abends:	1 T. Gemüsesuppe	30
	50 g Kartoffelbrei	50		1 Sch. Knäckebrot	40
	150 g Spinat mit 5 g Hefeflocken	50		50 g Kräuterquark	50
	100 g Dickmilch	60		Kräutertee oder Malzkaffee	–

2. Aufbautag (750 kcal)

		kcal			kcal
morgens:	1 Feige (25 g, eingeweicht)	70	15 Uhr:	1 Bioghurt (150 g)	60
	50 g Kräuterquark pikant	50			
	Kräutertee oder Malzkaffee	–	abends:	1 St. Frischobst (100 g)	50
				Eierförmchen (1,5 Eier)	150
mittags:	Kopfsalat mit Möhrenrohkost	60		1 Tomate	20
	15 g Reis	50		1 Sch. Knäckebrot	40
	2 St. Tomatengemüse	40		1/4 Gervais oder ca. 1/2 Buko	80
	10 g geriebener Käse	30		+ Kümmel	
	1 Apfel (100 g)	50		Kräutertee oder Malzkaffee	–

3. Aufbautag (1 000 kcal)

		kcal			kcal
morgens:	2 Backpflaumen (50 g)	100	15 Uhr:	1 St. Obst (200 g)	100
	1 kleines Müsli	120			
	1 Scheibe Knäckebrot	40			
	15 g Honig	50			
	Kräutertee oder Malzkaffee	–			
mittags:	Gemischte Salatplatte	60	abends:	Hirsotto mit Tomatentunke u.	90
	1 Tasse Gemüsebrühe	–		2 Sch. Soja-Zart	120
	200 g Pellkartoffeln mit	180		1 Sch. Knäckebrot	40
	100 g Kräuterquark	100		Kräutertee oder Malzkaffee	–

4. Aufbautag (1 200 kcal)

		kcal			kcal
morgens:	1 kleines Müsli	120	15 Uhr:	1 St. Obst (200 g)	100
	2 Backpflaumen (eingeweicht)	100		1 Bioghurt 150 g	60
	1 Weizenschrotbrötchen	80			
	Kräutertee oder Malzkaffee	–	abends:	1 St. Frischobst	100
				red. Warmspeise (s. S. 208)	100
mittags:	Salatplatte	60		1/4 Gervais + 1/2 Tomate	80
	red. Warmspeise nach Plan	300		1 Sch. Grahambrot	60
	Fruchtcocktail	40		Kräutertee oder Malzkaffee	–

Aufbauplan C ohne Rohkost

1. Aufbautag (ca. 600 kcal)

		kcal			kcal
morgens:	15 g Weizenbrei mit 100 g Apfelmus	80	15 Uhr:	Tee mit 1 Sch. Zwieback	20
	2 Backpflaumen (50 g, eingeweicht)	100			
	Kräutertee oder Malzkaffee	–			
			abends:	50 g Banane (1/2)	50
mittags:	1 kl. Glas Möhrensaft	20		1 T. Gemüsesuppe	30
	100 g Kartoffelbrei	100		1 Sch. Knäckebrot	40
	150 g Spinat mit 5 g Hefeflocken	50		50 g Kräuterquark	50
	100 g Dickmilch	60		Kräutertee oder Malzkaffee	–

2. Aufbautag (ca. 800 kcal)

		kcal			kcal
morgens:	1 Feige (25 g, eingeweicht)	70	15 Uhr:	1 Bioghurt (150 g)	60
	1 Sch. Grahambrot	70			
	50 g Kräuterquark pikant	60			
	Kräutertee oder Malzkaffee	–			
			abends:	100 g Birnenkompott	50
mittags:	200 g Möhrensaft	50		Eierförmchen (1,5 Eier)	130
	15 g Reis	50		1 kl. Glas Tomatensaft	20
	2 St. Tomatengemüse	40		1 Sch. Knäckebrot	40
	10 g geriebener Käse	30		1/4 Gervais + Kümmel	80
	100 g Apfelmus	50		Kräutertee oder Malzkaffee	–

3. Aufbautag (ca. 1 200 kcal)

		kcal			kcal
morgens:	2 Backpflaumen (50 g, eingeweicht)	100	15 Uhr:	1 Bioghurt (150 g)	60
	1 kleines Müsli	120		1 Sch. Knäckebrot	40
	1 Weizenschrotbrötchen	80			
	5 g Reform-Margarine	30			
	15 g Honig	50			
	Kräutertee oder Malzkaffee	–			
			abends:	200 g Apfelkompott	100
mittags:	200 g Möhrensaft	60		Hirsotto mit Tomatentunke u.	90
	1 T. Gemüsebrühe	–		40 g Tartex	100
	200 g Pellkartoffeln mit	180		2 Sch. Knäckebrot	80
	100 g Kräuterquark	100		Kräutertee oder Malzkaffee	–

4. Aufbautag (ca. 1 600 kcal)

		kcal			kcal
morgens:	2 Backpflaumen (50 g, eingeweicht)	100	15 Uhr:	200 g Kompott	100
	15 g Weizenbrei mit 100 g Apfelmus	80			
	1 Weizenschrotbrötchen	80			
	50 g Quark	50	abends:	Warmspeise (s. S. 208)	200
	15 g Honig	50		1/4 Gervais + Kümmel	80
	Kräutertee oder Malzkaffee	–		2/3 Camembert	90
				1 Sch. Grahambrot oder	
mittags:	200 g Möhrensaft	60		2 Sch. Knäckebrot	80
	Warmspeise nach Plan	500		10 g Reform-Margarine	80
	Quarkspeise	50		Kräutertee oder Malzkaffee	–

Aufbauplan D mit Berechnung bei Diabetes mellitus

1. Aufbautag (600 kcal = KH 100 g, F 10 g, E 30 g)

morgens:	15 g Weizenbrei mit 100 g Apfelmus	15 Uhr: ½ Pampelmuse
	Kräutertee oder Malzkaffee	
		abends: 1 Apfel (150 g)
10 Uhr:	100 g Dickmilch	1 T. Gemüsesuppe
		1 Sch. Knäckebrot
mittags:	Grüner Salat	50 g Kräuterquark
	100 g Kartoffelbrei	Kräutertee oder Malzkaffee
	150 g Spinat mit 5 g Hefeflocken	
	1 Bioghurt (150 g)	21 Uhr: 1 Gl. Buttermilch

2. Aufbautag (800 kcal = KH 100 g, F 20 g, E 50 g)

morgens:	2 Sch. Knäckebrot	15 Uhr: 1 Bioghurt (150 g)
	5 g. Reform-Margarine	
	50 g Kräuterquark	
	Kräutertee oder Malzkaffee	
10 Uhr:	½ Pampelmuse	abends: Eierförmchen (1,5 Eier)
		1 Tomate
mittags:	Salatteller	1 Sch. Knäckebrot
	15 g Reis	¼ Gervais + Kümmel
	Tomatengemüse	Kräutertee oder Malzkaffee
	10 g geriebener Käse	
	100 g Apfelmus	21 Uhr: 1 Gl. Buttermilch

3. Aufbautag (1 000 kcal = KH 120 g, F 30 g, E 30 g)

morgens:	1 kleines Müsli	15 Uhr: ½ Pampelmuse
	1 Weizenschrotbrötchen	
	5 g Reform-Margarine	
	1 Tomate	
	Kräutertee oder Malzkaffee	
10 Uhr:	100 g Dickmilch	
		abends: Frischobst
mittags:	gemischte Salatplatte	Hirsotto mit Tomatentunke u.
	1 T. Gemüsebrühe	1 Soja-Würstchen
	100 g Pellkartoffeln	Kräutertee oder Malzkaffee
	50 g Kräuterquark	
	100 g Diabetikerkompott	21 Uhr: 1 Gl. Buttermilch

4. Aufbautag (1 200 kcal = KH 120 g, F 40 g, E 80 g)

morgens:	1 kleines Müsli	15 Uhr: 1 Bioghurt (150 g)
	1 Weizenschrotbrötchen	
	50 g Kräuterquark	
	1 Tomate oder 1 St. Melone	abends: Frischsalat
	Kräutertee oder Malzkaffee	reduzierte Warmspeise (s. S. 208)
		1 Sch. Knäckebrot
10 Uhr:	1 Apfel (150 g netto)	¼ Gervais
		Frischobst
mittags:	Salatplatte	Kräutertee oder Malzkaffee
	Warmspeise nach Plan	

Aufbauplan E (ohne Milchprodukte)

1. Aufbautag (ca. 600 kcal)		kcal			kcal
morgens:	15 g Weizenbrei mit 100 g Apfelmus	80	15 Uhr:	Tee mit 2 Sch. Zwieback	40
	2 Backpflaumen (50 g, eingeweicht)	100			
	Kräutertee oder Malzkaffee	–			
			abends:	1 St. Melone (200 g)	30
mittags:	1 kl. Glas Möhrensaft	20		1 T. Gemüsesuppe	30
	100 g Kartoffelschnee	100		1 Sch. Knäckebrot	40
	150 g Spinat mit 10 g Hefeflocken	50		½ Ei – gefüllt	50
	1 Banane	60		Kräutertee oder Malzkaffee	–

2. Aufbautag (ca. 800 kcal)		kcal			kcal
morgens:	1 Feige (25 g, eingeweicht)	70	15 Uhr:	1 St. Obst (200 g)	100
	1 Sch. Grahambrot	70			
	5 g Reform-Margarine	30			
	15 g Honig	50			
	Kräutertee oder Malzkaffee	–			
			abends:	1 St. Frischobst	50
mittags:	Kopfsalat und Möhrenrohkost	60		Eierförmchen (1,5 Eier)	130
	15 g Reis	50		1 Tomate	20
	2 St. Tomatengemüse	40		1 Sch. Knäckebrot	40
	10 g Hefeflocken	–		20 g Tartexaufstrich	50
	100 g Apfelmus	50		Kräutertee oder Malzkaffee	–

3. Aufbautag (ca. 1 200 kcal)		kcal			kcal
morgens:	2 Backpflaumen (50 g, eingeweicht)	100	15 Uhr:	1 St. Obst (200 g)	100
	1 kleines Müsli	120			
	1 Weizenschrotbrötchen	80			
	5 g Reform-Margarine	30			
	15 g Honig	50			
	Kräutertee oder Malzkaffee	–			
			abends:	1 St. Frischobst	100
mittags:	gemischte Salatplatte	60		Hirsotto mit Tomatentunke u.	90
	1 T. Gemüsebrühe	–		3 Sch. Soja-Zart	190
	200 g Pellkartoffeln	180			
	vegetarisches Gulasch				
	(2 Soja-Zart)	100		Kräutertee oder Malzkaffee	–

4. Aufbautag (ca. 1 600 kcal)		kcal			kcal
morgens:	2 Backpflaumen	100	15 Uhr:	1 St. Obst (200 g)	100
	1 kleines Müsli	120			
	1 Weizenschrotbrötchen	80	abends:	1 St. Frischobst	100
	5 g Reform-Margarine	30		Warmspeise (s. S. 208)	200
	1 Tomate	20		1 Sch. Grahambrot	70
	Kräutertee oder Malzkaffee	–		2 Sch. Knäckebrot	80
				10 g Margarine	70
mittags:	Salatplatte	60		1 Gurke	10
	Warmspeise nach Plan	400		50 g pikanter Tartexaufstrich	120
	Fruchtcocktail mit Mandelmus	40		Kräutertee oder Malzkaffee	–

Plan für Warmspeisen
am vierten Nachfastentag abends
(Für eine Person)

Aufbauplan A
Weizensoufflé
20 g Spießkornweizen in Wasser garen, das
abgekühlte Getreide mit 20 g Magerquark
(ca. 2 gehäufte Eßl.), 1/4 Ei und 15 g geriebenem Käse mischen, mit Kräutersalz und
Muskat abschmecken und in ein gefettetes
Förmchen füllen. Im Wasserbad oder im
Backofen ca. 20 Minuten garen bzw. stok-
ken lassen.
(180 kcal)

Aufbauplan C (ohne Rohkost)
Weizensoufflé
Statt 15 g geriebenem Käse 30 g nehmen,
sonst gleiches Rezept wie im Aufbauplan
A.
(200 kcal)

Aufbauplan B und D (verminderte Kalo-
rienzahl und Diabetes)
Schrotbratling
15 g Weizenschrot über Nacht in abgekoch-
tem Wasser einweichen. Mit 1/2 Ei, 1 Teel.
Sojamehl, 1 Teel. Hefeflocken, gehackter
Petersilie, Meersalz und Vitam-R verrühren und in sehr wenig Öl in der Pfanne aus-
backen.
(100 kcal)

Aufbauplan E (ohne Milchprodukte)
Schrotbratling
Wie im Aufbauplan B und D, aber doppelte
Zutatenmenge.
(200 kcal)

Verschiedene Vollwert-Müsli

a) nach *Bircher* variiert	Eiweiß	Fett	Kohlenhydrate	kcal
10 g Weizen geschrotet	1,2	0,2	6,9	35
2 g Sonnenblumenkerne geschrotet	0,3	0,6	0,3	8
2 g Sesam	0,4	1,0	0,4	12
1 g Leinsamen	0,2	0,3	0,1	4
1 g Weizenkeime	0,3	0,1	0,5	4
1 g Rosinen	+	/	0,6	3
20 g Magerquark (1 Eßl.)	3,4	0,2	0,4	18
60 g Apfel	+	/	7,2	30
2 g Nüsse gemahlen	0,3	1,2	0,3	14
1 g Agar-Agar	/	/	+	/
2 g Soja-Milchpulver	0,3	0,5	1,0	10
2 g Honig	+	/	1,6	6
2 g Sanddorn	+	/	1,2	5
2 g Mandeln	0,4	1,1	0,3	13
2 g Zitronensaft	+	/	0,2	1
	6,8 g	5,2 g	21 g	163 kcal
b) nach *Kousmine*	**Eiweiß**	**Fett**	**Kohlenhydrate**	**kcal**
10 g Leinöl (2 Teel.)	+	10,0	/	93
20 g Magerquark (4 Teel.)	3,4	0,2	0,4	18
Saft v. 1/4 Zitrone	+	/	0,8	4
60 g Banane (1/2 Stück)	0,5	/	9,6	60
10 g Weizenschrot	1,2	0,2	6,9	35
4 g grobgemahlene Nüsse	0,6	2,4	0,6	28
	5,7 g	12,8 g	18,3 g	238 kcal

Verwendungsmöglichkeiten von Magerquark

1. Quark pikant (für 1 Person)

Für Brotaufstrich nimmt man 50 g Quark pro Person und rührt mit wenig Milch, Buttermilch oder Sauermilch cremig. Als Hauptgericht, z. B. zu Pellkartoffeln, werden 100−150 g Quark benötigt und entsprechend mehr Flüssigkeit, damit eine Tunke entsteht. Nach Bedarf und Verwendungszweck kann 1 Prise Salz oder Kräutersalz und 1 Teelöffel Sonnenblumen- oder Leinöl zugegeben werden. Einige Tropfen Zitronensaft geben immer einen frischen Geschmack.

1 Eßl. Quark	=	50 g	=	44	kcal
1 Teel. Öl	=	7 g	=	65	kcal
10 g Vollmilch			=	6,1	kcal
10 g Sauermilch			=	7,4	kcal

Quark mit Gewürzen

Paprikaspread oder Paprikapulver	Meerrettich
Curry	Tomatenmark
Kümmel oder Kümmelpulver	feingeschnittene Zwiebeln
Vitam-R (auch mit Kräutern oder salzarm)	gehackte Kapern
	geriebene Gewürzgurke

1 gestr. Eßl. Tomatenmark	=	10 g	=	5	kcal
10 g Zwiebeln			=	4,2	kcal
5 g Vitam-R			=	10	kcal

Quark mit Kräutern

möglichst frisch aus dem Garten, aber auch getrocknet oder eingefroren

Petersilie	Schnittlauch	Kerbel
Dill	Zitronenmelisse	Liebstöckel
Borretsch	Basilikum	Fenchel grün
Kresse	Knoblauch	

mit feingeschnittenen Zwiebelröhrchen auch miteinander mischen

Kalorien können vernachlässigt werden, da ganz wenig, z. B. 10 g Petersilie = 2,5 kcal, 10 g Schnittlauch = 6,2 kcal

Quark mit rohem Gemüse

Rettich, Schnittlauch oder Petersilie	Karotte, Apfelfriate und gemahlene Nüsse
Zwiebeln, Apfel, Curry und 1 Eßl. Öl	Blumenkohl und Tomatenketchup
Sellerie und Apfel	Blumenkohl, Apfel, Muskatblüte und Zitronensaft, geriebener Meerrettich und Apfel
Gurke und roter oder gelber Paprika	
Kohlrabi und Senf	Rettich (rot, weiß, schwarz),
	Kümmel und Kräutersalz

1 Stück Rettich	=	75 g	=	15 kcal
1 kleine Karotte	=	70 g	=	22 kcal

½ kl. Apfel	=	35 g	=	20 kcal
1 Eßl. Öl	=	12 g	=	111 kcal
9 Haselnüsse	=	10 g	=	70 kcal
Blumenkohlröschen	=	75 g	=	15 kcal
1 Stück Sellerie	=	50 g	=	14 kcal
1 Eßl. Friate			=	65 kcal
1 Stück Kohlrabi	=	60 g	=	15 kcal

Quarkmayonnaise (für 3–4 Personen)

1 Eigelb, 1 Eßl. Senf, 1 Teel. Zitronensaft oder Apfelessig, ½ Tasse = 6 Eßl. Öl und bis zu 4 Eßl. Quark = 350 kcal, würzen mit Kräutersalz, Vitam-flüssig (Petersilie, gehackte Zwiebel, geriebene Gewürzgurke, Paprikapulver, Muskat, Tomatenwürfel, ½ gehacktem, hartgekochtem Ei). 1 Ei = 87 kcal.

Brotaufstrich mit Quark zum Kaloriensparen

Tartexbrotaufstrich verlängern wir zur Hälfte mit Quark und würzen nach mit Zwiebeln, Salz, Majoran und gehackten Kräutern.

1 Eßl. Tartex	=	50 g	=	120 kcal
100 g Mischung			ca.	170 kcal

Schmelzkäse

eingepackt auf dem heißen Deckel eines Kochtopfes schmelzen, auspacken, glattrühren, zur Hälfte mit Quark mischen, würzen mit Gewürzgurken, Zwiebeln und Paprika.

100 g Heirler Schmelzkäse fettarm	=	190 kcal
100 g Mischung	ca.	135 kcal

Eigelbpastete

1 hartgekochtes Eigelb durchpassieren, 1 Eßl. Quark, Salz, Senf oder Dill oder Tomatenmark oder Vitam-R.

Quark mit geriebenem Hartkäse

oder zerdrücktem Camembert, Edelpilzkäse, verrührtem Gervais mit Paprika oder Curry gewürzt.

2. Quark süß (für 1 Person)

Wir können den Magerquark süß verwenden als
a) Brotaufstrich: 1 Eßl. Magerquark = 50 g u. Süßungsmittel u. Saft oder Obst u. Gewürz, mit Marmelade
b) Nachspeise: 2 Eßl. Quark = 100 g, angerührt mit ½ Tasse Milch, Buttermilch oder Sauermilch bzw. Saft und/oder Obst und Gewürzen
c) Mixgetränk: 1 Eßl. Quark = 50 g u. ¼ l Buttermilch oder Milch oder Saft mit Süßungsmittel, Gewürz, evt. mit zerkleinertem Obst

1 Eßl. Quark	=	50 g	=	44 kcal
¼ l Vollmilch			=	76 kcal
¼ l Sauermilch			=	92 kcal
½ Tasse Milch			=	75 kcal
¼ l Buttermilch			=	45 kcal

Süßmittel

Wir süßen mit Honig, Demeter-Zuckerrübensirup, Rohrzuckermelasse (in der Schweiz erhältlich), Apfelfriate, Sanddorn honiggesüßt, vollreifem Obst, z. B. Bananen, kleingeschnittenem und evtl. eingeweichtem Dörrobst (Datteln, Feigen, Aprikosen, Pflaumen, Bananen, Rosinen), Birnendicksaft (Topigran, Birnel), für Diabetiker mit Fruchtzucker oder Sionon.

½ Teel. Honig	=	10 g	=	30 kcal
1 Eßl. Friate			=	65 kcal
1 Teel. Sanddorn	=	7 g	=	15 kcal
3 Datteln ohne Kern	=	24 g	=	70 kcal
1 geh. Teel. Rosinen	=	10 g	=	27 kcal
1 geh. Teel. Fruchtz.	=	10 g	=	40 kcal
Sionon	=	10 g	=	38 kcal

Quark mit rohem Obst

Erdbeeren	Erdbeeren und Bananen
Himbeeren	Brombeeren
Heidelbeeren	Äpfel, Orangen, Bananen
Ananas	geschn. Aprikosen
Melonen	Grapefruit

1 kl. Banane ohne Schale	=	75 g	=	67 kcal
½ mittelgr. Orange	=	65 g	=	35 kcal
6 mittelgr. Erdbeeren	=	75 g	=	50 kcal
½ kl. Apfel	=	35 g	=	20 kcal
½ Grapefruit	=	100 g	=	32 kcal

Quark mit Fruchtsäften

Mit Muttersäften – dies sind reine dampfentsaftete Fruchtauszüge ohne jegliche Zugabe von Zucker, z. B. aus Erdbeeren, Sanddorn, Heidelbeeren, Himbeeren, Johannisbeeren, Brombeeren, Kirschen (verdünnen 1 : 2).

Mit Diabetikersäften aus: Heidelbeeren, Kirschen, schw. Johannisbeeren, Preiselbeeren, Grapefruit, Orangen.

100 g Muttersaft

Heidelbeere	= 25 kcal	Kirsche	= 37 kcal
Brombeere	= 34 kcal	schw. Johannisbeeren	= 43 kcal

100 g kalorienarme Diabetikersäfte mit Fruchtzucker

Heidelbeeren	= 60 kcal	Kirschen	= 60 kcal
schw. Johannisbeeren	= 55 kcal	Preiselbeeren	= 55 kcal

| Grapefruit | = 38 kcal | Orangen | = 38 kcal |
| Wildfrucht | = 38 kcal | Tropenfrucht | = 38 kcal |

Quark mit Marmeladen

Am besten nehmen wir Diabetikermarmeladen, kalorienreduziert, die mit Fruchtzucker gesüßt sind.

Erdbeer   Orange
Aprikose   Sauerkirsch
Heidelbeer   schw. Johannisbeere
100 g haben jeweils   = 122 kcal

Gewürze für süße Quarkspeisen

Vanilleschote oder Naturvanille gemahlen, Zimt gemahlen, Nelkenpulver, Ingwer gerieben, Veilchenwurzelpulver, abgeriebene Zitronen- oder Orangenschale, Zitronensaft, Kaffeepulver, Kakao, Schokoladenstreusel.

Quarkcremes
mit Preiselbeerkompott
mit Vanilleschnellpudding
mit Vanilleschnellpudding u. Rhabarberkompott
mit Schokoladenschnellpudding
mit Schokoladenschnellpudding u. gemahlenen Nüssen
mit Zitronenschnellpudding
mit Kirschkompott u. Zimt
mit Ananas aus der Dose

Sämtliche Quark-Obst-Speisen lassen sich unter Zugabe von Flocken, Getreideschrot, Nüssen, Trockenobst sofort in abwechslungsreiche Müslis verwandeln und ergeben eine sättigende, leichte Mahlzeit.

3. Quarkgerichte

Pikanter Quarkauflauf (4−5 Personen) = 1 250 kcal
500 g Quark, 170 g roher Reis, jedoch schon gegart (oder Buchweizen, Hirse, Grünkern, Weizen ganz oder geschrotet, Hafer, Gerste), 2 Eigelb, 2 Eiweiß schaumig geschlagen, etwas geriebene Zwiebel, Kräutersalz, Muskat, Spur Curry, Petersilie, Majoran, Basilikum.

Alle Zutaten gut zusammenmischen, zuletzt den steifen Eischnee unterheben und in einer gefetteten Auflaufform bei 200°, mittlere Schiene ½ Stunde backen.
Beilage: Nur eine Rohkostplatte oder auch Tomatensoße ohne Mehl.
Abwandlung: Die gleiche Masse mit etwas Haferflocken oder Semmelbröseln fester zubereiten,
− zu Klößen formen und in Salzwasser garen,
− zu Bratlingen formen, in der Teflonpfanne braten,
− als Füllung für Paprika, Tomaten oder Gurken.

Süßer Quarkauflauf (4–5 Personen) = 1 490 kcal

2 Eigelb und 2 flache Eßl. Fruchtzucker zusammen schaumig rühren, 500 g Quark, 170 g rohen Reis, jedoch schon gegart in ½ Milch – ½ Wasser (oder Hirse, Getreidegrütze, Vollkornflocken, Vollgrieß), Saft und Schale ½ Zitrone, 20 g Rosinen, evtl. geriebene Nüsse dazurühren, 2 steife Eischnee unterheben. In gefetteter Auflaufform im Backofen bei 180° auf der mittleren Schiene 40 Minuten backen. Beilage: Apfelkompott oder -mus, Fruchtsaft als Soße, z. B. verdünnter Aprikosensaft oder Hagebuttenmus mit Apfelsaft.

Canelloni (Gefüllte Teigröllchen mit Quark) (4 Personen) = 1 860 kcal

Nudelteig: 1 Ei, 3 Eßl. Wasser, ca. 250 g Achimer Spezialmehl (helleres Vollkornmehl, Type 1050), 25 g Reformmargarine
Füllung: 300 g Quark, 250 g gegarter u. feingewiegter Spinat, 1 Ei, ½ feingeschnittene Zwiebel, 2 Eßl. Weizenkeime, 2 Eßl. Reibkäse, Muskat, Salz, etwas Semmelbrösel.

Einen Nudelteig bereiten aus den angegebenen Zutaten und 1 Std. ruhen lassen. Hierauf dünn ausrollen und in rechteckige Stücke, ca. 5 × 10 cm, schneiden. Die Füllung zubereiten, auf die Rechtecke streichen u. diese zu Rollen formen; in eine gefettete Auflaufform geben u. eine nicht zu dicke Tomatensoße aus 1 geh. Eßl. Vollkornmehl, 1 Eßl. Tomatenmark, 10 g Margarine, etwas Friate u. Salz darübergießen. 1–2 Eßl. Reibkäse darauf verteilen. Im Backofen bei mittlerer Hitze 40 Minuten backken.
Beilage: Frischsalat, Rohkostplatte.

Die Rohkost-Vorspeisen

Die Rohkost-Vorspeisen = RK Ø – – sind im Ø mit 110 kcal angegeben. Dies variiert natürlich und setzt sich wie folgt zusammen:

je 100 g	E	F	KH	kcal	je 100 g	E	F	KH	kcal
Kopfsalat	2	–	2	15	50 g Kresse	2	–	2	11
Rote Bete	2	–	8	37	Blumenkohl	2	–	4	28
Sauerkraut	2	–	4	26	Rote Bete	2	–	8	37
	6	–	14	78		5	–	14	76
Endivien	2	–	2	17	Feldsalat	2	–	3	21
Karotten	1	–	7	34	Roter Paprika	1	–	5	28
Gurken	–	–	1	10	Schwarzwurzeln (50 g)	–	–	8	37
	3	–	10	61		3	–	16	86
Feldsalat	2	–	3	21	Spinat 50 g	1	–	1	12
Sellerie	2	–	7	38	Fenchel 50 g	1	–	4	25
Tomaten	–	–	3	19	Rote Bete	2	–	8	37
	4	–	13	78		4	–	13	74
Chicoree	1	–	2	16	Rosenkohl 50 g	2	–	3	26
Blaukraut	2	–	5	27	Tomaten	–	–	3	19
Zucchini	1	–	5	28	Sellerie	2	–	7	38
	4	–	12	71		4	–	13	83

Diese Salate werden mit den Salatsoßen Nr. 13 – Nr. 15 (S. 228) gemacht, die 20 oder 30 kcal haben, also im Ø 110 kcal ergeben.

Blumenkohl ·	5	4	8	84	Chicoree	3	2	4	14
100 g Gurke	–	–	1	10	Karotte	1	1	10	54
50 g Kopfsalat	1	–	1	7	50 g Grüner Paprika	–	–	3	14
1. Salatsoße	1	1	2	21	3. Salatsoße	1	2	2	30
	7	5	12	122		5	5	19	112

Oder alle dreierlei Salate roh anrichten und mit Buttermilchsoße Nr. 13 übergießen. Empfehlenswert ist auf jeden Fall, jeweils drei Rohkost-Gemüse zu wählen, also ein Blattsalat *auf* der Erde, ein Wurzelsalat *unter* der Erde, ein Gemüsefrucht-Salat *über* der Erde, und viele Kräuter quer durch den Garten.
Die Rezepte (S. 227–229) sind dem Buchinger-Kochbuch »200 Rezepte für fleischlose Tage« entnommen. Eine einfache Gemüsebeilage wird *ohne Fett* gedünstet oder gedämpft, gewürzt und gesalzen am Schluß. Überhaupt salzen wir sparsam, Rohkost überhaupt nicht, aber würzen recht abwechslungsreich.

Kalorien-Tagespläne

Zum Verständnis der Tagespläne 1–10 (Seite 216–226) sei folgendes gesagt: Auf der linken Seite ist der Tagesplan für ca. 1200 kcal zu finden und darunter die ergänzenden Nahrungsmittel, um auf 1500 kcal am Tag zu kommen, deren Menü-Summen auf der rechten Seite stehen. Es handelt sich hierbei meistens um ein vollwertiges Fett oder Vollkornbrot. Natürlich liegt es an jedem einzelnen, ob er statt dessen lieber die Frischkost erweitern will, aber auch dann kommt man nicht ganz ohne Fett aus.

1		1 200 kcal				1 500 kcal		
	E	F	KH	kcal	E	F	KH	kcal
Frühstück								
125 g Süßmilch = ⅛ l	4	4	6	75				
30 g trock. Pflaumen, eingeweicht	–	–	23	100				
1 Eßl. = 2 g Cornflakes	–	–	2	10				
2 Eßl. = 10 g Kleie	–	–	–	28				
1 kl. Apfel = 100 g	–	–	12	50				
	4	4	43	263				
+ ⅛ l Süßmilch	4	4	6	75				
+ 1 Eßl. Cornflakes	1	–	2	10 =	9	8	51	348
Zwischenmahlzeit								
1 Leinsamenbrot	4	–	12	60				
5 g Margarine	–	4	–	37				
2 Eßl. = 60 g Stachelbeeren	–	–	6	33				
	4	4	18	130 =	4	4	18	130
Mittagessen								
RK ⌀	5	2	15	110				
50 g Sojaspaghetti	12	6	24	215				
¼ Bs Pastaasciutta (Granovita)	15	5	12	140				
	32	13	51	465				
+ S. 229 Quarkcreme m. Beeren (Nr. 22)	18	1	8	115 =	50	14	59	580
Zwischenmahlzeit								
125 g Melone	–	–	–	15				
+ 50 g Heidelbeeren	–	–	7	31 =	–	–	7	46
Abendessen								
S. 227 Spargelsülze m. Eiercremesoße (Nr. 9)	11	13	3	170				
1 Sch. = 50 g Pumpernickel	3	–	25	120				
100 g Radieschen	1	–	4	19				
100 g Gurke	–	–	1	10				
	15	13	33	319				
+ 10 g Eden Margarine	–	8	–	76 =	15	21	33	395
Tagessumme:	55	34	145	1192	78	47	168	1499

2	1 200 kcal				1 500 kcal			
	E	F	KH	kcal	E	F	KH	kcal
Frühstück (Weizenbrei zum Abführen)								
15 g Weizenschrot	1	–	10	50				
1/8 l Wasser	–	–	–	–				
100 g Apfelmus	–	–	12	40				
2 Backpflaumen = trocken 20 g	–	–	11	50				
1/2 Banane 50 g	–	–	10	60				
	1	–	43	200				
+ 1 Sch. = 25 g Vollkornbrot	4	–	12	60				
5 g Margarine	–	4	–	36				
50 g Hüttenkäse	15	5	1	54 =	20	9	56	350
Zwischenmahlzeit								
1/4 l Buttermilch	5	–	5	45				
1 Eßl. Heidelbeer-Konzentrat	–	–	2	9				
	5	–	7	54 =	5	–	7	54
Mittagessen								
RK Ø	5	2	15	110				
S. 227 Blumenkohlauflauf (Nr. 1)	18	16	19	298				
S. 229 Kirschenkaltschale (Nr. 21)	1	1	4	185				
	24	19	38	593				
+ 5 g = 1 Eßl. Sonnenblumenöl	–	5	–	46 =	24	24	38	639
Zwischenmahlzeit								
50 g Holex-Kakao-Instant-Mix	4	1	12	75				
1 Ta. Wasser	–	–	–	–				
2 Eßl. = 10 g Kleie	–	–	–	28				
	4	1	12	103				
+ 1 Birne = 100 g	–	–	13	59 =	4	1	25	162
Abendessen (Phagsalat)								
100 g = 2 1/2 Scheiben Phag	18	4	5	131				
1 kl. = 50 g Tomate	–	–	1	9				
50 g Gewürzgurke	–	–	1	5				
1/2 = 80 g Joghurt	4	3	4	18				
5 g = 1 Eßl. Öl, Zitr.-Saft, Kräuter								
Vitam-flüssig, Zwiebel, Paprika	–	5	–	46				
2 Sch. = 20 g Knäcke	2	–	15	80				
	24	12	26	289				
+ 1 Sch. = 30 g Schnittkäse 30 % F	11	6	–	100 =	35	18	26	389
Tagessumme:	58	32	136	1239	88	52	152	1594

3	E	1 200 kcal F	KH	kcal	E	1 500 kcal F	KH	kcal
Frühstück								
1 Magerjoghurt	7	–	8	60				
1 Apfel	–	–	12	50				
1 Eßl. = 10 g Rosinen	–	–	6	27				
2 Eßl. = 20 g Weizenschrot, über Nacht eingeweicht	2	–	15	70				
	9	–	41	207				
+ 1 Teel. = 10 g Haselnüsse	2	6	2	70 =	11	6	43	277
Zwischenmahlzeit (Mandelmix)								
20 g Mandelmus	4	12	3	130				
125 g Warmwasser	–	–	–	–				
1 Teel. = 10 g Honig	–	–	8	30				
1 Eßl. Sanddorn ohne Zucker	–	–	–	8				
	4	12	11	168				
+ 2 Sch. Vollkornzwieback o. Zucker	3	2	6	55 =	7	14	17	223
Mittagessen								
RK Ø	5	2	15	110				
S. 227 Weizenschrotauflauf (Nr. 3)	15	9	36	293				
Tomatensoße ohne Mehl	1	–	8	43				
	21	11	59	446 =	21	11	59	446
Zwischenmahlzeit								
1 Apfel (100 g)	–	–	12	50				
+ 1 Eßl. = 15 g Weizenkeime	4	1	6	60 =	4	1	18	110
Abendessen								
S. 229 Rote-Bete-RK (Nr. 19)	2	2	8	50				
1 Sch. = 25 g VK-Brot	4	–	12	60				
5 g Margarine	–	4	–	37				
	6	6	20	147				
+ 100 g = 2 Eßl. Meerrettichquark	17	–	2	88 =	23	6	22	235
Tagessumme:	40	29	143	1018	66	38	159	1291

Rezept Tomatensoße ohne Mehl
je 100 g Lauch, Karotte, Zwiebel, Sellerie, dazu Lorbeer, Nelke, Knoblauch in trockenem Topf leicht bräunen (hebt den Geschmack), 200 g Tomatenstücke dazu, Deckel zu und gardünsten. 2 Eßl. Tomatenmark gut unterrühren, durch ein Drahtsieb passieren, würzen mit Meersalz, Vitam, Thymian = ergibt ca. 500 g, kann für einige Tage auf Vorrat gemacht werden. 100 g = 1,5 E, 8 KH, 43 kcal.

4		1 200 kcal				1 500 kcal		
	E	F	KH	kcal	E	F	KH	kcal
Frühstück (Müsli)								
100 g Orangensaft = 1/10 l	–	–	9	54				
2 Eßl. = 21 g grobe Mischflocken	1	–	7	35				
1 kl. Apfel	–	–	12	52				
1 Teel. = 5 g Haselnüsse	1	3	–	35				
1 Eßl. = 10 g Rosinen	–	–	6	27				
	2	3	34	203				
+ 1 Sch. = 25 g Vollkornbrot	2	–	12	60				
+ 5 g Margarine	–	4	–	37				
+ 20 g Heirler-Schmelzkäse o/Fett	8	–	1	50 =	12	7	47	350
Zwischenmahlzeit (Mixgetränke)								
1 gr. Eßl. = 50 g Magerquark	8	–	1	44				
1/10 l Erdbeer-Muttersaft	–	–	–	50				
1/10 l Wasser	–	–	–	–				
1 Teel. = 10 g Honig	–	–	8	30				
	8	–	9	124 =	8	–	9	124
Mittagessen								
RK ∅	5	2	15	110				
5 g Eden	–	4	–	36				
2 Krautwickel, gef. m. Sojahackfleisch								
u. Kartoffeln, Ei, Kräuter, Salz	19	2	30	213				
Soße gebunden m. 1 Eßl.								
= 10 g Hefeflocken	5	–	3	44				
	29	8	48	403				
+ 150 g Pellkartoffeln	3	–	19	85 =	32	8	67	488
Dessert: Apfelschnee aus 200 g Äpfeln	–	–	6	104				
Eischnee, Zimt, Zitr.-Sch., Natreen	4	–	–	12				
	4	–	6	116 =	4	–	6	116
Zwischenmahlzeit								
1/10 l Karottensaft	–	–	–	55				
+ 1 Teel. = 2 1/2 g Sonnenbl.-Öl	–	2	–	23 =	–	2	–	78
Abendessen								
S. 227 Quarkauflauf m. Fruchtsoße (Nr. 4)	12	3	18	152				
S. 228 Zebrastreifen (Nr. 12)	12	5	20	178				
100 g Selleriesalat ohne Öl	2	–	7	45				
	26	8	45	375 =	26	8	45	375
Tagessumme:	69	19	142	1276	82	25	173	1531

5		1 200 kcal				1 500 kcal		
	E	F	KH	kcal	E	F	KH	kcal
Frühstück								
30 g Weizengel	3	–	33	110				
1/4 l Wasser	–	–	–	–				
1 Apfel od. 2–3 Eßl. Beeren	–	–	12	50				
1 Eßl. = 15 g saure Sahne (10 % F)	–	2	–	20				
	3	2	45	180				
+ 10 g Leinsamen	2	4	1	45				
+ 10 g = 1 Teel. Honig	–	–	8	30 =	5	6	54	255
Zwischenmahlzeit								
1 Sch. = 25 g Vollkornbrot	4	–	22	60				
5 g Vitaquell	–	4	–	37				
50 g Camembert (30 % F)	11	6	1	107				
	15	10	23	204				
+ 100 g Weintrauben	–	–	17	74 =	15	10	40	278
Mittagessen								
Rohkost ∅	5	2	15	110				
50 g (roh) Vollreis	3	1	36	185				
1 Phagschnitte	11	4	4	99				
Tomatensoße ohne Mehl	1	–	8	43				
	20	7	63	437				
+ 1 St. Chicoree gedünstet	1	–	2	16				
+ 10 g = 2 Eßl. Sonnenbl.-Öl über Rohkost und Warmspeise	–	10	–	93 =	21	17	65	546
Zwischenmahlzeit								
20 g Heidelbeer-Konzentrat	–	–	4	18				
1/4 l Buttermilch	5	–	5	45				
	5	–	9	63 =	5	–	9	63
Abendessen								
S. 228 Frühlingsei auf Ananas (Nr. 10)	14	8	6	156				
1 Sch. = 50 g Pumpernickel	3	–	25	125				
5 g Vitaquell	–	4	–	36				
	17	12	31	317				
+ S. 229 100 g Karottensalat (Nr. 17)	1	1	10	54				
+ 20 g Tartex	1	3	2	50 =	19	16	43	421
Tagessumme:	60	31	171	1201	65	49	211	1563

6		1 200 kcal				1 500 kcal		
---	E	F	KH	kcal	E	F	KH	kcal
Frühstück (Porridge)								
1/8 l = 125 g Wasser, 1 Pr. Salz								
2 Eßl. = 18 g Haferflocken	2	1	12	70				
1/8 l = 125 g süße Milch darüber	4	4	6	75				
100 g Obst	–	–	16	70				
	6	5	34	215				
+ 1 Sch. = 25 g Vollkornbrot	4	–	22	60				
+ 5 g Eden	–	4	–	36				
+ 10 g Tartex	1	3	2	50 =	11	12	58	361
Zwischenmahlzeit								
1/4 l = 125 g Obstsaft m. Fruchtzucker								
od. Sionon z. Abführen	–	–	10	80				
10 Stück = 10 g Haselnüsse	1	6	1	70				
	1	6	11	150 =	1	6	11	150
Mittagessen								
RK Ø	5	2	15	110				
S. 227 pikante Quarkklöße (Nr. 5)	13	3	8	114				
100 g Karottengemüse	1	–	7	34				
100 g Erbsengemüse	3	–	11	66				
5 g Sonnenblumenöl	–	5	–	46				
	22	10	41	370				
+ S. 229 Currysoße (Nr. 20) als Einlauf-soße ohne Margarine	1	4	2	70 =	23	14	43	440
Zwischenmahlzeit								
100 g = 1/10 l Rote-Bete-Most	–	–	5	60				
3 Sch. = 30 g Vollkorn-Zwieback	–	–	11	120				
	–	–	16	180 =	–	–	16	180
Abendessen								
S. 228 Champignon-Toast (Nr. 12a)	16	6	38	276				
50 g Kopfsalat	1	–	1	7				
1 gr. Tomate = 100 g	–	–	3	19				
	17	6	42	302 =	17	6	42	302
Tagessumme:	46	27	144	1217	52	38	170	1433

7	E	1 200 kcal			E	1 500 kcal		
		F	KH	kcal		F	KH	kcal
Frühstück								
1 Magerjoghurt	5	–	5	60				
1 EBl. = 5 g Kleie	–	–	–	7				
1 EBl. = 10 g Leinsamen	2	3	1	55				
100 g Orange	–	–	9	54				
	7	4	15	176				
+ 100 g Banane	1	–	21	90 =	8	4	36	266
Zwischenmahlzeit								
1 Sch. = 10 g Knäckebrot	1	–	7	40				
20 g Schnittkäse 30 % F	6	4	–	64				
1 Glas Mineralwasser								
	7	4	7	104				
+ 5 g Eden	–	4	–	37 =	7	8	7	141
Mittagessen								
RK Ø	5	2	15	110				
1 Artischocke = 160 g	3	–	18	91				
1 EBl. = 15 g Mayonnaise	–	12	–	115				
gemischt m. 1 EBl. = 50 g Magerquark	7	–	6	44				
Muskat, Senf, Zitr.-Saft, Kräutern,								
Paprika, Salz, Wasser,								
150 g Pellkartoffeln	3	–	28	127				
	18	14	67	487				
+ 1 EBl. Mayonnaise	–	12	–	115 =	18	26	67	602
Zwischenmahlzeit								
1/2 = 150 g Grapefruit	–	–	15	48				
1 EBl. = 15 g Weizenkeime	2	1	4	40				
2 = 10 g Datteln o/Sirup	–	–	7	30				
	3	1	26	118 =	3	1	26	118
Abendessen								
S. 228 Käsekugeln in								
Pumpernickel (Nr. 12b)	16	5	21	197				
S. 229 Karottensalat (Nr. 17)	1	1	10	54				
1 Sch. = 25 g Vollkornbrot	4	–	22	60				
	21	6	53	311				
+ 5 g Eden	–	4	–	37				
+ 1 Sch. = 10 g Knäcke	1	–	7	38 =	22	10	60	386
Tagessumme:	56	29	168	1196	58	49	196	1513

8		1 200 kcal				1 500 kcal		
	E	F	KH	kcal		E	F	KH	kcal

Frühstück

45 g = 1 Weißbrötchen	3	–	29	145					
45 g = 1 Sch. Leinsamenbrot	4	–	22	115					
5 g Margarine	–	4	–	37					
2 Teel. = 15 g Diab.-Marmelade	–	–	8	40					
	7	4	59	337					
+ 100 g Mirabellen	–	–	16	67	=	7	4	75	404

Zwischenmahlzeit

1/8 l Wasser									
1/8 l Erdbeer-Muttersaft	–	–	4	50					
10 g = 2 Eßl. Kleie	–	–	–	28					
	–	–	4	78					
+ 10 g Weizenkeime	3	1	4	40	=	3	1	8	118

Mittagessen

RK ∅	5	2	14	110					
100 g Pellkartoffeln zu	2	–	19	85					
Ei im Gervaisnest S. 227 (Nr. 6)	21	7	2	159					
100 g Rote-Bete-Gemüse	2	–	8	37					
100 g Lauchgemüse	2	–	6	38					
	32	9	49	429					
+ 2 Eßl. = 10 g Sonnenblumenöl	–	10	–	93	=	32	19	49	522

Zwischenmahlzeit

1/4 l = 250 g Sauermilch	12	10	12	185					
1 Teel. = 10 g Zuckerrübensirup, Zimt	–	–	2	30					
	12	10	14	215	=	12	10	14	215

Abendessen

50 g Feldsalat	1	–	1	11					
5 g Öl	–	5	–	45					
S. 228 Buchweizenköpfchen (Nr. 12c)	3	1	24	120					
	4	6	25	176					
+ 25 g Reibekäse	7	7	–	90	=	11	13	25	266
Tagessumme:	55	29	151	1235		65	47	171	1525

9	E	F	KH	kcal	E	F	KH	kcal
		1 200 kcal				1 500 kcal		

Frühstück

	E	F	KH	kcal	E	F	KH	kcal
½ = 50 g Grapefruit	–	–	15	48				
2 = 10 g naturtrockene Datteln	–	–	7	30				
1 EBl. = 15 g Weizenkeime	2	1	4	40				
2 Sch. = 20 g Knäckebrot	2	–	15	80				
5 g Margarine	–	4	–	36				
	4	5	41	234				
+ 15 g Diabetiker-Marmelade	–	–	2	40				
+ 1 gr. EBl. = 50 g Magerquark	8	–	1	44	= 12	5	44	318

Zwischenmahlzeit

	E	F	KH	kcal	E	F	KH	kcal
1 Magerjoghurt	5	–	5	60				
1 EBl. = 10 g Fertigmüsli ohne Zucker	–	–	1	31				
	5	–	6	91				
+ 100 g Aprikosen	–	–	12	54	= 5	–	18	145

Mittagessen

	E	F	KH	kcal	E	F	KH	kcal
RK Ø	5	2	15	110				
S. 227 gratinierter Weizen (Nr. 8a)	20	12	28	260				
125 g Mangoldgemüse	2	–	4	29				
1 EBl. = 15 g saure Sahne f. Soße	–	3	–	30				
	27	17	47	429				
+ 100 g Karottengemüse	1	–	7	34				
+ 5 g = 1 EBl. Öl	–	5	–	46	= 28	22	54	509

Dessert (Geleespeise)

	E	F	KH	kcal	E	F	KH	kcal
3 EBl. = 50 ml Kirschsaft	–	–	6	30				
100 ml Wasser, 1 Pr. Zimt,								
Ingwer, Natreen, 1 Msp. Agar-Agar	–	–	–	5				
50 ml Vanille-Milch ohne Zucker	1	–	2	18				
	1	–	8	53	= 1	–	8	53

Zwischenmahlzeit

	E	F	KH	kcal	E	F	KH	kcal
100 g Birne	–	–	13	59				
2 Batscheider süße Kekse	1	1	4	38				
	1	1	17	97	= 1	1	17	97

Abendessen (süßer Quarktoast)

	E	F	KH	kcal	E	F	KH	kcal
1 Slank-Brotscheibe	10	6	14	105				
2 EBl. = 100 g Magerquark	17	–	2	88				
½ Ei	3	3	–	43				
1 EBl. = 15 g Weizenkeime	2	1	4	40				

1 Teel. = 5 g Fruchtzucker	–	–	5	20				
100 g Himbeeren gedünstet ohne Wasser, Natreen	1	–	8	40				
	33	10	33	336	=	33	10	33	336
Tagessumme:	71	33	152	1240		80	38	174	1458

10		1 200 kcal				1 500 kcal		
	E	F	KH	kcal		E	F	KH	kcal

Frühstück

1/8 l = 125 g Süßmilch	4	4	6	75					
30 g. trock. Pflaumen, eingeweicht	–	–	23	100					
1 Eßl. = 2 g Cornflakes	–	–	2	10					
2 Eßl. = 10 g Kleie	–	–	–	28					
1 kl. Apfel = 100 g	–	–	12	50					
	4	4	43	263					
+ 1/8 l Süßmilch	4	4	6	75					
+ 1 Eßl. Cornflakes	1	–	2	10	=	9	8	51	348

Zwischenmahlzeit

1 Leinsamenbrot	4	–	12	60					
5 g Margarine	–	4	–	37					
2 Eßl. = 60 g Stachelbeeren	–	–	6	33					
	4	4	18	130	=	4	4	18	130

Mittagessen

RK Ø	5	2	15	110					
50 g Sojaspaghetti	12	6	24	215					
1/4 Bs Pasta asciutta (Granovita)	15	5	12	140					
	32	13	51	465					
+ S. 229 Quarkcreme mit Beeren (Nr. 22)	18	1	8	115	=	50	14	59	580

Zwischenmahlzeit

125 g Melone	–	–	–	15					
+ 50 g Heidelbeeren	–	–	7	31	=	–	–	7	46

Abendessen

S. 227 Spargelsülze mit Eiercremesoße (Nr. 9)	11	13	3	170					
1 Sch. = 50 g Pumpernickel	3	–	25	120					
100 g Radieschen	1	–	4	19					
100 g Gurke	–	–	1	10					
	15	13	33	319					
+ 10 g Eden	–	8	–	76	=	15	21	33	395
Tagessumme:	55	34	145	1192		78	47	168	1499

Rezepte für den Zehn-Tage-Diätplan

Gerichte für den Mittag
Nr. 1 Blumenkohlauflauf
Einen Blumenkohl abkochen. 60 g Vollreis abkochen, abschrecken und mit 100 g gehackten Pfifferlingen, 1 Teel. Sojamehl, 1 Teel. Hefeflocken und 20 g Tartex mischen und mit Kräutern und Gewürzen gut abschmecken.
Dazu reicht man eine Eier-Milch-Soße.

Nr. 2 Eier-Milch-Soße
2 hartgekochte, zerklopfte Eier in ¼ l Milch verrühren. 50 g geriebenen Käse und 20 g Butterflöckchen zuletzt auf den 30 Minuten lang gebackenen Auflauf streuen.
(297 kcal/Pers.)

Nr. 3 Weizenschrotauflauf
120 g Vollweizenschrot und 100 g Vollgrieß über Nacht einweichen, dann aufkochen, mit 100 g Pilzen und 1 Zwiebel (feingehackt und gedünstet) vermischen. 2 Eier, 1 Eßl. Sojamehl, 1 Eßl. Hefeflocken, 20 g Margarine, 1 Teel. Vitam-R und eine Prise Meersalz unterrühren und in einer gefetteten Auflaufform ca. 1 Stunde backen.
(293 kcal/Pers.)

Nr. 4 Quarkauflauf mit Fruchtsoße
200 g Magerquark, 20 g Mondamin, 2 Eigelb und 40 g Zucker verrühren und mit 40 g geschnittenen Aprikosen vermengt in einer gefetteten Auflaufform etwa 40 Minuten lang backen.
Dazu Fruchtsoße aus pürierten Aprikosen.
(152 kcal/Pers.)

Nr. 5 Quarkklöße pikant
200 g Magerquark, 40 g Grieß, 2 Eigelb, 1 Teel. Vitam-R, eine Prise Meersalz und gehackte Petersilie gut verrühren, zuletzt den steifen Eischnee unterziehen, mit 2 Eßlöffeln Klöße formen und im siedenden Salzwasser ca. 20 Minuten lang ziehen lassen.
(114 kcal/Pers.)

Nr. 6 Ei im Gervais-Nest mit Pellkartoffeln
100 g Magerquark mit 50 g Milch und 2 Ekken Gervais geschmeidig rühren, in einen Spritzbeutel füllen, ein Nestchen auf den Teller spritzen und in die Mitte ein rohes Eigelb setzen. Dazu 100 g Pellkartoffeln.
(245 kcal/Pers.)

Nr. 7 »Phag«-Schnitten aus dem Reformhaus
4 »Phag«-Schnitten im eigenen Saft kurz erhitzen und mit einem Zitronenscheibchen auf Salat anrichten.
(99 kcal/Pers.)

Nr. 8 Hirse-Nuß-Pudding
120 g gekochte Hirse mit 100 g gemahlenen Haselnüssen, 1 Eßl. Sojamehl, 1 Eßl. Hefeflocken, 2 Eiern, 1 gewürfelten Tomate, 100 g Magermilch, 1 Teel. Vitam-R und 1 Prise Meersalz vermischen, in eine gefettete, mit Bröseln bestreute Puddingform füllen und im Wasserbad 1 Stunde lang kochen.
(375 kcal/Pers.)

Nr. 8a Gratinierter Weizen
120 g Vollweizen waschen und über Nacht in kaltem Wasser einweichen, dann 1 Stunde kochen und durch den Fleischwolf drehen. Danach eine goldgelb gedünstete Zwiebel, 1 gedünsteten geraffelten Apfel, 2 Eier, 1 Eßl. Sojamehl, 1 Eßl. Hefeflocken, 1 kleingehackte Scheibe Tartex, 30 g Magerquark, 50 g geriebenen Käse dazumischen und mit 1 Eßl. gehackte Kräuter, und je 1 Prise Majoran, Thymian, Meersalz und Vitam-R abschmecken. Ca. 1 Stunde bei 200° im Backofen backen.
(260 kcal/Pers.)

Gerichte für den Abend
Nr. 9 Spargelsülze mit Eiercremesoße
200 g kurzgeschnittener, gekochter Spargel in 250 g Spargelbrühe in die Aspikmasse aus 3 Gelatineblättern geben, kalt stellen und danach stürzen.
4 im Mixer zerkleinerte harte Eier mit 100 g

Magermilch cremig rühren, mit Meersalz und Senf abschmecken und mit 100 g saurer Sahne verfeinern.
(170 kcal/Pers.)

Nr. 10 Frühlingsei auf Ananas
4 hartgekochte Eier in die Höhlung der erhitzten Ananasscheiben stellen und mit Remouladensoße überziehen.
(156 kcal/Pers.)

Remouladensoße
250 g Magerquark, 150 g Magermilch, 2 Eßl. Sahne, je 100 g zerkleinerte Tomaten und Gurken glattrühren, mit Meersalz, Senf, Kapern und gehackten Kräutern würzen und abschmecken.
(98 kcal/Pers.)

Nr. 11 Sellerie auf Ananas
4 weichgedünstete, 1 cm dicke Selleriescheiben in einem Pfannenkuchenteig aus 200 g Vollkornmehl, 2 Eiern und 500 ml Magermilch goldgelb backen, auf die erhitzten Ananasscheiben legen und mit einem Tupfen roter Marmelade anrichten.
(306 kcal/Pers.)

Nr. 12 Zebrastreifen
160 g Pumpernickelscheiben mit Margarine bestreichen, mit 100 g Scheibenkäse belegen, drei- bis vierfach übereinanderschichten, kalt stellen und vor dem Anrichten in feine Streifen schneiden.
(178 kcal/Pers.)

Nr. 12a Champignon-Toast
Schwitze aus 350 g Champignonwasser, 20 g Mehl und 50 ml Kaffeesahne (10 %) bereiten; 500 g Champignons dazugeben und mit 1 Kaffeelöffel Zitronensaft, Meersalz und Vitam R pikant abschmecken.
4 Scheiben Grahambrot mit 20 g Margarine bzw. Butter bestreichen, mit 4 Scheiben Käse belegen und mit den darübergezogenen Champignons kurz im Ofen überbacken.
(276 kcal/Pers.)

Nr. 12b Käsekugeln in Pumpernickel
200 g feingeraspelten Schnittkäse mit 20 g Margarine bzw. Butter, etwas Meersalz und Paprika vermischen und zu kleinen Kugeln formen. Dann 160 g Pumpernickel im Mixer zerbröseln, danach die Käsekugeln in diesen Bröseln wälzen.
(197 kcal/Pers.)

Nr. 12c Buchweizen-Köpfchen
120 g Buchweizen abkochen, nachdem er über Nacht in kaltem Wasser eingeweicht worden war, danach abschrecken, mit 20 g Margarine erhitzen und mit 1 gedünsteten Zwiebel, 1 Prise Kräutern, Meersalz und Vitam R würzen und als »Köpfchen« servieren, d. h. in einen heiß ausgespülten Schöpflöffel drücken und auf die Platte setzen.
(120 kcal/Pers.)

Salatsoßen
Nr. 13
4 Eßl. Buttermilch oder Bioghurt, Saft einer Zitrone, jeweils 1 Prise Meersalz, Kräutersalz, Liebstöckel, Basilikum und Zucker. Dazu etwas Senf, Petersilie, Schnittlauch, Dill.
(21 kcal/Pers.)

Nr. 14
4 Eßl. Bioghurt, Saft einer Zitrone, 1 Teel. saure Sahne, 1 Teel. gehackte Petersilie, 1 Prise Kräutersalz.
(21 kcal/Pers.)

Nr. 15
4 Eßl. Bioghurt, 2 Eßl. saure Sahne, 1 Teel. Senf, 1 Teel. Obstessig, 1 Prise Knoblauchpulver, 1 Prise Zwiebelsalz.
(30 kcal/Pers.)

Salate
Nr. 16 Chicoreesalat
120 g Chicoree, 1 Eßl. Mandelmus, Saft einer Zitrone, 4 Eßl. Orangensaft, 1 Eßl. gehackte Walnüsse, 1 Prise Zucker (oder etwas Sanddorn-Sirup), 1 Prise Kräutersalz.
(47 kcal/Pers.)

Nr. 17 Karottensalat
200 g Karotten, 4 Eßl. Bioghurt, 2 Eßl. Sanddornsirup oder Honig, Saft zweier Zitronen, 1 geriebenen Apfel.
(54 kcal/Pers.)

Nr. 18 Blumenkohlsalat
1 Blumenkohl, 4 Eßl. Bioghurt, 1 Eßl. Mandelmus, 2 Eßl. Tomatenmark, Saft einer Zitrone, Kräutersalz.
(124 kcal/Pers.)

Nr. 19 Rote-Bete-Salat mit Meerrettich
1 große Knolle rote Bete gerieben, 2 Eßl. saure Sahne, ½ gehackte Zwiebel, ½ Teel. geriebener Meerrettich.
(50 kcal/Pers.)

Soße
Nr. 20 Currysoße
Aus 20 g Vollkornmehl und 20 g Margarine eine helle Schwitze bereiten, mit ¼ l heißem Wasser auffüllen, aufkochen lassen, mit 1 Messerspitze Curry, etwas Sahne und Meersalz würzen.
(84 kcal/Pers.)

Nachtischrezepte
Nr. 21 Kirschenkaltschale mit Vanillesoße
60 g Sago in 1 l heißem Sauerkirschsaft gar werden lassen, 200 g Sauerkirschen und 20 g Zucker zugeben, evtl. etwas Zitronensaft hinzufügen, Fruchtsuppe erkalten lassen. ½ l Milch aufkochen, 20 g Vanillepulver angerührt hineingeben, einmal aufkochen lassen, ½ Vanillestange, 1 Prise Salz und etwas Zucker zugeben.
(185 kcal/Pers.)

Nr. 22 Quarkcreme mit Beeren
400 g Magerquark mit 4 Eßl. Milch und dem vorbereiteten Saft aus 200 g Beeren cremig schlagen und mit Zitronensaft und nach Bedarf Honig abschmecken. Beeren hineingeben und sofort servieren.
(Geeignet sind Himbeeren, Erdbeeren, Brombeeren, Heidelbeeren, Johannisbeeren).
(Ca. 115 kcal/Pers.)

Literatur

1. Aly, K. O.: Der große Fastenmarsch. Der Wendepunkt 8 (1965) 466
2. Aly, K. O.: Fasta och vegetarisk Kost ett behandlings-och Friskvårdsalternativ. Läkartidningen 75 (1978) 2619
3. Aly, K. O., R. Sörbris, P. Nilsson-Ehle, B. G. Petersson, P. A. Öckermann: Vegetarian Fasting of obese Patients: A clinical and chemical Evaluation. Scand. J. Gastroenterol. 17 (1982) 417–424
4. Anders, G.: Die Gonarthrose. Therapiewoche 3 (1982) 180
5. Anemueller, H.: Das Grund-Diät-System, 2. Aufl. Hippokrates, Stuttgart 1983
6. Ball, M. F., J. J. Canary, L. H. Kyle: Comparison of the effects of caloric restriction and total starvation on body composition in Obesity. Ann. Int. Med. (July 1967) 60
7. Begemann, M.: Das HLA-System des Menschen. Med. Klin. 77 (1982) 437
8. Beisbarth, H., K. Horatz, P. Rittmeyer: Die Bausteine der parenteralen Ernährung. Enke, Stuttgart 1973
9. Bemelmans, L.: How I took the cure. Holiday (June 1960) 64
10. Bertholet, E.: Le Retour à la Santé par le Jeune. Editions rosicruc. P. Genillard, Genf 1961
11. Birkenhäger, I. C., A. Haak, J. G. Ackers: Changes of body composition during Treatment of obesity by intermittent starving. Metabolism Vol. XVII/No 5 (May 1968) 391
12. Blondheim, S. H., N. A. Kaufmann, M. Stein: Comparison of Fasting and 800–1000 caloric Diet in Treatment of Obesity. Lancet (January 30 1965) 250
13. Bloom, W. L.: Fasting as an introduction to the treatment of obesity. Metabolism 8 (1959) 214
14. Blümel, P. M., H. Jungmann: Untersuchungen über Blutveränderungen bei absoluter befristeter Nahrungskarenz. Med. Welt 37 (1969) 2004
15. Bock, H. E., E. Lebsanft: Vergleichende Untersuchungen über den Wert des Saftfastens, der »kochsalzfreien« und der kochsalzhaltigen Kostformen bei der Behandlung des essentiellen, roten Hochdrucks. Arch. f. Krl. f. Bd. X. H. 6–7 (1942) 210
16. Boeckel, J. F.: Meditationspraxis. Techniken und Methoden – vom Autogenen Training bis ZEN. 5. Aufl. Goldmann, München 1984
17. Boskind-Lodahl, M., J. Sirlin: Frauen zwischen Freß und Magersucht (Bulimorexia). Psychologie heute 3 (1972) 72
18. Bradford, B., L. Goodman, M. Boston: Protein sparing in sceletal muscle during prolonged starvation. (Dependence of lipid fuel availability). Diabetes 36 (1987)
19. Bray, G. A.: Organismus auf Sparflamme. Lancet 2 (1969) 801
20. Brockhaus, W.: Das Recht der Tiere in der Zivilisation. F. Hirthammer, München 1972
21. Brum, H. J.: Eigenschaften und Vorstellungen über die Pathogenität der Amyloide. Med. Klin. 40 (1972) 1267–1270
22. Brum, H. J.: Klinische Diagnostik und Therapie der Amyloide. Med. Klin. 40 (1972) 1271–1274
23. Büber, V.: Fastenkur mit Trijodthyronin unterstützen. Med. Tribune 19 (1977) 138
24. Buchanan, K. D.: Erhöhte Sekretinproduktion während Fastenperioden. Lancet 2 (1975) 202
25. Buchinger, O. sen.: Vom Marinearzt zum Fastenarzt. Hyperion, Freiburg 1955
26. Buchinger, O. sen.: 40 Jahre Fastentherapie. Hippokrates 6 (1959) 246
27. Buchinger, O. sen.: Das Heilfasten. 21. Aufl. Hippokrates, Stuttgart 1991
28. Buchinger, O. jun.: Das Verhalten des Herzens im Fasten. Hippokrates 9 (1959) 352
29. Buchinger, O. jun.: Das heilende Fasten. 2. Aufl., Schriftenreihe d. Z. d. Ärzte f. Naturheilverfahren. ML-Verlag A. Blume, Hamburg 1961
30. Buchinger, O. jun.: Die Roeder-Methode. Phys.-diät. Ther. 4 (1963) 1–7
31. Buchinger, O. jun.: Heilfasten zur Steigerung der Abwehrkräfte. Phys. Med. Rehab. 9 (1972) 267
32. Buchinger, O. jun.: Geistige Vertiefung und religiöse Verwirklichung durch Fasten und meditative Abgeschiedenheit. 2. Aufl. Selbstverlag, Bad Pyrmont 1988
33. Buchinger, O. jun.: Heilfasten: ganzheitsmedizinische Behandlung. Naturmedizin heute 9 (1987) 306–310
34. Bürger, M.: Alter und Krankheit, 3. Aufl., VEB Thieme, Leipzig 1957
35. Cahill, C. F., O. E. Owen, A. P. Morgan: The consumption of fuels during prolonged starvation. Advances in Enzyme Regulation 6 (1968) 143
36. Carlsson, L.A., S. O. Fröberg: Blood lipid and

glucose levels during a 10 day period of lowcal intake and exercise in man. Acta Physiol. Scand. 9 (1966) 624

37. Castelli, W. P.: Konsequenz aus der Framingham-Studie. Praxis-Kurier 24 (1982)

38. Conrad, K.: Der Konstitutionstypus, 2. Aufl. Springer, Berlin 1963

39. Conradi, E.: Untersuchung über das Verhalten des Citronensäurespiegels bei therapeutischem Fasten. Med. Ernährung 10 (1963) 236

40. Cott, A.: Controlled Fasting treatment of Schizophrenia. The Journal of Orthomol.-Psych. 3/4 (1971) 301

41. Cramer, A.: Erstarrte Gebärden, Z. Psychother. Med. Psychol. 23 (1973) 99

42. Dettmer, N.: Arthrose aus der Sicht des Rheumatologen. Luitpold, München 1980

43. Ditschuneit, H.: Fettsucht und Diabetes mellitus. Ärztl. Forschung 11 (1970) 313–325

44. Ditschuneit, H.: Der Stoffwechsel bei Fettsucht und bei komplettem Fasten. Med. u. Ernährung 8 (1971) 169

45. Ditschuneit, H., H. H. Ditschuneit, J. G. Wechsler: Adipositastebehandlung – Nulldiät oder kalorienreduzierte Diät? Internist 20 (1979) 151–158

46. Ditschuneit, H., H. H. Ditschuneit, J. Wechsler: Probleme der ambulanten Nulldiätbehandlung. Ärztl. Mitteilungen 13 (1979) 871–880

47. Ditschuneit, H. H., J. G. Wechsler, H. Wenzel, H. Ditschuneit: Das proteinsubstituierte Fasten. Der informierte Arzt, Zschr. f. moderne Therapie und Fortbildung 16 (1980) 3–11

48. Ditschuneit, H., J. D. Faulhaber, E. F. Pfeiffer: Veränderungen des Stoffwechsels bei Nulldiät. Internist 11 (1970) 176

49. Ditschuneit, H., J. G. Wechsler: Das modifizierte Fasten. G. Witzstrock, Baden-Baden 1981

50. Dölle, W.: Fettleber und Diabetes. Vortr. anl. des 7. Ärzteseminars, Vöhrenkamp 1971

51. Dorrer, R., K. Wachter: Ein Beitrag aus der Praxis zur Prophylaxe der Thrombembolie. Hippokrates (1961) 220

52. Drenick, E. J., M. E. Swengseid, W. H. Blahd, S. G. Tuttle: Prolonged Starvation as Treatment for severe obesity. JAMA 187 (1964) 140

53. Dürckheim, K. v.: Meditieren, wozu und wie? Herder, Freiburg 1976

54. Egberg, N., J. Palmblad, C. Kockum: Fasting in man: effects on bloodcoagulation and fibrinolysis. Amer. J. clin. Nutr. 30 (1977) 1963–1967

55. Eichholz, F.: Zur Bagatellisierung des Nahrungsfremdstoff-Problems. Vitalstoffkonvent, Bericht. Reform erlag, Bad Homburg 1975

56. Eisenberg, W.: Blutdruck und Fasten. Hippokrates 16 (1935) 5–7

57. Eisenberg, W.: Über die Bedeutung des NaCl bei Fastenkuren. Dtsch. Zschr. f. Hom. 7, 9 (1937)

58. Eisenberg, W.: Heilfasten und Askese. Arzt und Seelsorger (1952) 145

59. Eisenberg, W.: Zur Behandlung des primären chronischen Gelenkrheumatismus durch Fasten. Hippokrates 21 (1956) 688

60. Eisenberg, W.: Der Fastenführer. Haug, Heidelberg 1962

61. Eppenich, H.: Verhalten des Hämatokrits im Fasten. Vortr. anl. der 3. Überlinger Stoffwechseltagung 1987

62. Ernst, E.: Ist die Viskosität des Blutes pharmakotherapeutisch reduzierbar? Pharmakotherapie 3 (1981) 110

63. Fahrner, H. A.: Heilfasten als Basistherapie der Hypertonie. Hippokrates 14 (1963) 557

64. Fahrner, H. A.: Elektrokardiographische Verlaufsbeobachtung bei Heilfasten. Heilkunst 3 (1964) 1

65. Fahrner, H. A.: Heilfasten als Basistherapie des Diabetes mellitus. Hippokrates 6 (1965) 223

66. Fahrner, H. A.: Können Ulkusträger fasten? Hippokrates 11 (1966a) 439

67. Fahrner, H. A.: Übersicht über die prophylaktische und kurative Kurwirkungsweise der therapeutischen Nahrungsenthaltung (Heilfasten). Hippokrates 17 (1966b) 681

68. Fahrner, H. A.: Die Bedeutung der individuellen vegetativen Ausgangslage für die Therapie. Hippokrates 14 (1967) 549

69. Fahrner, H. A.: Erfahrungen mit der strengen Nahrungskarenz bei der Behandlung der essentiellen Adipositas. Therapiewoche 18 (1968) 46, 2068

70. Fahrner, H. A.: Therapeutische Nahrungsenthaltung. Allg. Therapie (1969) 14

71. Fahrner, H. A.: Indikationen und Gegenindikationen der Fastentherapie bei Koronarsklerose. Therapiewoche 6/20 (1970) 240

72. Fahrner, H. A.: Die Fastenbildung des Diabetes mellitus. Phys. Med. u. Reh. 10 (1972) 296

73. Fahrner, H. A.: Das Fasten als Basistherapie der Übergewichtigkeit. Phys. Med. u. Reh. 8 (1977) 353

74. Fahrner, H. A.: Fastenkuren bei älteren Menschen. Aktuelle Physiother. Bad Wörishofen 1977, S. 38

75. Fahrner, H. A.: Das Heilfasten. Hippokrates 49 (1978) 63
76. Fahrner, H. A.: Fasten in der Therapie der Hyperurikämie und Gicht. Phys. Med. u. Reh. 1 (1979) 38
77. Fahrner, H. A.: Umstimmung durch Fasten. Ärztez. Naturheilverf.7 (1982) 187
78. Fahrner, H. A.: Das Fasten als Therapie degenerierter Gelenkerkrankungen. Ärztez. Naturheilverf. 7 (1982) 393
79. Fahrner, H. A.: Fasten als Basistherapie der Hypertonie. Phys. Med. u. Reh. 9 (1984) 20
80. Fahrner, H. A.: Indikation und Gegenindikation des Fastens bei Gastro-Duodenopathie. Ärztez. Naturheilverf. 6 (1985) 381–387
81. Fahrner, H. A.: Zur Immunologie des Fastens. Naturamed 1 (1986) 22–27
82. Fahrner, H. A.: Fasten als Basistherapie der stoffwechselinduzierten Multimorbidität älterer Menschen. Naturamed 3 (1987) 140–147
83. Fahrner, H. A.: Fasten als Grundlage einer ganzheitsmedizinischen Behandlung der essentiellen Hypertonie. Ärztez. Naturheilverf. 7 (1988a) 532–542
84. Fahrner, H. A.: Abbau der Übermedikation älterer Menschen durch Fasten und Diätetik. Naturamed 7–8 (1988b) 346–351
85. Fahrner, H. A.: Fastentherapie. Ärztez. Naturheilverf. 12 (1988c) 985–994
86. Fahrner, H. A.: Fasten als Basis einer Ganzheitsbehandlung. Naturamed 12 (1988d) 590–594
87. Fahrner, H. A.: Die Hypertonie ausfasten. Der informierte Arzt 3 (1989) 187–190
88. Falzone, G.: Fasten als letzte Hoffnung. Vortr. anl. der 2. Überlinger Stoffwechseltagung 1985
89. Flusser, J. u. Mitarb.: New View of the importance of Salivary glands. Rev. Czech. Med. 19 (1973) zit. n. Ärztl. Praxis 56 (1973)
90. Förster, A.: Stoffwechselkrankheiten. G. Thieme, Stuttgart 1975
91. Förster, H.: Therapie der Fettsucht mittels extremer Maßnahmen. Inn. Med. 6 (1979) 153
92. Friebe, R.: Veränderungen der enteralen Bakterienflora im Fasten nach F. X. Mayr. Vortr. anl. der 4. Überlinger Stoffwechseltagung 1989
93. Gadermann, I., H. Jungmann: Der Kreislauf bei freiwilliger befristeter Nahrungskarenz und bei Anorexia nervosa. Med. Klin. 6 (1966) 204–208
94. Ganten, D., F. Gross: Salz und Hochdruck. Apotheker Journal 3 (1989) 44–48
95. Gerhard, H.: Saftfasten. 2. Aufl. Hippokrates, Stuttgart 1982
96. Goedde, W.: Die Wirkungen des Fastens auf die Psyche. Vortr. anl. der 2. Überlinger Stoffwechseltagung 1985
97. Goepel, R.: Über Fasten und knappe Kostformen. Allg. Ther. 12 (1965) 388
98. Goldstein, J.: Triumph over disease by fasting and natural diet. Arco, New York 1977
99. Grafe, E.: Ernährungs- und Stoffwechselkrankheiten und ihre Behandlung, 2. Aufl. Springer, Berlin/Göttingen/Heidelberg 1958
100. Greiling, H.: Über die Pathobiochemie der Arthrose. Luitpold, München 1980
101. Gries, A., P. Berdthold, M. Berger: Adipositas. Springer, Heidelberg 1976
102. Grote, L. R.: Das Fasten als klinisches Behandlungsverfahren. Neue deutsche Klinik, 4. Erg. Band 1936
103. Grote, L. R.: Der Arzt im Angesicht von Leben, Krankheit und Tod. Hippokrates, Stuttgart 1961
104. Gunzelmann, G.: Der Fastenpatient in meiner Praxis und die Fastengruppe im Feriendorf. Vortr. anl. der 3. Überlinger Stoffwechseltagung 1987
105. Hagen, C.: DDT-Intoxikation als Ursache von Nebenerscheinungen bei Entfettungskuren. Erf. Heilkunde 6 (1963) 218
106. Hahn, W.: Saftfasten bei Diabetes mellitus. Z. ges. Inn. Med. 3 (1949) 79
107. Hall, F.: Fasten und Gebet, M. L.-Verlag, Hamburg (o. J.)
108. Haller, H. u. Mitarb.: Aktuelle Ernährungsmedizin 14, Nr. 6 (1989) 309–314
109. Hamberg, J., O. Lindahl, P.-A. Öckermann: Fasten und Gesundheitskost bei RA. Univ. Linköping (o. J.)
110. Hanschke, K.: Fasten und Änderung des Eßverhaltens. Vortr. anl. der 2. Überlinger Stoffwechseltagung 1985
111. Haro, N., N. Brin, W. Faloon: Vitaminmangel im Fasten (Thiaminmangel). Arch. Int. med. 1 (1976) 175
112. Hartmann, G.: Null-Kalorien-Diät bei Adipositas. Schw. Rsch. Med. Praxis 12 (1970) 431
113. Hartmann, G., G. Ritzel, R. Schmid: Thiaminaktivität bei Adipositas unter völliger Kalorienrestriktion. Int. Zschr. f. Vit. fo. 2 (1967) 173
114. Hartmann, G., R. Schmid: Z. N.-Bilanz bei Adipositas während vollständiger Nahrungskarenz. Int. Zschr. f. Vit. fo. 4 (1966) 403
115. Hartmann, G., R. Schmid: Prolongiertes Fa-

sten als Behandlungsform der Adipositas. Dtsch. Med. Wochenschr. 37 (1967) 1663

116. Heesen, H.: Pharmakokinetik des Vitamins B 1 bei Normalgewichtigen und Fettsüchtigen nach 14tägiger Nulldiät. Inn. Med. 2 (1975) 89

117. Heine, H.: Aufbau und Funktion der Grundsubstanz. Vortr. anl. der 4. Überlinger Stoffwechseltagung 1989

118. Heine, H.: Grundregulation und Fasten. Vortr. anl. der 4. Überlinger Stoffwechseltagung 1989

119. Heintz, R.: Die Erkrankungen durch Arzneimittel. G. Thieme, Stuttgart 1966

120. Heun, E.: Zur Anthropologie des Fastens. Diaita 4 (1958) 7 Reform Verlag, Bad Homburg

121. Heun, E.: Das Regenerationsproblem im Spiegel von Hungern und Fasten. Diaita 2 (1959) 12 Reform Verlag, Bad Homburg

122. Heun, E.: Fasten und Diätkuren im Vorfeld des Sakramentalen. Arzt und Christ 4 (1961) 227

123. Heun, E.: Die Rohsäftekur, 2. Aufl. Hippokrates, Stuttgart 1960

124. Heun, E.: Das Fasten als Erlebnis und Geschehnis. V. Klostermann, Frankfurt/M 1963

125. Heun, E.: Wirkungen des Hungerns bzw. Fastens auf Nervensystem und Psyche. Ernährungsumschau (Mai 1964) 113

126. Heun, E.: Nahrungstabus und Fasten bei Naturvölkern. Ernährungsumschau 2 (1972) 48

127. Heun, E.: Askese und Fasten. Phys. Med. u. Reh. 9 (1974) 201

128. Heupke, W.: E 605 und andere Insecticide in medizinischer Beleuchtung. Vitalstoffkonvent, Bericht. Reform Verlag, Bad Homburg 1957, S. 22

129. Heupke, W.: Diät bei Wassersucht und die Gründe ihrer Wirkung. Medizin heute 4 (1966) 108

130. Heyden, S.: Gewichtszunahme-Übergewicht-Gewichtsreduktion. Schw. Med. Wochenschr. 3 (1967) 78

131. Heyden, S., G. Wolf: Gesunderhaltung trotz Gesundheitsrisiko. Hippokrates, Stuttgart 1977

132. Hille, J. C.: Tonsillektomie, wann, wie, warum, warum nicht? Med. Tribune 22a (1974) 18

133. Hillebrand: Veränderungen der Bluteigenschaften im Fasten. Vortr. anl. der 2. Überlinger Stoffwechseltagung 1985

134. Hoff, F.: Klinische Physiologie und Pathologie. 6. Aufl. G. Thieme, Stuttgart 1962

135. Hoffmann, F.: Wie man schwere Krankheit durch Mäßigkeit und Fasten kurieren kann. Neuauflage. Jungborn, Hamburg 1926

136. Holm, G., J. Palmblad: Acute energy deprivation in man: effect in cell-mediated immunological reactions. Clin. Exp. Immunol. 25 (1976) 207

137. Holtmeier, H.-J.: Diät bei Übergewicht und gesunde Ernährung. G. Thieme, Stuttgart 1964

138. Hopfensitz, P., H. Lützner: Fasten und Meditation. Gräfe und Unzer, München 1989

139. Höpker, W.: Diabetes im Alter. Ärztl. Praxis 1 (1977) 5

140. Hufeland, Chr. W.: Makrobiotik oder die Kunst, das menschliche Leben zu verlängern. Verlag Gg. Reimer, Berlin 1860

141. Illies, J.: Tiere als Nahrung des Menschen. Frankfurter Hefte 136 (1972) 577

142. Irsigler, K., H. Lageder: Diätbehandlung der Hyperlipidämie. MMW 115 (1973) 613–660

143. Jackson, I., M. T. McKiddle, K. T. Buchanan: Effect of fasting on Glucose and Insulin Metabolism of Obese Patients. Lancet (Febr. 1969) 285

144. Jung, R. T.: Thermoregulation bei Adipösen hypothalisch gestört? Nature 279 (1979) 322

145. Junghans, H., G. Schmorl: Die gesunde und die kranke Wirbelsäule, 3. Aufl. Thieme, Stuttgart 1968

146. Jungmann, H.: Verlaufsbeobachtungen bei Fastenkuren. Arch. phys. Therapie 19 (1967) 437

147. Jungmann, H.: Untersuchungen bei Fastenkuren. Die Heilkunst 2 (1968) 2–8

148. Jungmann, H., M. Stiehm, K. Harm: Einfluß von Nahrungskarenz und Bewegungstherapie auf die Blutfette und ihre Fraktionen. Klin. Wochenschr. 59 (1981) 1061

149. Keil, T. U.: Sternmarsch der Gerontologen. Sandorama III (1988) 68–71

150. Kellner, R., G. Berg: Elektrolytverhalten im Hungerstoffwechsel. Z. Ernährungswiss. 14 (1975) 272

151. Kienle, F.: Die Fastenbehandlung bei Kreislaufschäden im Spiegel des EKG und Kymogramms. Hippokrates 92 (1937)

152. Kienzle, P.: Aminosäure-Stoffwechsel im Fasten. Vortr. anl. der 2. Überlinger Stoffwechseltagung 1985

153. Kienzle, P.: Eiweiß-Substitution im Fasten? Vortr. anl. der 3. Überlinger Stoffwechseltagung 1987

154. Kleinsorge, H., G. Klumbies: Psychotherapie in Klinik und Praxis. Urban und Schwarzenberg, München-Baltimore 1959

155. Kling, S.: Einfluß totaler Nahrungskarenz auf klinisch-chemische Befunde bei Adipositas. Dissertation. Institut für Klinische Chemie, München (1978)

156. Kluthe, R.: Diätprinzip bei Hochdruckkrankheit. Akt. Ernährung. 6 (1981) 217

157. Knick, B., H. J. Grunder: Die Bedeutung der Kohlenhydrate in der modernen Ernährung und Diätetik. Med. Klin. 31 (1974) 1277

158. Knudsen, K. B., M. Sparberg, F. Lecocq: Porphyrine precipitated by fasting. The New Engl. J. med. 277 (1967) 350

159. Ködding, R., R. D. Hesch: Das niedrige T 3-Syndrom. Internist. Welt 6 (1981) 247

160. Kofler, B.: Über Form und Größenveränderung des Herzens im Fasten. Hippokrates 11 (1960) 373

161. Kornhuber, H. H.: Zusammenhang von Hypertonie, Übergewicht und Lebensalter. Dtsch. Med. Wochenschr. 106 (1981) 1733

162. Kornhuber, H. H.: Hochdruck und Alkoholkonsum. Hochdruck 1 (1982) 8

163. Kousmine, C.: Die Multiple Sklerose ist heilbar. Delachaux und Niestle, Neuchatel 1986

164. Krauss, H.: Fasten als Heilmittel. Ernährung und Diät. VEB G. Thieme, Leipzig 1960, S. 130

165. Krauss, H.: Untersuchungen über den Eiweißhaushalt bei therapeutischem Fasten, Arch. f. phys. Th. 2 (1964) 109, VEB G. Thieme, Leipzig

166. Kretschmer, E.: Körperbau und Charakter. 25. Aufl. Springer, Berlin 1967

167. Krüger, K.: Herzinfarkt. Fortschr. Med. 3 (1972)

168. Kuhn, Ch.: Fasten – eine ganzheitliche Therapie bei kardiovaskulären Risikofaktoren und Krankheiten. Z. Allg.-Med. 63 (1987) 437–440

169. Kuhn, Ch.: Fasten und Herzrhythmusstörungen. Vortr. anl. der 3. Fastenärzte-Versammlung, Überlingen 07.50.88

170. Kuhn, E.: Metabolische Vorgänge während des Schlafes. Sandorama 4 (1973) 18

171. Laberke, J. A.: Gesundheitserziehung und personale Therapie. M. Med. Wochenschr. 4 (1977) 115

172. Labhart, A.: Die Bedeutung des Adaptationssyndroms von Selye für die klinische Medizin. Monographie aus der Medizinischen Universitätspoliklinik, Zürich 1976

173. Labhart, A.: Klinik der Inneren Sekretion. 2. Aufl. Springer, Berlin 1971

174. Lageder, H.: Erwünschte und unerwünschte Wirkungen der Fastentherapie. Hippokrates 1 (1975) 70

175. Lageder, H., K. Irsiger: Energieumsätze unter Nulldiät. Med. u. Ernährung (1972) 215

176. Lämmli, J., B. Cueni, P. Möhr, M. Schmid: Fastenhyperbilirubinämie. Dtsch. Med. Wochenschr. 98 (1973) 1704

177. Laragh, J. H.: Neue Ansätze zur Behandlung der Hypertonie durch Beeinflussung des Renin-Angiotensin-Systems. Sandorama 1 (1982) 7

178. Laube, H., K. Köhle, H. Ditschuneit, E. F. Pfeiffer: Dauer-Erfolg von Fastenkuren. Dtsch. Med. Wochenschr. 21 (1972) 830

179. Laube, H., S. Raptis, E. F. Pfeiffer: Der Einfluß von Ernährungsfaktoren auf die Entstehung von Fettsucht. Dtsch. Med. Wochenschr. 25 (1975) 1256

180. Laurell, S., A. Lundquist: Fatty acid patterns Determined Simultaneousby in Human Adipose Tissue, Liver, and Plasma during starvation. Scand J. Clin. invest. 27 (1971) 29

181. Leitzmann, C.: Ernährungs-Ökologie. Der Vegetarier 41 Nr. 3 (1990) 104–108

182. Levi, L.: DNS-Synthese bei Nulldiät. Schwed. Ärzte-Kongreß, Stockholm 1974, Praxis Kurier 18/1975

183. Liek, E.: Das Wunder in der Heilkunde. 4. Aufl. Hippokrates, Stuttgart 1951

184. Lindauer, M.: Biologie des Alterns – der physische Tod. Med. Klin. 77 (1982) 605

185. Lindner, H., R. Müller, U. Rahn, J. P. Ritz, W. Tillmann: Langzeitbeobachtungen über den Wert von Fasten und Reduktionskost. Med. Klin. 44 (1970) 1914

186. Losse, H.: Pathogenese der essentiellen Hypertonie und Ernährungsgewohnheiten. Akt. Ernährung 6 (1981) 182

187. Lützner, H.: Fasten bei chronischer Nephritis, Fasten bei Porphyrie? D. Heilkunst 3 (1964) 82

188. Lützner, H.: Heilfasten gegen Infarktgefährdung. Phys. Med. u. Reh. 5 (1969a) 120

189. Lützner, H.: Übergewicht mit Saluretika behandeln? Ärztl. Praxis 46 (1969b) 2743

190. Lützner, H.: Normalisierung der BKS im Fasten. Therapiewoche 36 (1969c) 1625

191. Lützner, H.: Therapeutisches Fasten in unserer Zeit. Phys. Med. u. Reh. 12 (1971) 284–288

192. Lützner, H.: Fastentherapie bei Lebererkrankungen. Phys. Med. u. Reh. 3 (1973) 85

193. Lützner, H.: Leber im Mittelpunkt des Fastenstoffwechsels. Phys. Med. u. Reh. 2 (1974) 33

194. Lützner, H.: Aktive Diätetik des rheumatischen Formenkreises. Phys. Med. u. Reh. 3 (1979) 115–118
195. Lützner, H.: Entschlackung durch Fasten. Phys. Med. u. Reh. 7 (1980) 362
196. Lützner, H., R. Völker: Diskussion zum XI. Ringelheimer Gespräch. Ringelh. Biolog. Umschau 11/12 (1967) 230
197. Lützner, H.: Rollenwechsel in der Arzt-Patient-Beziehung. Ärztl. Prax. 67 (1981) 2273
198. Lützner, H.: Trainingsmodell für ernährungsabhängige Stoffwechselkrankheiten. Therapiewoche 7 (1983a) 758–766
199. Lützner, H.: Problem Rheuma und Ernährung. Mobil 6 (1983b) 44–45
200. Lützner, H.: Aktive Diätetik bei chronischen Leberkrankheiten. Ärztez. Naturheilverf. 9 (1983c) 518–524
201. Lützner, H.: Didaktik eingreifender Ernährungstherapie. Ärztez. Naturheilverf. 5 (1984) 258–268
202. Lützner, H.: Ernährungstherapie bei entzündlichen rheumatischen Erkrankungen. Rheuma 6 (1988a) 276–281
203. Lützner, H.: Intensivdiätetik als interdisziplinäres Heilverfahren. Ärztez. Naturheilverf. 9 (1988b) 697–701
204. Lützner, H.: Therapeutisches Fasten. Therapeutikon 3 (1988c) 185–187
205. Lützner, H.: Langzeitergebnisse aktiver Diätetik. Therapeutikon 9 (1988d) 512–519
206. Lützner, H.: Lipoidstoffwechsel und Arteriosklerose. Therapeutikon 3 (1989) 204–214
207. Lützner, H.: Der ernährungsabhängige Schmerz. Therapeutikon 3 (1989) 161–167
208. Lützner, H.: Wie neugeboren durch Fasten. 20. Aufl., Gräfe und Unzer, München 1986
209. Mark, R. E., K. Flemming, H. Kurth: Saftfastenkuren bei Fettsucht. Verhandlungen der Deutschen Gesellschaft für Verdauungs- und Stoffwechselkrankheiten. XVIII. Tagung. G. Thieme, Stuttgart 1955, S. 237
210. Massa, W.: Die Höhle des Herzens. Mantrapraxis und Namensgebet. Butzon und Bercker, Kevelaer 1982
211. Mehnert, H.: Diät-Therapie bei Diabetes mellitus und Übergewicht. Dtsch. Med. J. I (1972) 10
212. Mehnert, H.: Stoffwechselkrankheiten, 2. Aufl. G. Thieme, Stuttgart 1975
213. Mehnert, H., H. Förster: Stoffwechselkrankheiten, Teil 1, 2, 3. G. Thieme, Stuttgart 1976
214. Mehnert, H., H. Kuhlmann: Hypertonie und Diabetes mellitus. M. Med. Wochenschr. 5 (1972) 181–185
215. Meissner, H. P.: Diagnostik und Therapie endokriner Hochdruckformen. Therapiewoche 31 (1981) 602
216. Merrill, A. I.: Intractable Heart-Failure management, with 5 to 7 days of Fasting. Am. Heart J. (Atlanta) 67/4 (1967) 433
217. Mertz, D. P.: Änderungen der Homöostase im Na-Stoffwechsel bei fastenden fettleibigen Personen. M. Med. Wochenschr. 11 (1977) 119
218. Meurer, K. A.: Das Renin-Angiotensin-Aldoseronsystem. Sandoz-Kurzmonographie 14/1975
219. Miehlke, K.: Diagnose und Therapie rheumatischer Erkrankungen. 30. Kongreß fachärztliche Fortbildung. Springer, Berlin 1981
220. Milewski, P., R. Dölp, W. Dick, R. W. Ahnefeld: Fasten und operative Eingriffe. Infusionstherapie 4 (1977) 20
221. Misslin, H.: Der Phasenwechsel des Rheinlachses. Revue Suisse de Zool. (Genf) (1941) 48
222. Missmahl, H. P.: Myocardiopathie bei Amyloidose. Referat Intern. Kongreß 1971, Wiesbaden
223. Möhrle, W., W. O. Richter, A. Fateh-Moghadam, P. Schwand: Erhöhung der β_2-Mikroglobulinausscheidung im Urin als Ausdruck einer renal tubulären Schädigung unter 0-Diät. Akt. Ernähr.-Med. 12 (1987) 186
224. Möller, S.: Über spartanische Methoden in der Medizin. E. Pahl, Dresden 1937
225. Müller, W., Ch. Perini, R. Battegay, F. Labhardt: Die generalisierte Tendomyopathie. Internist. Welt 7 (1981) 268
226. Nakamura, J., M. Arnoldi: Makrobiotische Ernährungslehre. F. Gebhard, Heidelberg 1962
227. Nigg, W.: Das Fastenwunder des Bruder Klaus. Große Heilige. Artemis, Zürich 1946
228. Nolte, D.: Wechselwirkung zwischen Nase und Bronchial-System. Klinikarzt 10 (1981) 518
229. Palmblad, J.: Fasting (acute energy deprivation) in man: Effect on polymorpho-granulocyte functions, plasma iron and serum transferrin. Scand. J. Haemat. 17 (1976) 217
230. Palmblad, J., K. Cantell, G. Holm: Acute energy deprivation in man: Effect on serum immunoglobulins, antibody response, complement factor 3 and 4, acute phase reactants and interferon-producing capacity of blood lymphocytes. Clin. exp. immunolog. 30 (1977) 50
231. Palmblad, J., N. Egberg: Fasting (acute

energy deprivation) in man: effect on blood coagulation and fibrinolysis. Am. J. Clin. nutr. 30 (1977) 1963

232. Palmblad, J., L. Fohlin, R. Norberg: Plasma levels of complement factors 3 and 4 and opsonic functions in Anorexia nervosa. Acta paed. Scand. 68 (1979) 617

233. Palmblad, J., L. Levi, A. Burger, G. Skude: Effects of total energy withdrawal (fasting) on the levels of growth hormon, Thyrotropin, Cortisol, Adrenaline, Noradrenaline, T4, T3 and rT3 in healthy males. Acta med. Scand. 201 (1977) 15

234. Pendl, F.: Myocardstoffwechsel und Herztherapie. G. Thieme, Stuttgart 1954

235. Pernkopf, E., H. Ferner: Atlas der topographischen und angewandten Anatomie des Menschen. Urban & Schwarzenberg, München 1963

236. Petzold, R., A. Fröhlich, K. Schöffling: Richtige Reduktionskost. Dtsch. Ärzteblatt 19 (1975) 1344

237. Pfeiffer, E. F.: Diabetesbehandlung allein durch Fasten? Periskop, Ingelheim 1974

238. Pfeiffer, E. F.: Gewichtsreduktion nach schwerem Trauma. Dtsch. Med. Wochenschr. 47 (1981) 1595

239. Pfeiffer, E. F.: Die pathogenetische Einteilung des Diabetes mellitus als Basis von Therapieplan und Prognose. Dtsch. Ärzteblatt 33 (1982) 17

240. Piel, E.: Durch Fasten geistige Kraft gewinnen. Therapiewoche 38 (1988) 1257–1258

241. Pirket, K. M., J. Pahl, U. Schweiger, M. Warnholt: Metabolic and endocrine Indices of Starvation in Bulimia: a comparison with Anorexia nervosa. Psychiatr. Res. Elsevier 15 (1984) 33–39

242. Pirlet, K., U. Jessel: Die Koordination von physikalischer und chemischer Wärmeregulation unter Kältebedingungen. Z. Phys. Med. Baln. Med. Klim. 11 (1982) 91–120

243. Pirlet, K.: Was versteht man unter Stoffwechselschlacken. Erfahrungsheilkunde 4 (1989) 223–225

244. Platzer, G.: β_2-Mikroglobulinausscheidung – Zeichen der Nierenschädigung durch Fasten? Vortr. anl. der 3. Fastenärzte-Versammlung, Überlingen 7. 5. 1988

245. Platzer, G.: Fasten als Therapie bei Erkrankungen des rheumatischen Formenkreises. Naturamed 11 (1989) 629–633

246. Pongratz, D.: Glukokorticoid-induzierte Myopathien. Dtsch. Ärzteblatt 30 (1981) 1458

247. Pritikin, N.: The Pritikin permanent weight-loss manual. Grosset + Dunlap, New York 1981

248. Pudel, V.: Zur Psychogenese und Therapie der Adipositas. 2. Aufl. Springer, Berlin 1982

249. Pudel, V., U. Mühle, B. Willms: Prädikatoren für die erfolgreiche Adipositastherapie. Akt. Ernähr. Therapie 5 (1980) 171

250. Regamey, O. P.: Wiederentdeckung des Fastens. Herold, München 1963

251. Riedlin, G.: Kann ich genesen? F. Funcke, Freiburg 1913

252. Ritter, U., B. Neumann, P. Nowacki: Adipositas: sportliche Betätigung bei Nahrungskarenz. Diagnostik 14 (1981) 433

253. Rohleder, P.: Fasten, eine vergessene Lebenshilfe. Evgl. Gem.blatt (Stuttgart) (1967) 7–11

254. Rumler, K.: Der Säure-Basenhaushalt im Rahmen der Gesetzmäßigkeit biologischer Regulation. Ärztl. Praxis 8 (1971) 214

255. Ruppert, V.: Asthmafibel. Schwarzeckverlag, München 1975

256. Ruppert, V., W. Rüdiger: Rhinitisfibel, 3. Aufl. Schwarzeckverlag, München 1982

257. Rüttner, J. R.: Die Pathomorphologie der Arthrose. Luitpold, München 1980

258. Schaefer, H.: Plädoyer für eine neue Medizin. Piper, München 1979

259. Scheele, E. G.: Das Heilfasten in elektrokardiographischer Kontrolle. Heilkunst 1 (1951) 9

260. Schenk, E. G.: Das Fasten. Hippokrates, Stuttgart 1938

261. Schettler, G.: Arteriosklerose und Cholesterinstoffwechsel unter besonderer Berücksichtigung der Diätfrage. Benno Schwabe, Basel 1956, S. 30.

262. Schettler, G.: Klinische Erfahrung mit Benzbromaron bei totalem Fasten. Therapiewoche 47 (1975) 807

263. Schlick, W., H. Klancek, H. Lageder, K. Irsigler: Energieumsätze unter Nulldiät. Medizin und Ernährung 10 (1972) 215

264. Schlierf, G., G. Wolfram: Mangelernährung in Mitteleuropa. Wissenschaftliche Verlagsgesellschaft, Stuttgart 1982

265. Schmal, F.: Flucht aus dem Dschungel der Süchte – Fasten. 2. Aufl., Verlag aktueller Texte, Rottweil 1977

266. Schmidt, R. F., G. Thews: Physiologie des Menschen. 22. Aufl. Springer, Berlin 1985

267. Schräpler, P., Z. Schulze: Pathogenese und Behandlung der Fastenhyperuricämie mit Benzbromaron. Med. Welt 12 (1976) 575

268. Schräpler, P., Z. Schulze: Nierenfunktionsän-

derung bei Adipösen im Fasten. Med. Klin. 7 (1977) 223

269. Schräpler, P., Z. Schulze, K. Schmahl: Wirkung von Allopurinol auf die Hyperuricämie im prolongierten Fasten. Therapiewoche 27 (1977) 342

270. Schulz, E., P. Schräpler: Zur Pathogenese und Behandlung der Fasten-Hyperuricämie. Med. Welt 12 (1976) 588

271. Schulz, E., P. Schräpler: Änderung der Nierenfunktion bei Adipösen im Fasten. Med. Klin. 7 (1977) 253

272. Schwartz, P.: Neue Befunde über das Wesen des Alterns. Dtsch. Ärzteblatt 7, 8 (1970) 483, 573

273. Schweiger, U.: Neurotransmitterstörungen bei Anorexia nervosa und Bulimie. Neuropsychiatrie 1 (1986) 3–7

274. Selye, H.: Das allgemeine Adaptationssyndrom und die Adaptationskrankheit. Med. Welt 1 (1959) 1, 46

275. Shelton, H. M.: Fasting can safe your life. Nature Hygienic Press, Chicago 1964

276. Shock, N. W.: Weniger essen verlängert das Leben. J. amer. coll. nutr. 1 (1982) 3–9

277. Siegenthaler, W.: Klinische Pathophysiologie. 2. Aufl. Thieme, Stuttgart 1973

278. Sievers, E.: Eine ungewöhnliche Fastenerfahrung bei chronischer Polyarthritis. Wendepunkt, Zürich 1973

279. Spencer, O. B.: Death during therapeutic starvation for obesity. Lancet 15 (1968) 1288

280. Sprince, H.: Brenztraubensäure als biochemischer Schlafantagonist. Med. Tribune 12 (1969) 14

281. Tarnower, J., S. S. Baker: Die klinisch erprobte Scarsdale Diät. Molden, München 1979

282. Thannhauser, S. J., N. Zöllner: Lehrbuch des Stoffwechsels und der Stoffwechselkrankheiten. 2. Aufl., G. Thieme, Stuttgart 1957

283. Theiner, W.: Altern und Alter. Thieme, Stuttgart 1973

284. Theorell, J. J. Palmblad, I. Kiellberg: Electrocardiographic changes during total energy deprivation (fasting). Acta med. Scand. 203 (1978) 13–19

285. Tsagournis, M., E. Skillman: Glucoseintolerance mechanism after starvation. Metabolism 19/2 (1970) 170

286. Urban, J.: Hyperämisierung der Nasenschleimhaut als Therapie banaler Erkältungsinfekte. Med. Tribune 5 (1968) 142

287. Uvnäs-Wallensten, K., J. Palmblad: Effect of food deprivation on Plasmagastrin levels. Scand. J. gastr. 15 (1980) 187–191

288. Van Itally, Th.: Cardiac Dysfunction in obese Dieters: a potentially lethal complication of rapid, massive weight-loss. Amer. J. clin. Nutr. 39 (1984) 695

289. Vogel, P. G.: Psychologische Aspekte bei Psoriasis vulgaris. Zeitschr. f. Psychosom. Med. u. Psychoanal. 2 (1976) 177

290. Voigt, K., H. Jungmann, M. Apostolakis: Stoffwechsel- und Kreislaufstudien bei absoluter Nahrungskarenz. Klin. Wochenschr. 18 (1967) 924–931

291. Von Uexküll, Th.: Psychosomatische Medizin. 3. Aufl. Urban und Schwarzenberg. München 1986

292. Walford, R. L., R. H. Weindruch, J. A. Kristie, K. E. Cheney: Influency of controlled dietary restriction on immunologic function and aging. Federation proceedings 6, 38 (1979) 2007–2016

293. Walther, B., H. Bauer, W. Gröbner, N. Zöllner: Karpaltunnelsyndrom bei Gicht. Dtsch. Med. Wochenschr. 24 (1982) 942

294. Wechsler, J. G.: Fastentherapie der Adipositas. Thieme, Stuttgart 1983

295. Weintraub, A.: Rheuma und Magie. Med. Klin. 77 (1982) 277

296. Wendt, L.: Hypoporopathie, 2. Aufl. E. Koch, Frankfurt 1973

297. Wendt, L.: Krankheiten verminderter Kapillarmembranpermeabilität. 2. Aufl. E. Koch, Frankfurt 1973

298. Weseloh, G. u. Mitarb.: Die Bedeutung der Adipositas bei orthopädischen Erkrankungen. Klinikarzt 7 (1978) 361

299. Wilhelmi-De Toledo, F.: Fasten bei Adipositas und Bulimie. Vortr. anl. der 2. Überlinger Stoffwechseltagung 1985

300. Wilhelmi-De Toledo, F.: Methodische Probleme bei der Beurteilung des Vitaminhaushalts im Fasten. Inaugurationsdiss. Med. Fakult. Univers. Basel 1990

301. Wilhelmi-De Toledo, F.: Fastentherapie nach Buchinger. Vortr. anl. des 4. UGB-Kongresses über Vollwerternährung, Gießen 1989

302. Wissenschaftliche Tabellen Geigy: Täglicher Energieverbrauch des Menschen in Ruhe und bei der Arbeit. Geigy Verlag 8. Aufl., Basel 1977

303. Woodhouse, M. A.: Gross Fragmentation of Cardiac Myofibriles after Fasting for Obesity. Lancet I (1969) 7601

304. Zabel, W.: Das Fasten. 2. Aufl. Hippokrates, Stuttgart 1962

305. Zimmermann, W.: Die Fastenbehandlung interner Erkrankungen. Phys. Ther. u. Reh. 4 (1972) 94–100

306. Zöllner, N.: Richtige Reduktionskost. Roundtablegespräch beim Seminar der Deutschen Gesellschaft für Ernährung. Wiesbaden Nov. 1976. Ärztl. Prax. xxx/7 (1977) 269–275

Sachverzeichnis